高等职业教育医学卫生类专业系列教材

供护理、助产、临床、口腔等专业用

新形态活页式教材

病原生物与免疫学

主 编　孙小华　文 雪

副主编　李文敏　胡逸晨　董熙铭

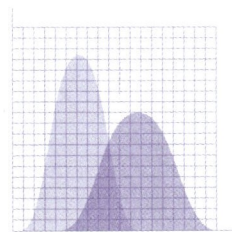

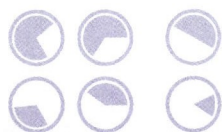

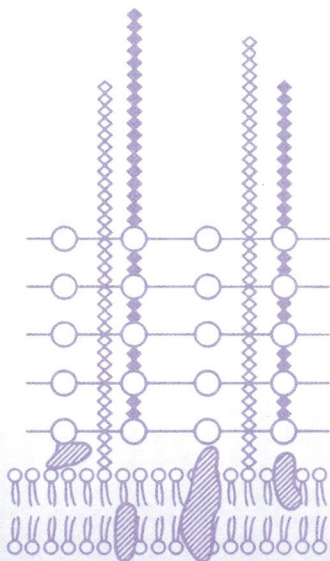

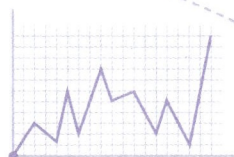

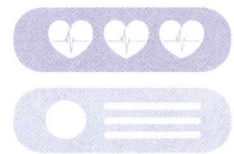

重庆大学出版社

国家一级出版社
全国百佳图书出版单位

内容提要

《病原生物与免疫学》根据高职高专院校医学类专业的教学大纲、护士执业资格考试大纲以及临床、口腔执业助理医师资格考试大纲，对其内容、编排等方面进行了模块、主题、项目的逐一讨论，最终编写而成。本书分为绪论、模块一免疫学、模块二细菌学、模块三真菌及其他微生物、模块四病毒学、模块五人体寄生虫学、实训项目。

本书引入学科相关内容最新研究进展，实现内容更新；增加知识拓展部分，扩宽学生知识面，增加学生学习兴趣。内容设计新颖，每个主题下根据学习内容设若干任务，用任务驱动教学，学生学习目的更明确，也便于开展翻转课堂式教学，线上线下混合式教学。每个模块、主题都绘制有思维导图，知识脉络一目了然，便于学生预习、复习。每个主题都列出思政领域，深挖课程思政内容，实现德育与才育并举，培养高素质医务工作人员。本书采用活页式，便于调整顺序，可以依据需求加入新的教学内容，符合现在不断发展变化的教学需求。学生课后完成思维导图、思考题、实训项目，可取出相应内容提交给教师批阅，体现良好的实用性。

本书可供高等职业教育护理、助产、临床、口腔等专业师生使用，也可供相关医学从业者参考。

图书在版编目（CIP）数据

病原生物与免疫学 / 孙小华，文雪主编. -- 重庆：重庆大学出版社，2024.6. --（高等职业教育医学卫生类专业系列教材）. -- ISBN 978-7-5689-4548-6

I. ①R37；R392

中国国家版本馆 CIP 数据核字第 2024BX2351 号

病原生物与免疫学
BINGYUAN SHENGWU YU MIANYIXUE
主　编　孙小华　文　雪
副主编　李文敏　胡逸晨　董熙铭
策划编辑：袁文华
责任编辑：文　鹏　　版式设计：袁文华
责任校对：关德强　　责任印制：赵　晟
*
重庆大学出版社出版发行
出版人：陈晓阳
社址：重庆市沙坪坝区大学城西路 21 号
邮编：401331
电话：（023）88617190　88617185（中小学）
传真：（023）88617186　88617166
网址：http://www.cqup.com.cn
邮箱：fxk@cqup.com.cn（营销中心）
全国新华书店经销
重庆紫石东南印务有限公司印刷
*
开本：889mm×1194mm　1/16　印张：16.5　字数：489 千
2024 年 6 月第 1 版　　2024 年 6 月第 1 次印刷
印数：1—3 000
ISBN 978-7-5689-4548-6　　定价：68.00 元

根据国家培养高综合素质和职业能力、适合医药卫生职业岗位的新型技术技能人才的需要，高职类院校的护理、助产、临床、口腔等专业的学生，在学习专业课程之前，需要掌握本专业的基础理论和基本技能。由于高职医学生学制短、学习内容繁多，如何在有限的时间内结合教学需要，高效、全面且重点地掌握病原生物与免疫学内容，是目前亟待解决的问题。

"病原生物与免疫学"是医学类专业重要基础课程，与护理学、临床医学、口腔医学、预防医学等学科相互交叉和渗透。近几年，公共疫情的出现引起了人们对病原生物学的高度关注，也为病原生物学的教学、研究提供了进一步的基础。相关疫苗的研制、使用，加深了我们对人体免疫系统的关注和了解，并深刻影响到临床疾病诊断、治疗和预防。

本书根据高职高专院校医学类专业的教学大纲、护士执业资格考试大纲以及临床、口腔执业助理医师资格考试大纲，在内容编排等方面进行了模块、主题、项目的逐一讨论，最终编写而成。本书分为绪论、模块一免疫学、模块二细菌学、模块三真菌及其他微生物、模块四病毒学、模块五人体寄生虫学、实训项目。

本书引入学科相关内容最新研究进展，实现内容更新；增加知识拓展部分，扩宽学生知识面，增加学生学习兴趣。内容设计新颖，每个主题下根据学习内容设若干任务，用任务驱动教学，学生学习目的更明确，也便于开展翻转课堂式教学，线上线下混合式教学。每个模块、主题绘制有思维导图，知识脉络一目了然，便于学生预习、复习。每个主题都列出思政领域，深挖课程思政内容，实现德育与才育并举，培养高素质医务工作人员。本书采用活页式，便于调整顺序，可以依据需求加入新的教学内容，符合现在不断发展变化的教学需求。学生课后完成思维导图、思考题、实训项目，可取出相应内容提交给教师批阅，体现良好的实用性。

此外，本书还融入大量的数字资源，包括图片、视频、文稿、微课等，方便学生拓展知识，便于学生更好地理解难点。参与本书编写的主要有湖北职业技术学院孙小华、文雪、李文敏、胡逸晨、董熙铭、孙国运、李梵英老师。本书在编写时借鉴了一部分同类参考书和数字资源，在此表示衷心的感谢。

由于编者能力有限，本书难免有不足之处，衷心希望广大师生在教学实践中提出宝贵意见，使其更趋完善。

编 者

2024 年 2 月

目 录 MULU

绪　论

💬 思政领域

融通古今，品味爱国主义情怀，增强民族自信心——病原生物与免疫学的发展轨迹与爱国主义相结合。

💬 学习目标

素质	激发爱国情怀，增强民族自信心，不忘初心使命。
知识	1. 掌握微生物与病原微生物的概念及三类微生物的主要特点。 2. 熟悉病原生物学与免疫学的发展过程。 3. 了解病原生物学和免疫学发展历史和所取得的重大成就。
能力	能够说出病原生物学和免疫学的主要研究内容。

🖱 学习导入

患者，男性，50岁，田间劳动时被竹签刺入左手掌，当时未作特殊处理，伤口表面慢慢结痂，但稍有肿胀。3天后自觉乏力，张口进食有些阻力，头颈活动稍受限制。此后出现全身肌肉间歇性抽动，不久发展至不能张口，头颈向后强直，四肢强直性抽搐，立即送医院诊治，通过询问病史和体检，诊断为破伤风。

请思考：1. 竹签刺入手掌，怎么会引起破伤风？

2. 引起破伤风的病因是什么？

3. 如何预防破伤风？

绪论 PPT　　　　绪论思维导图

学习项目一　病原生物学概述

一、病原微生物学

（一）微生物的概念与分类

微生物是指在自然界的生物中，除了动物和植物以外，凡是个体微小、结构简单、肉眼看不见，必须借助光学显微镜或电子显微镜放大至数百倍甚至上万倍才能观察到的微小生物。微生物的种类繁多，按其结构、组成，可分为三大类。

1.非细胞型微生物　这类微生物的体积最小，能通过滤菌器，无完整的细胞结构与酶系统，只能在活细胞内增殖，且只含单一核酸（DNA 或 RNA）。如病毒。

2.原核细胞型微生物　仅有原始细胞核，无核膜、无核仁，缺乏完整的细胞器。如细菌、支原体、衣原体、立克次氏体、螺旋体、放线菌等。

3.真核细胞型微生物　细胞核分化程度高，有核膜与核仁，细胞器完整。如真菌。

（二）微生物与人类的关系

在自然界中，微生物种类多、数量大、分布广。微生物大多数对人和动、植物是有益的，仅有少数微生物能引起人和动、植物的病害。这些具有致病作用，能引起人类或动植物生病的微生物，统称为病原微生物。微生物在许多方面发挥着重要作用。

许多物质的循环要靠微生物的作用来完成。如土壤中的微生物能将死亡动、植物的尸体以及人、畜排泄物中的有机氮化物转化为无机物，以供植物的生长需要。这是维持生态平衡及环境稳定不可缺少的重要环节。因此，没有微生物，植物就不能生长，人和动物也无法生存。

在工业方面，利用微生物发酵工程进行食品加工、酿酒、制醋、工业制革、石油勘探、废物处理等。如在医药工业方面，许多抗生素是微生物的代谢产物；还可利用微生物生产维生素、辅酶等药物。

在农业方面，利用微生物生产细菌肥料、转基因农作物、植物生长激素、生物杀虫剂。如苏云金杆菌能在一些害虫的肠道内生长繁殖并分泌毒素，导致被寄生昆虫死亡，从而开辟了以菌造肥、以菌催长、以菌防病、以菌治病等农业增产新途径。

正常情况下，寄居在人和动物呼吸道、消化道中的微生物是无害的，有的能拮抗病原微生物的入侵。定植在肠道中的大肠埃希菌等能向宿主提供必需的营养物质。但其中有一小部分可引起人类与动植物的疾病，如破伤风、痢疾、伤寒、结核、麻疹、脊髓灰质炎、禽流感等。有些微生物，在正常情况下不致病，只是在特定情况下导致疾病，这类微生物称为条件致病菌或机会致病菌。例如一般大肠埃希菌在肠道不致病，在泌尿道或腹腔中可引起感染。此外，有些微生物可腐蚀工业产品、农副产品和生活用品等。

（三）微生物发展简史

病原生物学是研究对人致病性微生物的生物学特性、致病性、免疫性、微生物学诊断和防治措施，以控制和消灭感染性疾病和与之有关的免疫损伤等疾病，达到保障和提高人类健康水平目的的一门基础医学课程。微生物学的发展过程大致归纳为以下三个阶段。

1.经验时期　古代人类虽未观察到具体的微生物，但生活实践中早已将微生物知识用于工农业生产和疾病防治。如民间常用的盐腌、糖渍、烟熏、风干等保存食物的方法，实际上是防止食物中微生物生长繁殖而腐烂变质的有效措施。北宋末年有肺痨由虫引起之说。中国发现"人痘"预防天花，英国医生 Jenner 创立牛痘苗。

2.实验时期　荷兰人列文虎克于 1676 年用能放大 266 倍的自制显微镜检查了污水、齿垢、粪便等，第一次观察到微生物，为微生物学的发展奠定了基础。

📖 知识拓展

沙眼衣原体之父——汤飞凡

汤飞凡，湖南醴陵人，湘雅医学院医学博士学位，任教于北京协和医院。1954 年以后，汤飞凡致力于对沙眼病原体的研究。他和助手黄元酮一起，经过几百次试验，终于分离出世界上第一株沙眼病毒。他将沙眼病毒接种在自己的眼里，结果引起典型的沙眼症状与病变，随后又从自己眼里分离出这株病毒。1956 年，他发表分离沙眼病毒成功的报告，得到世界医学界的承认，被誉为"汤氏病毒"，从而在微生物分类学中又新增添一个衣原体目，沙眼病原体被命名为沙眼衣原体。

3.现代微生物学时期　20 世纪以来，随着科学技术的进步，微生物学得到极为迅速的发展。发现了许多新的病原微生物，如军团菌、幽门螺杆菌、人类免疫缺陷病毒、新型冠状病毒等。目前，微生物基因组学研究取得重大进展、微生物学研究及诊断技术不断进步、疫苗研究不断取得突破。21 世纪是生命科学飞速发展的时代，科学技术的进步为病原生物学的发展提供了极为有利的条件，病原生物学将在控制、消灭传染病，保障人类健康方面做出更大贡献。

二、人体寄生虫

（一）寄生虫及人体寄生虫学的概念与分类

寄生虫是指长期或短暂地依附于另外一种生物的体内或体表，获得营养并给对方造成损害的低等无脊椎动物和单细胞生物。人体寄生虫学是研究与人体健康有关的寄生虫及其与人体和外界环境关系的一门学科。人体寄生虫学由医学蠕虫学、医学原虫学和医学节肢动物学三部分组成。

1.医学蠕虫　为多细胞无脊椎动物，软体，借肌肉伸缩蠕动。寄生于人体的有 160 多种，其中重要的有蛔虫、钩虫、血吸虫和绦虫。

2.医学原虫　为单细胞真核动物，具有独立和完整的生理功能。寄生于人体的原虫约 40 种，其中致病的主要有溶组织内阿米巴、疟原虫、刚地弓形虫和阴道毛滴虫等。

3.医学节肢动物或称医学昆虫　多为身体分节，具有外骨骼和附肢等形态特征的体表寄生虫。主要有蚊、蝇、虱、蚤、螨和蜱等。

（二）人体寄生虫学的研究进展

作为病原生物学的重要组成部分，人体寄生虫学是预防医学和临床医学的基础学科之一。人类对寄生虫的认识由来已久，显微镜的问世对寄生虫学的发展起到了极大的推动作用。各种新技术的开发应用，使得人们对寄生虫的研究进入分子和基因水平，对寄生虫致病机制、诊断和防治方面的研究均取得了显著成绩。随着科学的发展，寄生虫学不断完善，为医学科学的发展作出应有的贡献。我国学者屠呦呦因发现青蒿素可以有效降低疟疾病人的死亡率，于 2015 年获得诺贝尔生理学或医学奖，这是中国医学界迄今为止获得的最高奖项。

（三）寄生虫病对人类的危害

寄生虫病是全球性传染性疾病，特别是在热带、亚热带的发展中国家，人群的发病率和死亡率较高。寄生虫病已成为人们日益关注的公共卫生问题，经过不懈努力，我国寄生虫病的防治工作取得了举世瞩目的巨大成就。但是如疟疾、血吸虫等一些重要寄生虫病并没有被消灭，食源性寄生虫病流行呈明显上升趋势，机会性致病寄生虫病的发病人数逐年增多，寄生虫对药物的抗药性日益突出。

（四）寄生虫病在我国的流行概况

新中国成立初期，我国把疟疾、血吸虫病、丝虫病、黑热病和钩虫病列为重点防治的"五大寄生虫病"。经过几十年的努力，血吸虫病和疟疾的发病人数已大幅度减少；黑热病于 1958 年已得到全面有效的控制；至 1994 年，全国已基本消灭了丝虫病。但是我国寄生虫病的疫情尚不稳定，恶性疟、血吸虫病在部分地区出现疫情。我国寄生虫病的防治仍然是公共卫生中的重要课题。国家已提出了寄生虫病的防治目标，必须采取全社会和专业人员结合、各种防治措施并重、从防治实际需要出发综合治理，最终达到控制和消灭寄生虫病的目的。

学习项目二　免疫学概述

一、免疫的概念与功能

免疫学是研究人体免疫系统结构和功能的一门学科，通过阐明免疫系统识别抗原后发生免疫应答及其清除抗原的规律，探讨免疫功能异常所致疾病的机制；通过掌握免疫学基本理论和技术，为诊断、治疗和预防某些免疫相关疾病奠定基础。随着医学理论和技术的不断发展，免疫学已成为当今生命科学的前沿学科和现代医学的支撑学科之一。

（一）免疫的概念

免疫原意为免除瘟疫。人类在与传染病长期斗争中发现，一些患天花、鼠疫、霍乱等烈性传染病侥幸康复的人不再患同一疾病，即机体通过接触病原获得了对相应传染病的抵抗能力。据此认为免疫力指机体的抗感染防御的能力。现代免疫的概念指的是机体免疫系统识别与排除抗原性异物的一种功能。

（二）免疫的功能

机体的免疫功能主要表现在以下三个方面。

1. 免疫防御　指机体识别与排除病原微生物等抗原异物的能力。免疫防御功能发生异常可引起疾病，如反应过高或持续时间过长可在清除抗原的同时导致机体组织损伤或功能异常，出现超敏反应、反应过低或缺失可导致免疫缺陷病。

2. 免疫稳定　是机体免疫系统通过免疫耐受和免疫调节机制，及时识别和清除损伤或衰老的细胞，维持内环境稳定的功能。免疫稳定功能失调可导致自身免疫病。

3. 免疫监视　指机体识别和清除体内的突变细胞和病毒感染细胞的功能。免疫监视功能低下者易患恶性肿瘤或持续性病毒感染。

二、免疫学发展简史

免疫学是一门既古老而又新兴的科学，其发展经历了以下四个时期。

（一）经验免疫学时期

早在公元 11 世纪，我国就发明了人痘苗预防天花。17 世纪先后传入俄国、朝鲜、日本、土耳其、英国等地，它是人类认识机体免疫的开端，为牛痘苗的发明奠定了基础。

（二）经典免疫学时期

这一时期，人们对免疫功能的认识进入了科学实验时期。在此期间取得的代表性成就有：18 世纪末英国医生 E.Jenner 发明的用牛痘苗预防天花的方法，为预防医学开辟了新途径。19 世纪后期法国微生物学家巴斯德成功研制了炭疽杆菌减毒疫苗、狂犬病疫苗，为实验免疫学打下了基础，也为疫苗的发展开辟了新局面。1890 年德国学者 Emil von Behring 和日本学者北里（S.Kitasato）研制白喉抗毒素，并成功应用于白喉病人的治疗，开创了人工被动免疫疗法的先河。1883 年俄国动物学家 Metchnikoff 发现了白细胞的吞噬作用并提出了细胞免疫学说。1897 年德国学者 Paul Ehrlich 提出了体液免疫学说，两种学说曾一度论战不休，直到 20 世纪初 A.Wright 和 Douglas 发现抗体可促进白细胞吞噬作用，才将两学说统一起来。这一时期建立了经典血清学技术。1896 年 Widal 建立了肥达反应，1898 年 Kraus 建立了沉淀反应，1900 年 Bordet 和 Gengou 建立补体结合试验，同年 Landsteiner 建立了 ABO 玻片凝集试验，为临床疾病的诊断提供有力的辅助依据。

（三）近代免疫学时期

这一时期，人们对生物体的免疫反应性有了比较全面的认识，使免疫学开始研究生物问题，出现了全新的免疫学理论。1958 年澳大利亚学者 F.Burnet 结合当时分子遗传学研究的最新成果提出了克隆选择学说。该学说认为体内存在识别各种抗原的免疫细胞克隆，通过细胞受体选择相应的克隆并使之活化产生免疫应答。该学说对免疫学中的根本问题抗原自我识别有了比较适宜的解释，对免疫学中的其他重要问题，如对免疫记忆、免疫耐受、自身免疫等现象也能作出合理的说明，为多数学者所接受。此期间，免疫学技术也得到快速发展，建立了间接凝集反应和免疫标记技术，进一步促进了免疫学基础理论的研究和应用。

（四）现代免疫学时期

20 世纪 60 年代以来，由于生物学、分子遗传学的进展，免疫学发展迅速。免疫学以基因、分子、细胞、器官及整体调节研究为基础，研究领域十分广泛，不断向基础和临床各个学科渗透。这一时期对免疫细胞表面分子研究日益深入，揭示了免疫系统的组成和主要组织相容性复合体及其产物在免疫调节、抗原提呈中的作用。进一步阐明了免疫球蛋白基因结构及重组规律，提出免疫网络学说并进行细胞因子和免疫细胞膜分子研究。近年来各种新的免疫学技术的不断建立和发展，同时分子生物学技术，如蛋白分析技术、杂交瘤技术、分子杂交技术、基因工程技术等应用于免疫学研究，为免疫学开辟了更为广阔的前景。

• 学 习 小 结 •

微生物是存在于自然界的一群个体微小、结构简单、肉眼看不见，必须借助光学显微镜或电子显微镜放大后才能观察到的微小生物。它们可分为非细胞型微生物、原核细胞型微生物、真核细胞型微生物三大类。它们大多对人是有益的，只有极少一部分能引起人类或动植物生病，我们称之为病原微生物。

寄生虫是指长期或短暂地依附于另外一种生物，获得营养并给对方造成损害的低等无脊椎动物或单细胞生物。

免疫是机体识别并清除各种异物，维持机体生理平衡与稳定的一种功能。机体具有免疫防御、免疫稳定、免疫监视的功能。免疫学主要研究免疫系统对抗原的识别，免疫应答及其清除抗原的规律，探讨免疫功能异常所致疾病的机制。

直通考证

比较非细胞型微生物、原核细胞型微生物、真核细胞型微生物的特点。

（孙小华）

免疫学

主题一	抗原
主题二	抗体
主题三	补体系统
主题四	主要组织相容性复合体及其编码的分子
主题五	免疫系统
主题六	免疫应答
主题七	超敏反应
主题八	免疫缺陷病与自身免疫病（线上自学）
主题九	免疫学应用

免疫学思维导图

抗 原

通过对"输血反应"的案例分析，培养对同种异型抗原的兴趣，锻炼分析问题、解决问题的能力。

📺 学习目标

素质	培养严谨认真的工作态度，养成良好的工作习惯。
知识	1. 掌握抗原、免疫原性、免疫反应性、同种异型抗原、异嗜性抗原的概念。 2. 熟悉决定抗原免疫原性的条件和医学上重要的抗原物质。 3. 了解抗原的特异性和交叉反应。
能力	学会利用交叉反应的原理，检测体内相应的抗原。

🖱 学习导入

George D. Snell 于 19 世纪 30 年代发现肿瘤细胞在同系小鼠体内可以长期生存但在不同品系的小鼠体内不能生存，非肿瘤细胞也具有相同的特点。

请思考：1. 这种排斥反应的本质是什么？

2. 这种排斥反应的发生是否与遗传背景有关？

3. 导致排斥反应发生的物质是什么？

抗原 PPT   抗原思维导图

学习项目一 抗原的概念、特性和分类

一、抗原的概念和特性

抗原（Ag）是指能刺激机体免疫系统诱导免疫应答并能与应答产生的抗体或致敏淋巴细胞发生特异性结合的物质。一个完整的抗原应包括两方面的免疫性能：免疫原性和免疫反应性。免疫原性是指抗原分子刺激免疫活性细胞，使之活化、增殖、分化并产生免疫效应的性能。免疫反应性又称反应原性，是指抗原分子与抗体或致敏淋巴细胞发生特异性结合的性能。

二、抗原的分类

（一）根据抗原的性能分类

1. 完全抗原 指既有免疫原性，又有免疫反应性的物质，俗称抗原。

2. 半抗原 指只具有免疫反应性，无免疫原性的物质。通常，半抗原加载体即可构成完全抗原。

（二）根据抗原是否需要 T 细胞的辅助分类

1. 胸腺依赖性抗原（TD-Ag） 指含有 T 细胞抗原决定基，需要 T 细胞参与才能激活 B 细胞产生抗体。自然界中绝大多数抗原属 TD-Ag。其特征是：①分子量大，结构复杂，有多种抗原决定基；②既能引起体液免疫，又能引起细胞免疫，体液免疫主要产生 IgG 类抗体；③可诱导免疫记忆，产生再次应答效应。

2. 胸腺非依赖性抗原（TI-Ag） 指只含有 B 细胞抗原决定基，刺激 B 细胞产生抗体时不需 T 细胞的辅助。仅少数抗原属 TI-Ag。其特征是：①分子结构比较简单，往往是单一的抗原决定基而密集地重复排列；②只能诱导体液免疫，不能诱导细胞免疫，体液免疫仅产生 IgM 类抗体；③无免疫记忆。

（三）根据抗原的来源分类

1. 内源性抗原 指由免疫效应细胞的靶细胞自身产生、可与细胞表面 MHC-I 类分子结合并提呈给 CD8[+] T 细胞的抗原。如病毒感染细胞合成的病毒蛋白、肿瘤细胞内合成的肿瘤抗原等。

2. 外源性抗原 指由非抗原提呈细胞产生、需由抗原提呈细胞摄取、加工并与 MHC-II 类分子结合成复合物而提呈给 CD4[+] T 细胞的抗原。包括各种天然抗原、人工抗原、合成抗原等。

抗原是免疫应答的始动因子，机体免疫应答的类型和效果都与抗原的性质有密切的关系。一种抗原能否成功地诱导机体产生免疫应答，取决于两方面的因素：一是抗原的性质，二是机体的反应性。前者是必备的诱导因素，后者是产生免疫应答的决定性因素。

任务拓展

学习项目二　决定抗原免疫原性的条件

一、异物性

异物性是构成抗原免疫原性的首要条件。所谓异物性，是指机体在胚胎发育过程中，免疫细胞从未接触过的物质或化学结构。机体的免疫系统具有高度的识别能力，能够区别"自己"物质与"非己"异物，对"自己"物质一般不产生免疫应答，只对"非己"异物产生免疫应答。免疫应答就其本质来说，就是机体识别与排斥"非己"异物的过程，所以抗原通常是"非己"异物。区别"自己"与"非己"是以体内的免疫细胞是否认识为标准的。因此，某些自身物质也可以成为抗原。具体来说，异物性物质包括以下几类。

（一）异种物质

对人体而言，各种病原微生物及其部分产物、动物免疫血清及异种组织细胞等都是良好的抗原。因为这些物质均属于异种物质，具有很强的异物性。从生物进化角度来看，与机体种系关系越远的物质，其免疫原性也越强，反之种系关系较近，则免疫原性也弱。

（二）同种异体物质

同种生物不同个体之间，由于遗传基因不同，其组织结构或细胞表面的化学结构也有差异，具有一定的异物性。因此，这些同种异体物质也可以是抗原物质。如人类 ABO 及 Rh 血型抗原、主要组织相容性抗原（HLA）等均属此类抗原。

（三）自身物质

自身组织成分通常无免疫原性。大多数学者认为，机体在胚胎期针对自身成分的免疫活性细胞已被清除或抑制，形成了对自身成分的天然免疫耐受。但在某些异常情况下，自身成分也可成为抗原物质。

二、一定的理化性状

（一）一定的分子量

具有免疫原性的物质，其分子量都较大，一般在 10 KDa 以上，小于 10 KDa 者呈弱免疫原性，低于 4 KDa 者一般不具有免疫原性。在一定范围内，分子量越大，其免疫原性越强。

（二）一定的化学组成和结构

抗原物质除应为大分子外，其表面必须有一定的化学组成与结构。凡含有大量芳香族氨基酸，尤其是含有酪氨酸的蛋白质，免疫原性较强；而以非芳香族氨基酸为主的蛋白质，免疫原性较弱。

（三）一定的分子构象

抗原物质的免疫原性还与抗原分子中的一些特殊化学基团的三维结构，即分子构象有关，它决定抗原分子是否能与相应免疫细胞表面的抗原识别受体互相吻合，从而启动免疫应答。

（四）一定的物理性状

抗原物质的免疫原性还与其物理性状有关。一般来说，具有环状结构的蛋白质较直链分子、聚合状态的蛋白质较非聚合状态的蛋白质、颗粒性抗原较可溶性抗原的免疫原性更强。

三、宿主因素与免疫方式

某一物质是否具有免疫原性，除与上述条件相关外，还受机体的遗传、年龄、生理状态、个体差异等诸多因素的影响。此外，抗原进入机体的方式和途径也与免疫原性的强弱有关。

学习项目三 抗原的特异性与交叉反应

一、抗原决定基

（一）概念

位于抗原分子表面，决定抗原特异性的特殊化学基团称为抗原决定基或表位。正是这些抗原决定基被淋巴细胞识别而诱导免疫应答；抗原也借此与相应抗体或致敏淋巴细胞发生特异性结合而发挥免疫效应。抗原决定基的性质、数目和空间构型决定抗原的特异性。

（二）重要的抗原决定基

1. T 细胞决定基和 B 细胞决定基 在免疫应答中供 T 细胞抗原受体（TCR）识别的决定基称 T 细胞决定基；供 B 细胞抗原受体（BCR）或抗体识别的决定基称 B 细胞决定基。现已证明 T 细胞决定基为免疫原性多肽片段，属连续性决定基。但它不存在于天然蛋白分子表面，必须经抗原呈递细胞加工处理为小分子，然后再与 MHC 分子结合才能被 T 细胞所识别。而 B 细胞决定基可存在于天然抗原分子表面，不需经加工处理，即可直接被 B 细胞所识别。

2. 载体决定基与半抗原决定基 一般来说，单独应用半抗原不能诱导机体产生抗体，只有将半抗原与载体蛋白结合后，才能诱导机体既产生抗载体蛋白抗体，也产生半抗原抗体。

二、共同抗原

一般来说，不同抗原物质具有不同抗原决定基，故各具特异性；但有时同一抗原决定基也会出现在不同抗原上，这种具有相同或相似抗原决定基的不同抗原互称为共同抗原。共同抗原在自然界，尤其在微生物中是很常见的一种现象。

三、交叉反应

抗体与共同抗原结合发生的反应，称为交叉反应，为非特异性的抗原抗体反应。交叉反应会给免疫学诊断带来困难，常出现假阳性结果，为了克服这种困难，常采用吸收反应制备单价的特异性抗血清。

学习项目四　医学上重要的抗原物质

一、异种抗原

通常，异种抗原的免疫原性比较强，容易引起较强的免疫应答。与医学有关的异种抗原主要有以下几类。

（一）病原微生物

细菌、病毒和其他病原生物都是良好的抗原。

（二）细菌外毒素和类毒素

细菌外毒素和类毒素是很好的抗原，在自然感染和免疫接种后可产生较强的免疫力。常用于免疫预防的类毒素有白喉类毒素和破伤风类毒素。

（三）动物血清和抗毒素

抗毒素是用类毒素免疫动物（常用马）后制备的免疫血清或精制抗体，供临床治疗使用。这种来自动物血清的抗毒素既具有抗体活性，又具有免疫原性；既可中和相应外毒素，具有防治疾病的作用，还可作为抗原，刺激机体诱发超敏反应。所以，在应用前必须做皮肤过敏试验。

（四）异嗜性抗原

异嗜性抗原是指存在于不同种属动物、植物和微生物细胞表面上的共同抗原。医学上重要的异嗜性抗原主要有两类：一类是与人体某些组织有交叉反应的异嗜性抗原，可引起机体发生自身免疫性疾病；另一类是在临床上借助其对某些疾病作辅助诊断的异嗜性抗原。例如诊断某些立克次氏体病的外斐反应等。

二、同种异型抗原

同种异型抗原是指来自同种而不同基因型个体的抗原性物质。

三、自身抗原

凡能诱导机体产生免疫应答的自身组织成分称为自身抗原。正常情况下，免疫系统对自身物质不作为抗原来对待，但当机体受到外伤或感染等刺激时，就会使隐蔽的自身抗原暴露或改变自身的抗原结构，或者免疫系统本身发生异常，这些情况均可使免疫系统将自身物质当作抗原性异物来识别，诱发自身免疫应答，引起自身免疫性疾病。

四、变应原

变应原是引起变态反应的抗原。

五、肿瘤抗原

肿瘤抗原是指细胞在癌变过程中出现的新抗原物质的总称。正常基因调控异常或病毒基因整合均可诱发正常细胞癌变，从而表达正常细胞没有或含量极低的某些蛋白质，即肿瘤抗原。肿瘤抗原根据其特异性可分为以下两大类。

（一）肿瘤特异抗原

肿瘤特异抗原（TSA）是指只存在于某种肿瘤细胞表面而不存在于正常细胞的新抗原。

（二）肿瘤相关抗原

肿瘤相关抗原（TAA）是指一些肿瘤细胞表面糖蛋白或糖脂成分，它们在正常细胞上有微量表达，但在肿瘤细胞表达明显增高。这类抗原有以下两类。

1.病毒诱发的肿瘤抗原　例如，EB病毒（EBV）与B淋巴细胞瘤和鼻咽癌的发生有关；人乳头状瘤病毒（HPV）与宫颈癌的发生有关。EBV和HPV均属于DNA病毒，而属于RNA病毒的人嗜T细胞病毒（HTLV-1）可导致成人T细胞白血病（ATL）。

2.胚胎抗原　胚胎抗原是在胚胎发育阶段由胚胎组织产生的正常成分，在胚胎后期减少，出生后逐渐消失，或仅存留极微量。当细胞恶性变时，此类抗原可重新合成。胚胎抗原可分为两种：一种是分泌性抗原，由肿瘤细胞产生和释放，如肝细胞癌变时产生的甲胎蛋白（AFP）；另一种是与肿瘤细胞膜有关的抗原，疏松地结合在细胞膜表面，易脱落，如结肠癌细胞产生癌胚抗原（CEA）。

知识拓展

肿瘤——胎盘抗原

近年来又有不少与新型肿瘤相关的抗原被发现，如我国陈慰峰院士等在2007年发现的肿瘤—胎盘（CP）抗原，该抗原在肿瘤中广泛表达，在正常组织只表达于胎盘。

· 学 习 小 结 ·

抗原的基本性能是免疫原性和免疫反应性。抗原的最大特点是具有特异性，表现在免疫原性和免疫反应性两方面，这是免疫应答的根本特点，也是免疫学诊断和防治的基本依据。抗原的特异性是由抗原决定基决定的，具有相同抗原决定基的不同抗原称为共同抗原，共同抗原可引起交叉反应。

直通考证

1.抗原物质有哪些主要特性？

2.列出医学上的重要抗原及其医学意义。

（李梵英）

抗　体

将公共疫情相关知识点与"抗体"内容进行思政融合，让学生作为医学生去理解特殊历史时期肩负的历史责任与使命，培养热爱祖国、爱岗敬业、忠于职守、乐于奉献的道德情操。

💬 学习目标

素质	树立牢固、严谨认真的态度，养成良好的学习习惯。
知识	1. 掌握抗体、免疫球蛋白的概念，以及免疫球蛋白的基本结构和功能。 2. 熟悉免疫球蛋白的水解片段及功能，以及各类免疫球蛋白的主要功能。 3. 了解免疫球蛋白的血清型及单克隆抗体。
能力	学会单克隆抗体的制备过程。

🖱 学习导入

抗体的主要功能是与抗原相结合，从而有效地清除侵入机体内的微生物、寄生虫等异物，中和它们所释放的毒素或清除某些自身抗原，使机体保持正常平衡。

请思考：1. 抗原与抗体特异性结合的部位叫什么？

2. 抗体除了与抗原结合保持机体正常平衡外能否对人体造成伤害？

3. 抗体在临床上主要有哪些用途？

抗体PPT　　　　　抗体思维导图

学习项目 抗 体

一、概述

抗体（antibody，Ab）是 B 细胞识别抗原后增殖分化为浆细胞所产生的一类能与相应抗原特异性结合的球蛋白。

1937 年，Tiselius 和 Kabat 用电泳方法将血清蛋白分为白蛋白、α1、α2、β 及 γ 球蛋白等组分，并发现抗体活性部分存在于从 α 到 γ 的这一广泛区域（图 2-1），但主要存在于 γ 区，故相当长一段时间内，抗体又被称为 γ 球蛋白（丙种球蛋白）。

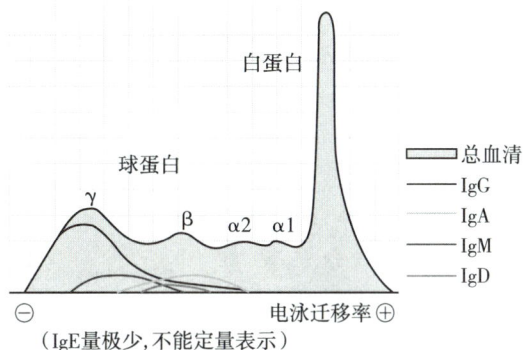

图 2-1 正常人血清电泳分离图

二、免疫球蛋白的分子结构

（一）免疫球蛋白的基本结构

X 射线晶体衍射结构分析发现，免疫球蛋白是由 4 条多肽链形成的单体结构，4 条肽链通过二硫键相连，形成一个"Y"字型结构（图 2-2），称为 Ig 单体，构成免疫球蛋白分子的基本单位。

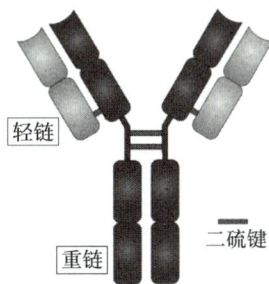

图 2-2 免疫球蛋白分子的基本结构

1.重链和轻链　任何一类天然免疫球蛋白分子均含有 4 条异源性多肽链，其中，分子量较大的称为重链（H），而分子量较小的称为轻链（L）。同一天然 Ig 分子中的两条 H 链和两条 L 链的氨基酸组成完全相同。

（1）重链　分子量为 50～75 kD，由 450～550 个氨基酸残基组成。各类免疫球蛋白重链恒定区的氨基酸组成和排列顺序不尽相同，因而其抗原性也不同。据此，可将免疫球蛋白分为 5 类或 5 个同种型，即 IgM、IgD、IgG、IgA 和 IgE，其相应的重链分别为 μ 链、δ 链、γ 链、α 链和 ε 链。不同类的免疫球蛋白具有不同的特征，如肽链内和肽链间二硫键的数目和位置、连接寡糖的数量、结构域的数目以及铰链区的长度等均不完全相同。即使是同一类Ig，其铰链区氨基酸组成和重链二硫键的数目、位置也不同，据此又可将同类Ig分为不同的亚类。如人IgG可分为IgG1～IgG4；IgA可分为IgA1和IgA2。IgM、IgD和IgE尚未发现有亚类。

（2）轻链　分子量约为25 kD，由214个氨基酸残基构成。轻链有两种，分别为κ链和λ链，据此可将Ig分为两型，即κ型和λ型。

2. 可变区和恒定区　分析不同免疫球蛋白重链和轻链的氨基酸序列，发现重链和轻链靠近氨基端（N端）的约110个氨基酸的序列变化很大，其他部分氨基酸序列则相对恒定。免疫球蛋白轻链和重链中靠近N端氨基酸序列变化较大的区域称为可变区（V），分别占重链和轻链的1/4和1/2；而靠近羧基端（C端）氨基酸序列相对稳定的区域，称为恒定区（C区），分别占重链和轻链的3/4和1/2（图2-2）。

（1）可变区　重链和轻链的V区分别称为VH和VL。VH和VL各有3个区域的氨基酸组成和排列顺序高度可变，称为高变区（HVR），分别用HVR1、HVR2和HVR3表示。VH和VL的3个HVR共同组成Ig的抗原结合部位，该部位形成一个与抗原决定簇互补的表面，决定着抗体的特异性，负责识别及结合抗原，从而发挥免疫效应，故又称互补决定区（CDR）。在V区中，CDR之外区域的氨基酸组成和排列顺序相对不易变化，称为骨架区（FR）。VH或VL各有4个骨架区，它对维持CDR的空间构型起着重要作用（图2-3）。

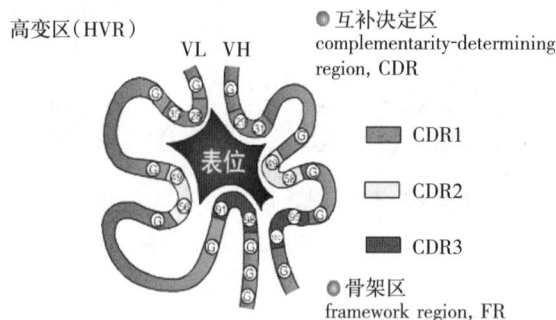

高变区（HVR）　VL　VH　●互补决定区 complementarity-determining region, CDR
表位
CDR1
CDR2
CDR3
●骨架区 framework region, FR

图2-3　Ig互补决定区与抗原结合示意图

（2）恒定区　重链和轻链的C区分别称为CH和CL。不同型（λ或κ）Ig，其CL的长度基本一致，但不同类Ig的CH长度不一，有的包括CH1、CH2和CH3；有的更长，包括CH1、CH2、CH3和CH4。

3. 铰链区　铰链区位于CH1与CH2之间，由大约30个氨基酸残基组成，含有大量的脯氨酸，不形成α-螺旋，易发生伸展及一定程度的转动，当Ig与抗原结合时，此区发生扭曲，使抗体分子上两个抗原结合点更好地与两个抗原决定簇发生互补，起弹性和调节作用；另一方面有利于Ig构型变化，暴露补体结合点；同时，铰链区易被木瓜蛋白酶、胃蛋白酶等水解，产生不同的水解片段。五类Ig或亚类的铰链区不尽相同，例如人IgG1、IgG2、IgG4和IgA的铰链区较短，而IgG3和IgD的铰链区较长。IgM和IgE无铰链区。

Ig轻链和重链除上述基本结构外，某些类别的Ig还含有其他辅助成分，分别是J链和分泌片。J链是一富含半胱氨酸的多肽链，由浆细胞合成，主要功能是将单体Ig分子连接为多聚体。2个IgA单体由J链相互连接形成二聚体，5个IgM单体由二硫键相互连接，并通过二硫键与J链连接形成五聚体。IgG、IgD和IgE常为单体，无J链。分泌片（SP），是分泌型IgA分子上的一个辅助成分，由黏膜上皮细胞合成和分泌，以非共价形式结合于IgA二聚体上，使其成为分泌型IgA（SIgA），并一起被分泌到黏膜表面。分泌片具有保护分泌型IgA的铰链区免受蛋白水解酶降解的作用，并介导IgA二聚体从黏膜下通过黏膜等细胞到黏膜表面的转运。

（二）免疫球蛋白的功能区

Ig 分子的 H 链与 L 链可通过链内二硫键折叠成若干球形结构，每一球形结构约由 110 个氨基酸组成，并代表一功能区。轻链有 VL 和 CL 两个功能区；IgG、IgA 和 IgD 重链有 VH、CH1、CH2 和 CH3 4 个功能区；IgM 和 IgE 重链有 5 个功能区，比 IgG 多一个 CH4。在功能区中氨基酸序列有高度同源性。

各功能区的作用均不相同，以 IgG 为例（图 2-4），各功能区的主要功能如下：① VL 和 VH 是与抗原特异结合的部位；② CL 和 CH1 区是遗传标记所在的部位，决定同种异型 Ig 的抗原特异性；③ CH2 区具有补体结合点，能活化补体的经典激活途径；④ CH3 区可以与单核细胞、巨噬细胞、中性粒细胞、B 细胞和 NK 细胞表面 Fc 段受体结合，IgE 的 CH4 与肥大细胞和嗜碱性粒细胞表面 IgE Fc 段受体结合，引发超敏反应。

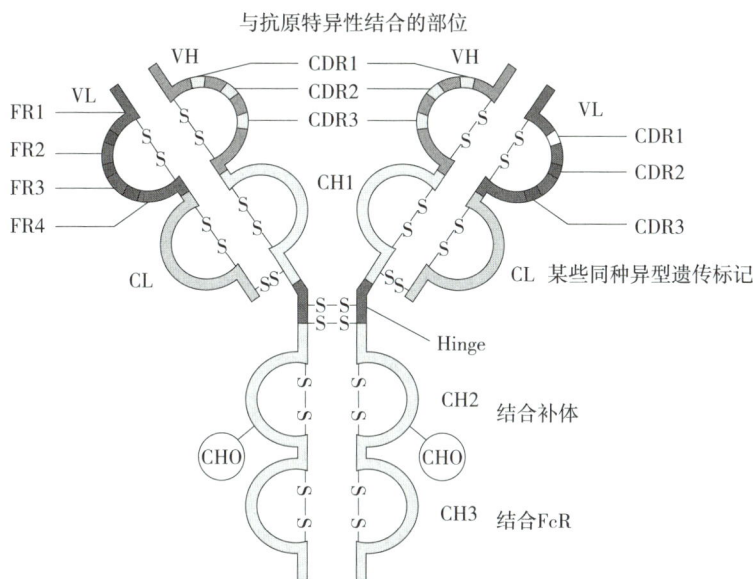

图 2-4　免疫球蛋白的功能区

（三）免疫球蛋白的水解片段

在一定条件下，免疫球蛋白分子肽链的某些部分易被蛋白酶水解为不同片段。木瓜蛋白酶（papain）和胃蛋白酶（pepsin）是最常用的两种 Ig 蛋白水解酶，并可借此研究 Ig 的结构和功能，分离和纯化特定的 Ig 多肽片段。

木瓜蛋白酶将 IgG 分子从 H 链二硫键 N 端切断，生成三个片段（图 2-5）：两个相同的 Fab 片段，即抗原结合片段（Fab）；一个 Fc 片段，即可结晶片段（Fc）。每一 Fab 段含有一条完整的 L 链和部分的 H 链，它具有结合抗原的活性，但结合能力较弱，为单价。Fc 段由两条 H 链 C 端的一半组成，在一定条件下可形成结晶，虽不能与抗原结合，但具有活化补体、结合细胞、通过胎盘等许多生物学活性。

胃蛋白酶可将 IgG 分子从 H 链间二硫键 C 端切断，形成含 2 个 Fab 段的 F（ab'）$_2$ 片段和 1 个较小的 pFc'片段。F（ab'）$_2$ 片段即双价抗体活性片段，可同时结合两个抗原表位，故与抗原结合可发生凝集反应和沉淀反应，而且，由于 F（ab'）$_2$ 片段保留了结合相应抗原的生物学活性，又避免了 Fc 段免疫原性可能引起的副作用，因而被广泛用作生物制品。如白喉抗毒素、破伤风抗毒素经胃蛋白酶消化后精制提纯的制品，因去掉 Fc 段而降低发生超敏反应。胃蛋白酶水解 Ig 后所产生的 pFc' 最终被降解，无生物学作用。

图 2-5　免疫球蛋白的水解片段

（四）免疫球蛋白的血清型

　　免疫球蛋白既可与相应的抗原发生特异性的结合，其本身又可激发机体产生特异性免疫应答。其结构和功能基础是在免疫球蛋白分子中包含有多种不同的抗原表位，呈现出不同的免疫原性，即使是同一抗原刺激机体所产生的抗体分子，其抗原决定簇也有差别，这种差别可用血清学方法测定及分类，称为免疫球蛋白的血清型。人类 Ig 分子上有三类不同的血清型，分别为同种型、同种异型和独特型抗原表位。

　　1. 同种型　存在于同种抗体分子中的抗原表位称为同种型，是同一种属所有个体 Ig 分子共有的抗原特异性标志，为种属型标志，存在于 Ig C 区。

　　2. 同种异型　存在于同一种属但不同个体来源的抗体分子，也具有免疫原性的不同，还可刺激机体产生特异性免疫应答。这种存在于同种但不同个体中的免疫原性，称为同种异型，是同一种属不同个体间 Ig 分子所具有的不同抗原特异性标志，为个体型标志，存在于 Ig C 区和 V 区。

　　3. 独特型　即使是同一种属、同一个体来源的抗体分子，由于其 CDR 区的氨基酸序列不同，可显示不同的免疫原性，称为独特型，是每个免疫球蛋白分子所特有的抗原特异性标志，其表位又称为独特位。抗体分子每一 Fab 段均存在 5 ～ 6 个独特位，它们存在于 V 区。独特型表位在异种、同种异体甚至同一个体内均可刺激产生相应抗体，即抗独特型抗体（AId）。

　　免疫球蛋白的功能与其结构密切相关。同一免疫球蛋白的 V 区和 C 区的氨基酸组成和顺序的不同，决定了它们在功能上的差异；许多不同的免疫球蛋白在 V 区和 C 区结构变化的规律性，又使得免疫球蛋白的 V 区和 C 区在功能上有各自的共性。V 区和 C 区的作用，构成了免疫球蛋白的生物学功能（图 2-6）。

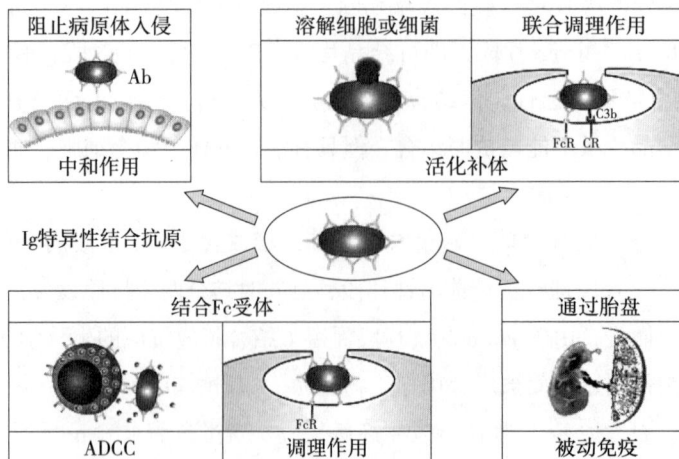

图 2-6　免疫球蛋白的生物学活性

（五）免疫球蛋白生物学活性

1. 与抗原特异性结合　识别并结合特异性抗原是免疫球蛋白分子的主要功能，执行该功能的结构是免疫球蛋白 V 区，其中，CDR 部位在识别和结合特异性抗原中起决定性作用。免疫球蛋白的 V 区与抗原结合后，在体内可中和毒素、阻断病原入侵、清除病原微生物或导致免疫病理损伤。

2. 激活补体　人 IgG1、IgG2、IgG3 和 IgM 可通过经典途径激活补体。当抗体与相应抗原结合后，可因构象改变而使 IgG 的 CH2 和 IgM 的 CH3 暴露出补体 Clq 的结合点，从而通过经典途径激活补体系统，产生多种效应功能，其中 IgM、IgG1 和 IgG3 激活补体系统的能力较强，IgG2 较弱。

3. 与细胞表面 Fc 受体结合　不同细胞表面具有不同 Ig 的 Fc 受体，分别用 FcγR、FcεR、FcαR 等来表示。当 Ig 与相应抗原结合后，由于构型的改变，其 Fc 段可与具有相应受体的细胞结合。IgE 抗体由于其 Fc 段结构特点，可在游离情况下与有相应受体的细胞（如嗜碱性粒细胞、肥大细胞）结合，被称为亲细胞抗体。抗体与 Fc 受体结合可发挥不同的生物学作用。

（1）调理吞噬作用　抗体如 IgG（特别是 IgG1 和 IgG3）的 Fc 段与中性粒细胞、巨噬细胞上的 IgG Fc 受体结合，从而增强吞噬细胞的吞噬作用。

（2）抗体依赖的细胞介导的细胞毒作用（ADCC）　当 IgG 抗体与带有相应抗原的靶细胞结合后，可与有 FcγR 的中性粒细胞、单核细胞、巨噬细胞、NK 细胞等效应细胞结合，发挥 ADCC 作用。

（3）介导 I 型超敏反应　变应原刺激机体产生的 IgE，可通过其 Fc 段与肥大细胞和嗜碱性粒细胞表面的高亲和力 IgE Fc 受体（FcεRI）结合，并使其致敏，若相同变应原再次进入机体与致敏靶细胞表面特异性 IgE 结合，即可促使这些细胞合成和释放组胺、白三烯等生物活性物质，引起 I 型超敏反应。

（4）通过胎盘　在人类，IgG 是唯一能通过胎盘的免疫球蛋白。

📝 知识拓展

免疫球蛋白小常识

正常人血清中各种免疫球蛋白含量相对恒定，但在某些情况下可出现异常现象。一般认为，一种浆细胞只能产生一种类型的免疫球蛋白，若某一种浆细胞发生异常增生，血清中会出现某一类型免疫球蛋白异常增多的现象，也可仅出现轻链或重链。免疫球蛋白的含量超出正常范围称为高免疫球蛋白血症，反之称为低免疫球蛋白血症。高免疫球蛋白血症可分为多克隆高免疫球蛋白血症和单克隆高免疫球蛋白血症；低免疫球蛋白血症分为原发性和继发性两类。

三、各类免疫球蛋白的生物学活性

（一）IgG

IgG 主要由脾、淋巴结中的浆细胞合成和分泌，以单体形式存在。在个体发育过程中，机体合成 IgG 的年龄要晚于 IgM，在出生后第 3 个月开始合成，3～5 岁接近成年人水平。IgG 是血清中主要的抗体成分，约占血清总 Ig 的 75%。根据 IgG 分子中 γ 链抗原性差异，人 IgG 有 4 个亚类：IgG1、IgG2、IgG3 和 IgG4。IgG 的半衰期相对较长，为 20～30 天，平均为 23 天。IgG 是机体中主要的抗感染抗体，其亲和力高，在体内分布广泛，具有重要的免疫效应，是机体抗感染的"主力军"。IgG1、IgG2、IgG3 可通过经典途径活化补体，其激活补体的能力依次为 IgG3＞IgG1＞IgG2，IgG4 可通过替代途径活化补体。IgG 是唯一能通过胎盘的 Ig，故对新生儿抗感染起重要作用。

（二）IgM

IgM 的产生部位主要在脾脏和淋巴结中，血清中 IgM 是由 5 个单体通过一个 J 链和二硫键连接成五聚体，分子量最大，称为巨球蛋白。在抗原刺激诱导体液免疫应答过程中，一般 IgM 也最先产生，它是初次免疫应答早期阶段产生的主要 Ig，是机体抗感染的"先头部队"。IgM 占血清总 Ig 的 5% ～ 10%。由于 IgM 在免疫应答早期产生，因此 IgM 在机体的早期免疫防护中占有重要地位。脐血中如出现针对某种病原微生物的特异性 IgM，表示胚胎期有相应病原微生物的感染。IgM 可通过经典途径激活补体且激活补体的能力很强。IgM 有较多抗原结合价（理论上的抗原结合价是 10 价，但与大分子抗原结合时，由于受空间结构的限制，实际上只表现出 5 价有效），所以它是高效的抗菌抗体，其杀菌、溶菌、溶血、促吞噬和凝集作用比 IgG 高 500 ～ 1 000 倍，人体若缺乏 IgM 易导致败血症。天然的血型抗体（凝集素）为 IgM（图 2-7）。IgM 也可引起 Ⅱ 和 Ⅲ 型超敏反应。

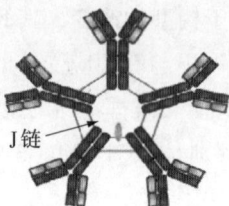

图 2-7 IgM 结构示意图

（三）IgA

IgA 分为血清型和分泌型（SIgA）两种类型。血清型 IgA 主要是由肠系膜淋巴组织中的浆细胞产生，大部分血清型 IgA 为单体，占血清 Ig 总量的 10% ～ 20%。血清型 IgA 以无炎症形式清除大量抗原，这是对维持机体内环境稳定的非常有益的免疫效应。分泌型 IgA 为双聚体，每一 SIgA 分子含一个 J 链和一个分泌片（图 2-8）。分泌片由上皮细胞合成，结合分泌片后 SIgA 的结构更为紧密而不被酶解，有助于 SIgA 在黏膜表面及外分泌液中保持抗体活性。SIgA 主要由呼吸道、消化道、泌尿生殖道等处黏膜固有层中的浆细胞产生。人出生后 4 ～ 6 月开始合成 IgA，4 ～ 12 岁血清中含量达成人水平。母乳中的分泌型 IgA 提供了婴儿出生后 4 ～ 6 月内的局部免疫屏障。因此常称分泌型 IgA 为局部抗体。

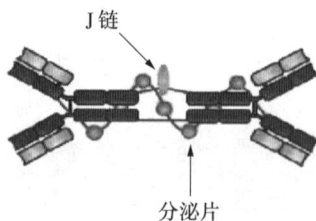

图 2-8 分泌型 IgA 结构示意图

（四）IgD

IgD 主要由扁桃体、脾等处浆细胞产生。人血清中 IgD 浓度为 3 ～ 40 μg/ml，不到血清总 Ig 的 1%，个体发育中合成较晚。血清中 IgD 确切的免疫功能尚不清楚，有报道称 IgD 可能与某些超敏反应有关，如青霉素和牛奶过敏性抗体以及全身性红斑狼疮、类风湿性关节炎、甲状腺炎等自身免疫性疾病中的自身抗体，有属 IgD 者。IgD 是 B 细胞的重要表面标志，在 B 细胞分化到成熟 B 细胞阶段，表达 SmIgD，成熟 B 细胞活化后或者变成记忆 B 细胞时，SmIgD 逐渐消失。当 B 细胞上只表达 SmIgM 时，抗原刺激后易致耐受性；若 SmIgM 和 SmIgD 同时存在时，则 B 细胞受抗原刺激可被激活，故认为 SmIgM 是耐受性受体，而 SmIgD 是激活受体。

（五）IgE

IgE 主要由鼻咽部、扁桃体、支气管、胃肠等黏膜固有层的浆细胞产生，这些部位常是变应原入侵和 I 型超敏反应发生的场所。IgE 是单体，在血清中含量极低，仅占血清 Ig 总量的 0.002%，个体发育中合成较晚。对热敏感，56 ℃时 30 分钟可使 IgE 丧失生物学活性。IgE 为亲细胞抗体，可与皮肤组织、血液中的嗜碱性粒细胞、肥大细胞和血管内皮细胞结合。IgE 的 FcR 除表达于上述细胞外，还可见于 B 细胞和一部分 T 细胞、巨噬细胞表面，这在调节 IgE 抗体产生和防御感染上可能起重要作用。

四、人工制备抗体的类型

（一）多克隆抗体

一种天然抗原性物质（如细菌或其分泌的外毒素以及各种组织成分等）往往具有多种不同的抗原决定簇，而每一抗原决定簇都可刺激机体免疫系统，体内多个 B 细胞克隆被激活，产生的抗体中实际上含有针对多种不同抗原表位的免疫球蛋白，即为多克隆抗体。多克隆抗体的优势是：作用全面，具有中和抗原、免疫调理、介导补体介导的细胞毒作用、ADCC 等重要作用、来源广泛、制备容易；其缺点是：特异性不高、易发生交叉反应，也不易大量制备，从而应用受限。

（二）单克隆抗体

Kohler 和 Milstein 将可产生特异性抗体但短寿的 B 细胞与骨髓瘤细胞融合，建立了可产生单克隆抗体的杂交瘤细胞和单克隆抗体技术。通过该技术融合形成的杂交细胞系（杂交瘤），既具有骨髓瘤细胞大量扩增和永生的特性，又具有免疫 B 细胞合成和分泌特异性抗体的能力。每个杂交瘤细胞由一个 B 细胞融合而成，而每个 B 细胞克隆仅识别一种抗原表位，故经筛选和克隆化的杂交瘤细胞仅能合成及分泌抗单一抗原表位的特异性抗体，为单克隆抗体。其优点是：结构均一，纯度高，特异性强，效价高，血清交叉反应少或无，制备成本低；缺点是：其鼠源性对人具有较强的免疫原性，人体反复使用后可诱导产生人抗鼠的免疫应答，从而削弱了其作用，甚至导致机体组织细胞的免疫病理损伤。

（三）基因工程抗体

基因工程抗体制备的基本思路是将部分或全部人源抗体的编码基因，或克隆到真核或原核表达系统中，体外表达人 - 鼠嵌合或人源化抗体；或转基因至自身抗体编码基因剔除的小鼠体内，主动免疫诱生人源抗体。因此，基因工程抗体的根本出发点是解决抗体的鼠源性问题，其优点是人源化或完全人的、均一性强、可工业化生产；不足是其亲和力弱，效价不高。

知识拓展

> **基因工程疫苗**
>
> 　　基因工程疫苗也称遗传工程疫苗，指使用重组 DNA 技术克隆并表达保护性抗原基因，利用表达的抗原产物或重组体本身制成的疫苗。基因工程疫苗主要包括基因工程亚单位疫苗、基因工程载体疫苗、核酸疫苗、基因缺失活疫苗及蛋白工程疫苗五种。

（四）单克隆抗体在医学中的应用

1.诊断各类病原体　单克隆抗体具有灵敏度高、特异性好的特点，尤其在鉴别菌种型及亚型、病毒的变异株以及寄生虫不同生活周期的抗原性等方面更具独特优势。

2.肿瘤特异性抗原和肿瘤相关抗原的检测　尽管目前尚未制备出肿瘤特异性抗原的单克隆抗体，但对肿瘤相关抗原（如甲胎蛋白和癌胚抗原）的单克隆抗体早已用于临床检验。

3.检测淋巴细胞的表面标志　用于区分细胞亚群和细胞分化阶段，有助于了解细胞的分化和 T 细胞亚群的数量和质量变化，对多种疾病诊断具有参考意义。对细胞表面抗原的检查在白血病患者的疾病分期、治疗效果、预后判断等方面也有指导作用。

4.机体微量成分的测定　应用单克隆抗体和免疫学技术，可对机体的多种微量成分进行测定，如诸多酶类、激素、维生素、药物等。

•学 习 小 结•

　　抗体是 B 细胞识别抗原后增殖分化为浆细胞所产生的一类能与相应抗原特异性结合的球蛋白；具有抗体活性或化学结构与抗体相似的球蛋白统称为免疫球蛋白。其基本结构是由两条重链和两条轻链经链间二硫键连接形成一个 "Y" 字型结构。根据重链不同分为五种类型，即 IgG、IgM、IgA、IgD、IgE。Ig 分可变区、恒定区和铰链区。可变区决定着抗体的特异性，负责识别及结合抗原；恒定区具有激活补体、结合 Fc 受体和穿过胎盘和黏膜的功能。各类 Ig 各有特点，IgG 可穿过胎盘屏障，是机体抗感染的 "主力军"；IgM 是机体抗感染的 "先头部队"；SIgA 参与黏膜局部免疫；IgE 与 I 型超敏反应和机体抗寄生虫免疫有关。

直通考证

　　1. 简述免疫球蛋白的基本结构及其各功能区功能。
　　2. 简述各类免疫球蛋白的主要生物学作用。

（李梵英）

补体系统

思政领域

通过补体的发现案例，培养学生发现问题、分析问题和解决问题的能力以及吃苦耐劳的精神。

学习目标

素质	认识人体疾病与病原生物之间、感染与疾病的免疫诊断和特异性防治。
知识	1.掌握补体系统的概念、组成及理化性质。 2.掌握补体系统的生物学功能。 3.熟悉补体的激活途径及过程。 4.了解补体的调节机制。
能力	学会解释补体溶细胞及溶细菌的现象。

学习导入

1894年，Bordet发现绵羊抗霍乱血清能够溶解霍乱弧菌，加热可阻止其活性，加入新鲜非免疫血清可恢复其活性。Ehrlich在同一时期独立发现了类似现象，将其命名为补体（Complement），即补充抗体活性的血清成分。

补体系统PPT 补体系统思维导图

学习项目　补体系统

一、补体系统的概念和组成

（一）补体系统的组成和命名

补体（C）是存在于正常人和脊椎动物新鲜血清、组织液及细胞膜表面的经活化后具有酶活性的一组蛋白质。由于这些蛋白能协助和补充特异性抗体介导的溶菌、溶细胞作用，故称为补体。

补体系统各成分根据功能不同分为以下三类。

1. 补体的固有成分　存在于体液中。通常把参与经典激活途径的固有成分以符号"C"表示，按其发现的顺序分别为 C1、C2、C3 ～ C9，其中 C1 由 C1q、C1r、C1s 3 个亚单位组成。参与旁路激活途径的某些成分以因子命名，用英文大写字母表示，如 B 因子、P 因子、D 因子等。

2. 补体激活的调节蛋白　调节蛋白主要以可溶性或膜结合形式存在，多以其功能命名，如 C1 抑制物、C4 结合蛋白、促衰变因子等。

3. 补体受体　一般按其结合对象来命名，如 C1qR、C4bR 等。补体活化后的裂解片段在该成分的符号后附加英文小写字母，如 C3a、C3b 等。具有酶活性的成分或复合物在其符号上加一横线表示，如 $\overline{C1}$。

（二）补体的理化性质

体内多种组织细胞均能合成补体，其中肝细胞和巨噬细胞是产生补体的主要细胞。补体含量相对稳定，正常人血清中，补体蛋白约占血清总蛋白的 5% ～ 6%，各成分中以 C3 含量最高，D 因子含量最低。

补体成分性质极不稳定，许多能使蛋白质变性的理化因素（如紫外线、机械振荡、酒精、乙醚、酸、碱等）均可破坏补体活性，加热 56 ℃ 30 分钟即被灭活。在室温下很快失活，0 ～ 10 ℃时仅能保持 3 ～ 4 天。故补体应保存在 -20 ℃以下，冷冻干燥后保存时间较长。

二、补体系统的激活与调节

（一）经典激活途径

抗原与抗体（IgG1、IgG2、IgG3 和 IgM）的复合物是活化 C1 的主要激活物，游离的抗体不能单独激活补体，只有抗原抗体复合物才能激活 C1q 从而启动激活过程。参与经典激活途径的补体成分包括 C1 ～ C9，整个活化过程可分为识别、活化和膜攻击三个阶段（图 3-1）。

1. 识别阶段　即 C1 识别免疫复合物被活化后形成 C1 酯酶的阶段。C1 是由一个 C1q 分子、两个 C1r 和两个 C1s 分子组成的复合体。当抗体（IgG 或 IgM）与抗原特异结合后，抗体分子发生变构，其 Fc 段上的补体结合点暴露，C1q 能识别并与之结合，导致 C1q 构象改变，进而激活 C1r，活化的 C1r 促使 C1s 活化，最后形成具有丝氨酸蛋白酶活性的复合物，即 C1 酯酶。每个 C1q 分子必须同时与两个以上 IgG 分子 Fc 段结合形成桥联，才能使 C1 活化。由于 IgM 分子是五聚体，故 1 个 IgM 分子与抗原结合，即可使 C1 活化。C1 酯酶的天然作用底物是 C4 和 C2。

2. 活化阶段　即 C3 转化酶和 C5 转化酶的形成阶段。

3. 膜攻击阶段　是形成攻膜复合体（MAC）导致靶细胞溶解的阶段。C5 在 C5 转化酶的作用下裂解成 C5a 与 C5b 两个片段。C5a 游离，具有趋化作用和过敏毒素作用。C5b 与靶细胞膜结合，并与 C6、C7 形成复合物。复合物能与 C8、C9 结合形成大分子攻膜复合物（MAC），MAC 贯穿整个靶细胞膜形成跨膜孔道，导致细胞膜通透性改变，电解质从细胞内逸出，水分子大量进入，最终使靶细胞膨胀破裂而溶解。

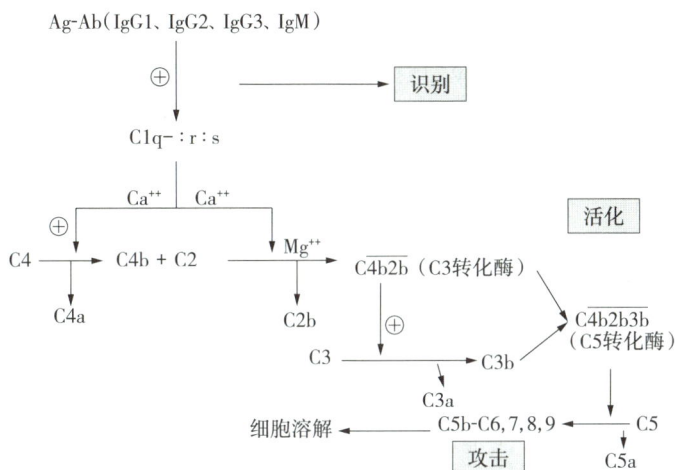

图 3-1　补体经典激活途径示意图

（二）旁路激活途径

旁路途径又称替代途径。旁路激活途径的激活物主要是某些细菌细胞壁成分，如脂多糖、肽聚糖及酵母多糖等。在 B 因子、D 因子、P 因子的参与下，越过了 C1、C4、C2，直接激活 C3，然后完成 C5 ～ C9 的活化过程（图 3-2）。

1. C3 转化酶（$\overline{C3bBb}$）的形成　在生理条件下，血清中的 C3 能缓慢地自发水解产生少量 C3b，游离在液相中。血清中 D 因子将 B 因子裂解成 Ba 和 Bb 两个片段。Bb 能与 C3b 结合形成 $\overline{C3bBb}$ 复合物，即旁路途径的 C3 转化酶。$\overline{C3bBb}$ 能裂解 C3 产生低水平 C3b。C3b 与 $\overline{C3bBb}$ 易被血清中 I 因子和 H 因子灭活。因此在生理条件下，I 因子和 H 因子控制着血清中的 C3b、$\overline{C3bBb}$，使之保持在低水平，避免 C3 大量裂解和后续补体的激活。这种状况对于正常生理具有重要意义。$\overline{C3bBb}$ 能与血清中 P 因子结合形成 $\overline{C3bBbp}$，成为稳定状态，不易被灭活因子灭活。

2. C5 转化酶（$\overline{C3bBb3b}$）和膜攻击复合体形成　当细菌脂多糖等激活物存在时，C3b 和 $\overline{C3bBb}$ 结合在其表面受到保护而不被 I 因子和 H 因子迅速灭活，$\overline{C3bBb}$ 则裂解更多的 C3 产生大量的 C3b，新产生的 C3b 可与 $\overline{C3bBb}$ 形成 $\overline{C3bBb3b}$，此即旁路途径的 C5 转化酶。C5 转化酶一旦形成，则能使 C5 裂解成 C5a 和 C5b，其后续激活过程及效应与经典途径相同，即进入 C5 ～ C9 激活阶段，形成 MAC，使靶物溶解。

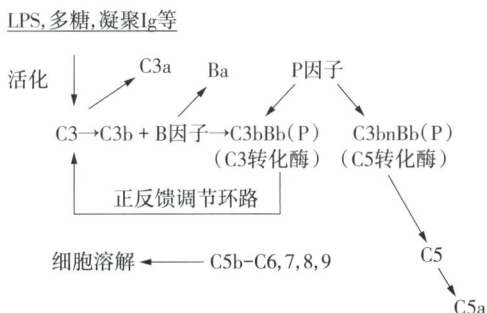

图 3-2　补体旁路激活途径示意图

3. 旁路途径放大机制　旁路途径激活过程是补体系统效应重要的放大机制。在激活物的存在下，$\overline{C3bBb}$ 不断地裂解 C3 产生更多的 C3b，产生的 C3b 又在 B 因子参加下形成更多的 $\overline{C3bBb}$，继而进一步使 C3 裂解产生 C3b。C3b 既是 C3 转化酶的组成成分，又是 C3 转化酶的作用产物，由此形成了旁路途径的反馈性放大机制。由于经典途径产生的 C3b 也可以触发旁路途径，故旁路途径 C3 转化酶对经典途径的补体激活也是一种放大机制。

（三）MBL 途径

MBL 途径是在病原微生物感染早期，体内巨噬细胞、中性粒细胞产生细胞因子 TNF-α、IL-1、IL-6 等，诱导肝细胞合成和分泌急性期蛋白如甘露聚糖结合凝集素（MBL）。该蛋白首先与病原体甘露糖残基结合，然后再与丝氨酸蛋白酶结合，形成与 MBL 相关的丝氨酸蛋白酶（MASP）。MASP 的生物学活性与活化的 C1q 相似，可水解 C4 和 C2 分子，继而形成 C3 转化酶，然后依次激活补体的其他成分。补体的这种激活途径称为 MBL 途径。MBL 途径与经典途径的激活过程相类似，其差别在于 MBL 途径激活开始于急性期蛋白与病原体结合，而不是抗原 - 抗体复合物的形成（图 3-3）。

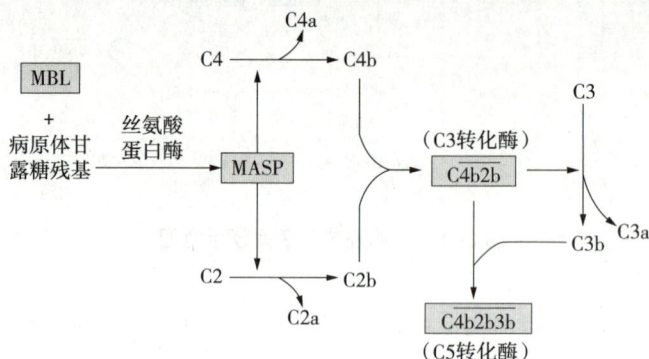

注:MBL甘露聚糖结合凝集素　　MASP MBL相关的丝氨酸蛋白酶

图 3-3　补体 MBL 激活途径示意图

（四）补体三条激活途径比较

补体三条激活途径有共同之处，都以 C3 活化为中心。同时它们又有各自的特点（图 3-4）。

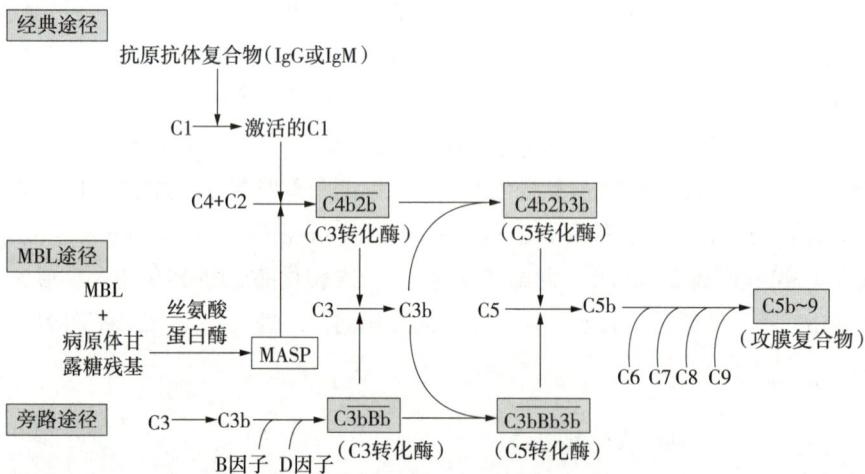

图 3-4　补体三条激活途径全过程示意图

经典激活途径的激活物是抗原抗体复合物，故主要在感染后期或疾病的持续过程中发挥作用；C3 旁路途径与 MBL 途径的活化无需特异性抗体参与，故在抗感染早期有重要意义（表 3-1）。

表 3-1　补体三条激活途径比较

比较项目	经典途径	旁路途径	MBL 途径
激活物	抗原 - 抗体复合物	细菌脂多糖、凝聚的 IgA/IgG4 等	病原微生物表面甘露糖残基
补体成分	C1 ～ C9	B、D、P 因子 C3、C5 ～ C9	MBL、MASP-1，2 C2 ～ C9

续表

比较项目	经典途径	旁路途径	MBL 途径
所需离子	Ca^{2+}，Mg^{2+}	Mg^{2+}	Ca^{2+}
C3 转化酶	C4b2a	C3bBb	C4b2a
C5 转化酶	C4b2a3b	C3bnBb	C4b2a3b
作用	在特异性体液免疫应答效应阶段发挥作用	参与非特异性免疫，在感染早期发挥作用	参与非特异性免疫，在感染早期发挥作用

补体系统的激活过程是一快速放大的级联反应，能产生多种生物学活性，参与机体的防御功能，对机体有保护作用。但是不受控制的补体激活能导致机体组织损伤，对机体不利。

三、补体系统的生物学功能

补体活化后的生物学功能，主要包括攻膜复合体（MAC）的溶细胞作用和补体活化片段的多种生物学效应（表 3-2）。

表 3-2　补体成分的生物学作用

补体成分或片段	生物学作用
C1 ～ C9	溶菌，溶细胞
C3b、C4b	免疫调理，免疫粘附
C1q.、C4	中和，溶解病毒
C2a	激肽样作用
C3a.、C5a	过敏毒素作用
C3a.、C5a、C5b67	趋化作用

（一）溶菌、溶细胞作用

补体系统被激活后形成膜攻击复合物，结合到靶细胞膜上，导致细胞膜表面出现许多小孔，最终导致靶细胞溶解。除溶菌作用外，补体还能溶解多种靶细胞，如红细胞、粒细胞、血小板、病毒感染的细胞和肿瘤细胞等。溶细胞作用的强弱，与靶细胞的种类有关。补体对红细胞等自身组织细胞具有很强的溶解作用，所以常能引起严重后果，导致自身免疫性疾病的发生。

（二）调理作用

C3b、C4b 与细菌等颗粒性物质结合后，再与具有 C3b 受体的吞噬细胞结合，从而促进吞噬细胞的吞噬作用，此称补体的调理作用。C3b 在靶细胞和吞噬细胞之间作为桥梁使两者连接起来，促进吞噬。这种调理作用在机体抗感染免疫中起着重要的作用。

（三）清除免疫复合物

抗原抗体在体内结合形成的免疫复合物如未被及时清除而沉积于组织中，则可活化补体，造成组织损伤。而补体成分可减少免疫复合物的产生，溶解已生成的复合物。

（四）中和及溶解病毒

病毒与相应抗体结合后，在补体的参与下，可增强抗体对病毒的中和作用，补体也能阻止病毒对易感细胞的吸附和穿入，并使某些具有包膜的病毒溶解。

（五）炎症介质作用

1.激肽样作用　C2a 有激肽样作用，能增强血管通透性，引起炎症性充血，故称其为补体激肽。

2.过敏毒素作用 C3a、C5a 有过敏毒素作用，可与肥大细胞、嗜碱性粒细胞及平滑肌上带有相应受体的细胞结合，促使其释放组胺等活性物质，增强血管通透性，引起毛细血管扩张，平滑肌痉挛等。

3.趋化作用 C3a、C5a、$\overline{C5b67}$ 有趋化作用，能吸引中性粒细胞和单核巨噬细胞向炎症部位集聚，发挥吞噬作用，同时引起炎症反应。故 C3a、C5a、$\overline{C5b67}$ 又称趋化因子。

·学习小结·

补体是存在于正常人和脊椎动物新鲜血清、组织液及细胞膜表面的经活化后具有酶活性的一组蛋白质。补体系统包括固有成分、调节蛋白和补体受体。补体的性质不稳定，56 ℃时 30 分钟可使其灭活。补体通过经典途径、旁路途径和 MBL 途径激活，三条激活途径的激活物各有不同，其激活过程呈级联酶促反应。三条激活途径通路的共同末端是形成具有溶细胞作用的膜攻击复合物，在机体特异性免疫和非特异性抗感染过程中发挥重要作用。补体活化过程中产生的小分子裂解片段具有广泛的生物学效应，除参与对入侵病原和循环免疫复合物的清除外，也可造成机体组织损伤。补体的活化和抑制通过多种补体调节分子被严格控制。

直通考证

1.简述补体系统的组成及主要理化性质。
2.比较补体三条激活途径的异同点。
3.简述补体成分及其裂解产物的生物学功能。

（李梵英）

主要组织相容性复合体及其编码的分子

思政领域

主要组织相容性抗原教学中涉及器官移植的供体选择，可融入法治意识，教育学生懂得尊重他人的权利和愿望，使医学生了解器官移植以及行医过程中涉及的相关法律责任和义务，培养医学生的法治思维意识。

学习目标

素质	熟悉行医过程中涉及的相关法律责任和义务，具备法治思维意识。
知识	1. 掌握主要组织相容性复合体与主要组织相容性抗原的基本概念。 2. 熟悉 HLA 复合体的基因组成，HLA 的分子的结构、分布及功能；HLA 在医学上的意义。 3. 了解 MHC 的遗传特性。
能力	能够列举 HLA 在医学上的意义。

学习导入

1981 年，赵某的妻子在某人民医院产下一男婴。20 年后，他们的儿子在某次参加献血时，得知与父母血型不符，他们开始怀疑是医院抱错了孩子。但是，医院的档案在一次洪水中被冲走，无法查找。费尽周折，夫妇二人终于查明，当时与他们邻床的孙某夫妇儿子酷似赵某。随后，赵家和孙家共六人做亲子鉴定，证明孙某的儿子与赵某夫妇有血缘关系，而赵某的儿子与赵某夫妇和孙某夫妇均没有血缘关系，这意味着当年"抱错儿"的不止两家，从而引发"串子"事件。

请思考：1. HLA 复合体位于人的第几号染色体上？有何遗传特征？为何能作为亲子鉴定依据？

2. HLA 分子分几类？试述其结构、分布和作用。

主要组织相容性复合体及
其编码的分子 PPT

主要组织相容性复合体及
其编码的分子思维导图

学习项目一　HLA 复合体的组成及遗传特征
（线上自学）

引起移植排斥反应的同种异型抗原称为组织相容性抗原，其中能引起强而迅速排斥反应的抗原称为主要组织相容性抗原系统，在移植排斥反应中起决定作用。编码主要组织相容性抗原的基因称为主要组织相容性复合体（MHC）。

小鼠的主要组织相容性抗原称为 H-2 抗原，人的主要组织相容性抗原称为人类白细胞抗原（HLA）。

学习项目二　HLA Ⅰ 类分子和 Ⅱ 类分子的
结构、分布及功能

一、HLA 分子的结构

（一）HLA Ⅰ 类分子

HLA Ⅰ 类分子（Ⅰ类抗原）是由一条重链和一条轻链以非共价键组成的异二聚体糖蛋白。HLA Ⅰ 类分子可分为 4 个区（图 4-1）：①肽结合区；②Ig 样区；③跨膜区；④胞质区。

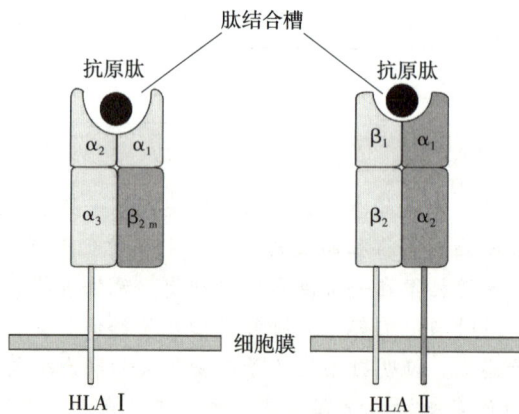

图 4-1　HLA-Ⅰ、Ⅱ类分子结构示意图

（二）HLA Ⅱ 类分子

HLA Ⅱ 类分子（Ⅱ类抗原）由两条多肽链（a、β）以非共价键连接组成的异二聚体糖蛋白。HLA Ⅱ 类分子也可分为 4 个区（图 4-1）：①肽结合区；②Ig 样区；③跨膜区；④胞质区。

二、HLA 分子的分布

经典的 HLA Ⅰ 类分子广泛表达于人体各种组织有核细胞及血小板表面，而在神经细胞、成熟的红细胞和滋养层细胞表面尚未检出。HLA Ⅱ 类分子分布不广泛，主要存在于树突状细胞、单核 - 巨噬细胞、B 细胞等专职抗原提呈细胞，以及胸腺和某些活化的 T 细胞表面，在血管内皮细胞和精子细胞表面也有少量的表达。

三、HLA 分子的功能

（一）抗原提呈作用

在免疫应答中，MHC 分子的主要功能是结合、提呈抗原肽，启动特异性免疫应答。在抗原提呈细胞内，MHC Ⅰ类分子识别和提呈内源性抗原肽，启动并控制 CTL 细胞介导的特异性免疫应答。MHC Ⅱ类分子识别和提呈外源性抗原肽，启动并控制 Th 细胞介导的特异性免疫应答。

（二）约束免疫细胞间相互作用

CTL 在杀伤靶细胞过程中，T 细胞抗原受体在识别靶细胞表面抗原的同时，还须识别靶细胞表面的自身 MHC 分子。

（三）参与 T 细胞的分化

MHC 分子参与早期 T 细胞在胸腺的选择和分化，T 细胞必须与表达自身 MHC Ⅰ类、MHC Ⅱ类抗原的胸腺上皮细胞和胸腺树突状细胞接触，才能分化发育成为具有 MHC 限制性、对自身抗原形成中枢免疫耐受的成熟 T 细胞。

（四）引起移植排斥反应

HLA 抗原是重要的代表个体特异性的主要组织相容性抗原，供者、受者间 HLA 型别差异是发生急性排斥反应的主要原因。

学习项目三　HLA 在医学上的意义

一、HLA 与器官移植的关系

器官移植术后，移植物存活率的高低主要取决于供者与受者 HLA 相合的程度。

二、HLA 表达异常与疾病的关系

（一）HLA Ⅰ类抗原表达异常

已发现某些肿瘤细胞表面Ⅰ类抗原表达降低或缺失，不能被 $CD8^+$ CTL 细胞有效识别结合，使肿瘤细胞逃避宿主的免疫攻击。

（二）HLA Ⅱ类抗原表达异常

某些自身免疫性疾病中，原先不表达 HLA Ⅱ类分子的某些细胞，可被诱导异常表达Ⅱ类分子，将自身抗原提呈给自身反应性 T 细胞，使之活化并启动特异性自身免疫反应。

三、HLA 与疾病的相关性

HLA 是第一个被发现与疾病有明确联系的遗传系统。带有某些特定 HLA 等位基因或单倍型的个体易患某一疾病（称为阳性关联）、或对该疾病有较强的抵抗力（称为阴性关联），皆称为 HLA 和疾病关联。

四、HLA 与输血反应的关系

临床发现多次接受输血的病人会发生非溶血性输血反应，主要表现为发热、白细胞减少和荨麻疹等。这种输血反应的发生主要与病人血液中存在抗白细胞和抗血小板 HLA 的抗体有关。因此，对多

次接受输血者应注意避免反复选择同一供血者的血液。

五、HLA 与法医学的关系

HLA 系统所显示的多基因性和高度多态性，意味着两个无亲缘关系的个体在所有 HLA 基因座位上拥有完全相同等位基因的机会几乎等于零，故 HLA 型别被看作伴随个体终生的独有的遗传标记。这一遗传特点在法医学和亲子鉴定中得到了应用。

•学 习 小 结•

主要组织相容性复合体（MHC）是编码主要组织相容性抗原的一组紧密连锁的基因群。人的 MHC 又称为 HLA 复合体。HLA 作为抗原时，称人类白细胞抗原，是 HLA 复合体编码的产物。

HLA 和临床医学存在广泛的联系。HLA 分型为器官移植前的供受对象选择和开展亲子鉴定提供有效的手段。HLA 几乎与所有自身免疫疾病均有不同程度的关联，进一步的研究有利于阐明这些疾病的发病机制。

直通考证

名词解释：MHC。

（文雪）

免疫系统

人体免疫系统的各个免疫细胞及免疫分子都各自执行不同功能，既要防御清除外来异物，还要监视捕获内在突变分子。以人体的免疫系统功能为例进行类比分析讨论，既帮助学生更好地理解免疫的功能，又融入国防教育元素，培养大学生对于国家安全的责任心和使命感，增强医学生的民族自信心。

🖥 学习目标

素质	具备国家安全的责任心和使命感。
知识	1. 掌握免疫器官的类型及功能，免疫细胞的种类。 2. 熟悉 T 细胞和 B 细胞的表面标志、亚群及生物学功能。 3. 了解细胞因子的概念以及主要细胞因子的生物学功能。
能力	能够辨别各种免疫细胞。

🖱 学习导入

免疫系统是机体执行免疫应答及执行免疫功能的一个重要系统。免疫系统由免疫器官和组织、免疫细胞及免疫分子组成。

请思考：1. 人体有哪些免疫器官？

2. 人体哪些细胞具有免疫功能？

3. 前面学习过的免疫分子有哪些？

免疫系统 PPT   免疫系统思维导图

学习项目一 免疫器官

一、中枢免疫器官

中枢免疫器官或称初级淋巴器官，是免疫细胞发生、分化、发育和成熟的场所。人或其他哺乳类动物的中枢免疫器官包括骨髓和胸腺。鸟类的腔上囊（法氏囊）相当于哺乳类动物的骨髓。

（一）骨髓

骨髓是机体的造血器官和免疫细胞的发源地。在骨髓中产生的各种淋巴细胞的祖细胞及前体细胞，一部分随血流进入胸腺，发育为成熟 T 细胞；另一部分则在骨髓内继续分化为成熟 B 细胞或自然杀伤细胞（NK 细胞）。成熟的 B 细胞和 NK 细胞随血液循环迁移并定居于外周免疫器官。

骨髓是机体发生再次体液免疫应答（后产生抗体）的主要部位。记忆性 B 细胞在外周免疫器官受抗原刺激后被活化，随后可经淋巴液和血液返回骨髓，在骨髓中分化成熟为浆细胞，产生大量抗体（主要为 IgG），并释放至血液循环。在脾脏和淋巴结等外周免疫器官所发生的再次免疫应答，其抗体产生速度快，但持续时间短；而在骨髓所发生的再次免疫应答，则缓慢地、持久地产生大量抗体，成为血清抗体的主要来源。

（二）胸腺

胸腺是 T 细胞分化、发育、成熟的中枢免疫器官。胸腺的主要功能：① T 细胞分化、成熟的场所；②免疫调节作用；③自身耐受的建立与维持。

二、外周免疫器官

外周免疫器官或称次级淋巴器官，是成熟 T 细胞、B 细胞等免疫细胞定居的场所，也是产生免疫应答的部位。外周免疫器官包括淋巴结、脾和与黏膜相关的淋巴组织等。

（一）淋巴结

淋巴结是结构完整的外周免疫器官。人体全身有 500 ～ 600 个淋巴结，广泛存在于全身非黏膜部位的淋巴通道上。这些部位都是易受病原微生物和其他抗原性异物侵入的部位。

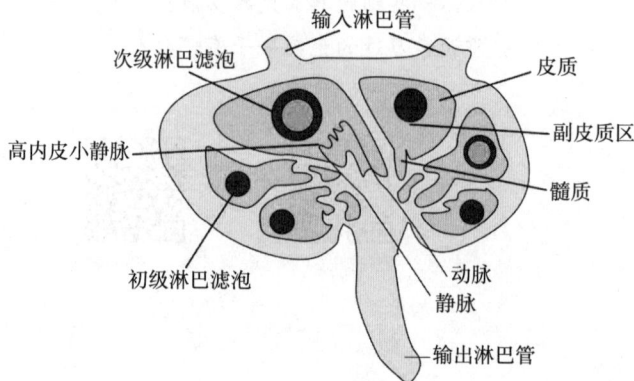

图 5-1　淋巴结的组织结构

1.淋巴结的结构与细胞组成　淋巴结由被膜与实质两部分组成（图 5-1）。被膜是包绕在实质表面的一层薄而柔软的膜；实质又分为皮质和髓质两部分。其中，皮质可分为浅皮质和深皮质两个区域。靠近被膜下为浅皮质区，是 B 细胞定居的场所，称为非胸腺依赖区。浅皮质区与髓质之间的深皮质区又称副皮质区，是 T 细胞定居的场所，称为胸腺依赖区。髓质区由髓索和髓窦组成。髓索由致密聚集的淋巴细胞组成，主要为 B 细胞和浆细胞，也含部分 T 细胞及巨噬细胞；髓窦内含有大量巨噬细胞，可清除进入淋巴液中的细菌等异物，有较强的滤过作用。

2. 淋巴结的主要功能　淋巴结的主要功能包括：①成熟 T 细胞和 B 细胞定居场所；②发生初始免疫应答的场所；③参与淋巴细胞再循环；④过滤淋巴液。

（二）脾脏

脾脏（spleen）是人体最大的淋巴器官，具有造血、贮血和过滤血液的作用，也是 T 细胞、B 细胞定居和接受抗原刺激后产生免疫应答的重要场所。

1. 脾脏的结构与细胞组成　脾脏外有结缔组织被膜包裹，实质部分由白髓和红髓组成，两者交界处为边缘区。白髓为脾的胸腺依赖区，主要含有 T 细胞；红髓为脾的非胸腺依赖区，主要含 B 细胞。

2. 脾脏的功能　脾脏的功能主要包括：①过滤血液；②提供血源性抗原免疫应答场所；③提供成熟 T 细胞和 B 细胞的居住场所；④合成某些生物活性物质（如补体成分）。

（三）黏膜相关淋巴组织

黏膜相关淋巴组织（MALT）主要指呼吸道、肠道及泌尿生殖道黏膜固有层和上皮细胞下散在的无被膜淋巴组织，以及某些带有生发中心的器官化的淋巴组织，如扁桃体、小肠的派氏集合淋巴结及阑尾等。

学习项目二　免疫细胞

一、淋巴细胞

淋巴细胞是免疫系统的主要细胞，占外周血白细胞总数的 20% ～ 45%，主要包括 T 淋巴细胞、B 淋巴细胞和自然杀伤淋巴细胞（NK cell）。其中，T 细胞、B 细胞接受抗原刺激后，能继续分化、增殖并产生免疫效应。

（一）T 淋巴细胞

T 淋巴细胞因其在胸腺内分化成熟，故称为胸腺依赖淋巴细胞，简称 T 细胞。T 细胞具有介导细胞免疫和调节体液免疫的作用，在外周血中占淋巴细胞总数的 65% ～ 80%。

1. T 细胞的分化发育　骨髓淋巴样干细胞分化发育为始祖 T 细胞，该细胞被胸腺上皮细胞分泌的趋化因子吸引入骨髓，刚进入骨髓的始祖 T 细胞不表达 CD4 和 CD8 分子，为 T 细胞的双阴性阶段，在胸腺微环境影响下表达 CD3、CD4 和 CD8 分子，发育为 $CD4^+$、$CD8^+$ 双阳性的前 T 细胞，前 T 细胞需要经过阳性选择和阴性选择才能发育为成熟 T 细胞。

2. T 细胞表面标志

（1）T 细胞抗原受体　T 细胞抗原受体（TCR）是其特异性识别抗原的受体，也是所有 T 细胞的特征性标志，以非共价键与 CD3 分子结合，形成 TCR-CD3 复合物。TCR 识别抗原所产生的活化信号由 CD3 分子传导至 T 细胞内。

（2）CD3 分子　CD3 分子存在于所有成熟 T 细胞表面，为跨膜蛋白，其跨膜区与 TCR 的跨膜区形成盐桥而紧密结合在一起。CD3 分子具有稳定的 TCR 结构和传导 TCR 识别抗原所产生的活化信号作用。

（3）CD4 分子和 CD8 分子　成熟的 T 细胞只能表达 CD4 或 CD8 分子，即 CD4$^+$T 细胞或 CD8$^+$T 细胞。CD4 和 CD8 分子的主要功能是辅助 TCR 识别抗原和参与 T 细胞活化信号的传导。CD4 分子和 CD8 分子分别与 MHC Ⅱ 类和 MHC Ⅰ 类分子的结合，从而促进 T 细胞与抗原提呈细胞或靶细胞之间的相互作用并辅助 TCR 识别抗原。所以，CD4 和 CD8 分子又称为 T 细胞的辅助受体。

（4）共刺激分子　初始 T 细胞的完全活化需要二种活化信号的协同作用。第一信号由 TCR 识别抗原产生，经 CD3 分子将信号传导至细胞内。第二信号（或称为共刺激信号）则由抗原提呈细胞（APC）或靶细胞表面的共刺激分子与 T 细胞表面相应的共刺激分子受体相互作用而产生。

（5）丝裂原结合分子　T 细胞表面还表达多种能结合丝裂原的膜分子，其结合丝裂原的特异性由糖基特点决定。与相应丝裂原结合后，可直接诱导静息 T 细胞的活化、增生和分化。

（6）其他表面分子　T 细胞活化后还表达许多与效应功能有关的分子。例如，与其活化、增殖和分化密切相关的细胞因子受体（IL-1R、IL-2R、IL-4R、IL-6R、IL-7R 等）及可诱导细胞凋亡的 FasL（CD95）。

3. T 细胞亚群　根据所处的活化阶段，T 细胞可分为初始 T 细胞、效应 T 细胞和记忆性 T 细胞。根据是否表达 CD4 或 CD8 分子，T 细胞可分为 CD4$^+$T 细胞和 CD8$^+$T 细胞。根据其免疫效应功能，T 细胞可分为辅助性 T 细胞、细胞毒性 T 细胞、调节性 T 细胞等。

4. T 细胞的功能　T 细胞的亚群众多、功能复杂，主要有以下功能：①介导细胞免疫；②促进吞噬细胞吞噬功能；③直接杀伤靶细胞；④调节免疫应答；⑤合成并分泌 IFN、IL、TNF 等细胞因子。

（二）B 淋巴细胞

B 淋巴细胞是在哺乳动物的骨髓中分化成熟的，故又称骨髓依赖性淋巴细胞，简称 B 细胞。成熟 B 细胞随血流分布于外周免疫器官的非胸腺依赖区。B 细胞的主要功能是产生特异性抗体，执行体液免疫功能。外周血中 B 细胞占淋巴细胞总数的 10% ～ 15%。

1. B 细胞的分化发育　骨髓祖 B 细胞在骨髓中也必须经历阳性选择与阴性选择过程，才能分化发育为骨髓依赖淋巴细胞。但其确切机制尚不十分清楚。一般认为，B 细胞在骨髓中的发育过程属于抗原非依赖性的；而在外周免疫器官中的发育过程属抗原依赖性的，在此 B 细胞分化过程中，有小部分 B 细胞停止分化成为记忆 B 细胞。

2. B 细胞的表面标志

（1）B 细胞抗原受体　B 细胞表面最主要的分子是 B 细胞抗原受体（BCR）。BCR 是成熟 B 细胞的特征性标志与特异性识别抗原的部位。

（2）细胞因子受体　细胞因子受体（CKR）是 B 细胞识别细胞因子（CK）的部位。细胞因子与 B 细胞表面的 CKR 结合后，可调节 B 细胞的活化、增生和分化。这些细胞因子受体包括 IL-1R、IL-2R、IL-4R、IL-5R 以及 IFN-γR 等。

（3）补体受体　B 细胞表面存在有与补体结合的受体（CR），可分为 CR Ⅰ 与 CR Ⅱ 两种。CR Ⅰ 是识别结合 C3b 和 C4b 的受体，CR Ⅱ 是识别结合 C3d 的受体。CR 可与抗原 - 抗体 - 补体复合物结合，促进 B 细胞活化。

（4）Fc 受体　大多数 B 细胞表达 IgG Fc 受体（FcγR），可与 IgG Fc 段结合，有利于 B 细胞对抗原的捕获和结合。

（5）有丝分裂原受体　成熟 B 细胞可表达许多丝裂原受体，如美洲商陆受体（PWM-R）、葡萄球菌 A 蛋白受体（SPA-R）和细菌脂多糖受体（LPS-R）。

（6）CD 抗原　B 细胞表达多种 CD 抗原，它们参与 B 细胞的活化、增生和分化。其中，CD19、CD20 是 B 细胞的特有标志，具有调节 B 细胞发育的作用。CD21 分子为 EB 病毒受体，表达在成熟 B

细胞表面。CD40 分子是 B 细胞表面的活化分子之一，它与 T 细胞表面的 CD40 L 相互作用，对 T 细胞依赖性的 B 细胞激活以及阻止 B 细胞凋亡有重要意义。

3. B 细胞亚群　周围淋巴器官中的 B 细胞具有异质性。依照 CD5 的表达与否，可把 B 细胞分成 B-1 细胞和 B-2 细胞两个亚群（表 5-1）。

表 5-1　B-1 细胞与 B-2 细胞的比较

特性	B-1 细胞	B-2 细胞
主要产生部位	胚肝	骨髓
主要分布	黏膜腔	外周免疫器官
更新方式	自我更新	骨髓产生
表面标志	SmIgM、CD5$^+$	SmIgM 和 SmIgD、CD5$^-$
T 细胞辅助	不需要	需要
识别的抗原	多糖抗原为主	蛋白抗原为主
产生抗体的类别	以 IgM 为主	以 IgG 为主
再次免疫应答和免疫记忆	无	有

4. B 细胞的功能　B 细胞的功能主要有产生抗体、提呈抗原及参与免疫调节。

（三）第三群淋巴细胞

第三群淋巴细胞是一群不具有典型 T 细胞、B 细胞表面标志和特征的淋巴细胞，包括自然杀伤细胞和淋巴因子活化的杀伤细胞。

1. NK 细胞　自然杀伤细胞（NK cell）是发现较晚的一群淋巴细胞，占外周血淋巴细胞总数的 5%～10%，直接由淋巴样干细胞在骨髓内分化发育成熟。NK 细胞属非特异性免疫细胞，它们无需抗原预先致敏，就可直接杀伤某些肿瘤和病毒感染的靶细胞，因此在机体抗肿瘤和早期抗病毒或胞内寄生菌感染的免疫过程中起重要作用。

2. LAK 细胞　LAK 细胞是在 IL-2 等细胞因子诱导下发挥杀伤作用的淋巴细胞，称其为淋巴因子激活的杀伤细胞（LAK cell）。LAK 细胞具有广谱的抗肿瘤作用。

二、单核 - 巨噬细胞

单核 - 巨噬细胞是指血液中的单核细胞（MC）和组织内的巨噬细胞（Mφ）。单核 - 巨噬细胞来源于骨髓干细胞，在骨髓中受某些细胞因子的作用下分化成单核细胞后，离开骨髓进入血液，血液中的单核细胞经毛细血管进入肝、脾、淋巴结等器官的结缔组织，进一步分化为巨噬细胞。单核 - 巨噬细胞不仅在机体非特异性免疫中发挥重要作用，在特异性免疫中也是不可缺少的细胞，参与免疫应答和免疫调节。

三、其他免疫细胞

中性粒细胞、嗜酸性粒细胞、嗜碱性粒细胞、肥大细胞、血小板和红细胞等，均可作为免疫细胞，在免疫过程中发挥不同的作用。

学习项目三　细胞因子

细胞因子（CK）是指活化的免疫细胞或非免疫细胞合成与分泌的一类生物活性物质。它们多为小分子多肽或糖蛋白，是细胞间信号传递分子，主要介导和调节免疫应答和炎症反应，刺激造血功能，并参与组织修复。

一、细胞因子的共同特点

（一）低分子物质

细胞因子是由一类低分子多肽或糖蛋白所组成，多以单体形式存在，少数为二聚体（IL-5、IL-12）或三聚体（TNF）。

（二）分泌特点

1. 多细胞来源　一种 CK 可由不同类型细胞产生，而一种细胞也可产生多种细胞因子。

2. 自分泌与旁分泌　多数 CK 以自分泌、旁分泌形式发挥效应，即主要作用于产生细胞本身和 / 或邻近细胞，多在局部发挥作用。

（三）作用特点

1. 多效性与重叠性　一种 CK 可对多种靶细胞起作用，产生多种生物效应，具有多效性；而几种不同的 CK 可对同一靶细胞作用，产生相同或相似的生物学效应，因此具有重叠性。

2. 生物学效应的双向性　适量 CK 具有生理调节作用，而过量 CK 则可能损伤机体。

3. 网络性　CK 的作用不是独立存在的，表现为通过合成分泌的相互调节、受体表达的相互制约、生物学效应的相互影响而构成 CK 的网络性。

二、重要的细胞因子及其生物学作用

（一）白细胞介素

白细胞介素（IL）是一组由淋巴细胞、单核 - 巨噬细胞和其他非免疫细胞产生，介导白细胞和其他细胞相互作用的细胞因子。IL 的主要作用是调节细胞生长、分化、促进免疫应答、介导炎症反应。迄今为止，已发现的 IL 有 30 多种，简要介绍见表 5-2。

表 5-2　几种重要的白细胞介素的生物学活性

名　称	主要产生细胞	主要生物学作用
IL-1	单核 - 巨噬细胞 血管内皮细胞 成纤维细胞	促进 T 细胞、B 细胞活化、增殖和分化 刺激单核 - 巨噬细胞和 NK 细胞活化 刺激造血细胞增殖分化 介导炎症反应，引起发热
IL-2	活化的 T 细胞 NK 细胞	刺激 T 细胞、B 细胞活化、增殖和分化 增强 NK 和 LAK 细胞、Tc 和巨噬细胞的杀伤活性
IL-3	活化的 T 细胞	刺激多能造血干细胞增殖和分化 促进肥大细胞增殖和分化

续表

名　称	主要产生细胞	主要生物学作用
IL-4	活化的 T 细胞 肥大细胞	刺激 T 细胞、B 细胞增殖和分化 促进 B 细胞发生 Ig 类别转换，产生 IgG、IgE 类抗体 刺激造血干细胞增殖和分化 促进肥大细胞的增殖 抑制 Th1 细胞，降低细胞免疫功能
IL-5	活化的 T 细胞	促进 B 细胞增殖、分化和 Ig 类别转换，促进 IgA 产生 促进嗜酸性粒细胞的增殖和分化
IL-6	单核 - 巨噬细胞 活化的 T 细胞 成纤维细胞	促进 B 细胞增殖和分化，促进浆细胞产生抗体 协同促进 T 细胞增殖分化和 Tc 细胞成熟 刺激肝细胞合成和分泌急性期蛋白，参与炎症反应
IL-7	骨髓基质细胞 胸腺基质细胞	促进前 T 细胞、B 细胞的增殖 诱导胸腺细胞和成熟 T 细胞的增殖分化
IL-8	单核 - 巨噬细胞 血管内皮细胞	对中性粒细胞、嗜碱性粒细胞和 T 细胞起趋化作用 活化中性粒细胞、嗜碱性粒细胞诱发炎症和 I 型超敏反应
IL-9	活化的 T 细胞	促进 T 细胞生长、肥大细胞的增殖
IL-10	活化的 T 细胞 单核 - 巨噬细胞	抑制 Th1 细胞合成及分泌，下调细胞免疫功能 促进 B 细胞增殖和抗体生成，上调体液免疫功能 抑制单核 - 巨噬细胞的功能
IL-11	骨髓基质细胞	促进 B 细胞分化和抗体生成 协同刺激多能造血干细胞和巨核系干细胞的增殖分化 诱导干细胞合成急性期蛋白
IL-12	B 细胞 单核 - 巨噬细胞	诱导 Th1 细胞和 Tc 细胞的形成 促进 NK 和 LAK 细胞的增殖分化，增强其杀伤活性

（二）干扰素

干扰素（IFN）是由微生物或其他干扰素诱生剂刺激细胞产生的一种细胞因子，具有抗病毒作用。根据其结构及来源不同可分为 IFN-α、IFN-β、IFN-γ 三种，分别由白细胞、成纤维细胞和活化 T 细胞产生。IFN 除有抗病毒作用外，还有抗肿瘤及免疫调节等功能。

（三）肿瘤坏死因子

肿瘤坏死因子（TNF）是一类能特异性杀伤肿瘤细胞的细胞因子。根据其结构及来源不同可分由巨噬细胞产生的 TNFα 和由 T 细胞产生的 TNFβ。TNF 的主要生物学作用为：抗肿瘤作用、免疫调节作用、抗病毒作用、引起发热和炎症反应等作用。

（四）集落刺激因子

集落刺激因子（CSF）是由活化 T 细胞、单核 - 巨噬细胞、血管内皮细胞和成纤维细胞产生，可刺激不同造血干细胞在半固体培养基中形成相应细胞集落的细胞因子。目前发现的集落刺激因子有粒细胞 - 巨噬细胞集落刺激因子（GM-CSF）、粒细胞集落刺激因子（G-CSF）。此外，红细胞生成素（EPO）、干细胞生长因子（SCF）、血小板生成素（TPO）和白细胞介素 -11 也是重要的造血刺激因子。

学习小结

　　机体的免疫系统由免疫器官、免疫细胞和免疫分子组成。免疫器官包括中枢免疫器官和外周免疫器官，中枢免疫器官包括骨髓和胸腺，是免疫细胞发生、分化与成熟场所；外周免疫器官是成熟 T 细胞、B 细胞定居及产生免疫应答的场所。

　　在免疫应答中起核心作用的免疫细胞是淋巴细胞，主要包括 T 淋巴细胞和 B 淋巴细胞。成熟 T 细胞分为 $CD4^+T$ 细胞和 $CD8^+T$ 细胞两大类，参与细胞免疫、辅助体液免疫。B 细胞分为 B1 和 B2 亚群，主要参与体液免疫。

直通考证

　　1. 简述中枢及外周免疫器官的组成及功能。

　　2. 比较 T 细胞、B 细胞的主要表面标志及生物学功能。

　　3. 说出细胞因子的共同特点。

（文雪）

主题六
免疫应答

💬 **思政领域**

免疫系统清除病原微生物包含固有性和适应性免疫应答模式，各种免疫细胞既有各自严密的分工，又相互协作，在完成清除病原微生物的同时又能保护自身免受剧烈炎症的损伤。任何一种免疫细胞的功能出现异常，都会使整个系统陷入混乱。医学生将来从事和疾病诊断、防治相关的临床或科研工作，不但要爱岗敬业还要有团队合作的精神。

💬 **学习目标**

素质	具备爱岗敬业和团队合作的精神。
知识	1. 掌握抗体产生规律及适应性免疫应答的生物学效应。 2. 掌握免疫应答的概念、类型、基本过程。 3. 了解机体抗微生物感染的基本过程。
能力	能够说出免疫应答的类型。

🖱 **学习导入**

明明是一名小学四年级的学生，星期六在家帮妈妈做家务时翻到了自己的预防接种手册。他发现从出生开始，家长就按照计划免疫程序为自己进行疫苗接种。手册上记载着：卡介苗接种 2 次，乙肝疫苗接种 3 次，三价脊髓灰质炎疫苗服用 3 次，百白破三联疫苗 3 次，麻疹疫苗 1 次等。

请思考：1. 明明接种的疫苗是哪种类型的抗原？请推测疫苗接种后至免疫力产生的体内过程。

2. 上述大部分疫苗为什么要进行多次接种？

免疫应答 PPT　　　　免疫应答思维导图

学习项目一 概述

免疫应答（Ir）是指机体免疫系统对抗原刺激所产生的以排除抗原为目的的生理过程，这个过程是免疫系统各部分生理功能的综合体现，包括了抗原呈递、免疫细胞活化、免疫分子形成及免疫效应发生等一系列的生理反应。

一、免疫应答的类型

根据免疫应答识别的特点及效应机制，免疫应答分为非特异性免疫应答和特异性免疫应答。通常提到的免疫应答指的是特异性免疫应答。特异性免疫应答分为 T 细胞介导的细胞免疫和 B 细胞介导的体液免疫。

二、免疫应答的基本过程

免疫应答的基本过程可分为三个阶段：

（一）抗原提呈和识别阶段

该阶段指抗原提呈细胞（APC）对抗原进行摄取、处理和提呈，以及免疫活性细胞对抗原的进行识别的阶段。

（二）活化、增殖和分化阶段

该阶段指 T 细胞和 B 细胞接受抗原刺激后，活化、增殖和分化，产生抗体和效应 T 细胞的阶段。

（三）效应阶段

该阶段指抗体和效应 T 细胞与相应抗原发生特异性结合，发挥清除抗原的阶段。

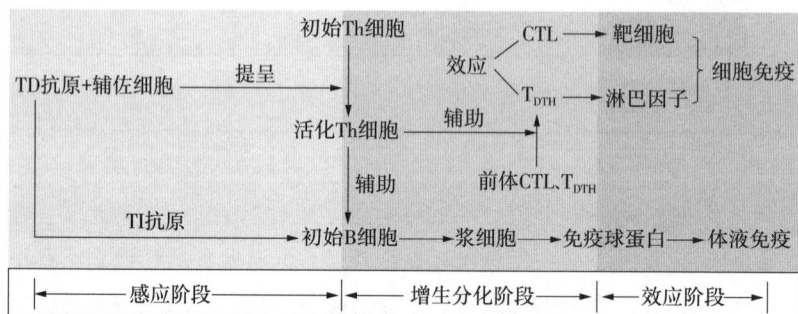

图 6-1 免疫应答的基本过程

三、特异性免疫应答的特征

（一）特异性

抗原只活化具有相应抗原受体的免疫活性细胞克隆，而免疫活性细胞所形成的免疫效应物质（效应 T 细胞和抗体）也只能与相应抗原发生反应。这种高度特异性是由淋巴细胞表面的特异性受体决定的。

（二）记忆性

T 细胞、B 细胞在活化、增殖、分化的过程中产生寿命较长的免疫记忆细胞，当机体再次接触相同抗原时，由免疫记忆细胞发生迅速、高效的免疫应答。

（三）MHC 限制性

T 细胞与抗原提呈细胞或与靶细胞相互作用时，不但要识别细胞表面抗原决定簇，还需识别细胞上的 MHC 分子，具有同一 MHC 表型才能有效地相互作用，称为 MHC 限制性。

（四）多样性

机体内有众多带有不同抗原受体的淋巴细胞克隆，可针对环境中各种各样的抗原，分别产生不同的特异性免疫应答。免疫应答的多样性是由淋巴细胞抗原受体的抗原结合位点结构的多样性决定的。

学习项目二　B 细胞介导的体液免疫应答

B 细胞介导的特异性免疫应答主要通过抗体发挥免疫效应，因为抗体存在于体液中，故称为体液免疫。B 细胞介导的免疫应答可分为抗原识别、B 细胞活化增殖与分化、合成分泌抗体并发挥效应三个阶段。

一、B 细胞对 TD 抗原的应答

（一）抗原识别提呈阶段

TD 抗原在体内出现后被抗原提呈细胞 APC 捕获加工处理，TD 抗原以抗原肽 -MHC Ⅱ类分子复合物形式表达于 APC 表面供 CD4$^+$T 细胞识别，CD4$^+$T 细胞识别抗原时受 MHC 限制。

（二）活化、增殖与分化阶段

1. Th 细胞的活化　首先是 Th 细胞表面的 CD4 分子与 APC 细胞表面的 MHC- Ⅱ类分子结合，这是 CD4$^+$ Th 活化的第一信号；其次是 APC 表面的黏附分子同时分别与 Th 表面的某些黏附分子相应配体结合后产生第二信号，在双信号刺激及有关细胞因子作用下，Th 才能活化、增殖、分化。除上述双信号外，T 细胞的充分活化还有赖于细胞因子参与。

2. B 细胞的活化　激活 B 细胞也需要两个信号和多种细胞因子参与。B 细胞表面的抗原受体（BCR）与特异性抗原表位结合，启动第一信号。激活 B 细胞的第二信号（协同刺激信号）由表达于 B 细胞表面的 CD40 和表达于活化的 CD4$^+$ Th 细胞表面的 CD40L 及多个黏附分子对的相互作用所提供。只有在双信号的作用下，B 细胞才能活化、增殖，最终分化成浆细胞（图 6-2）。

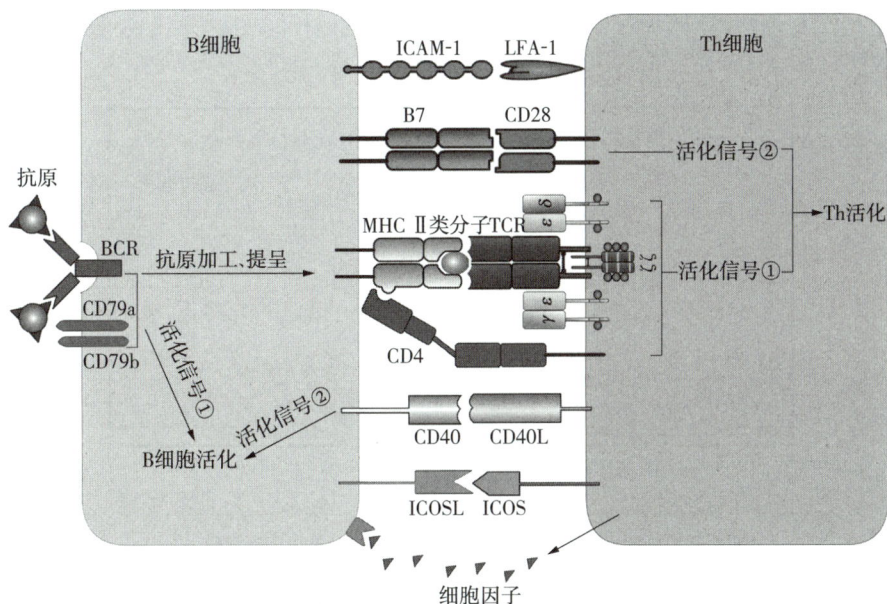

图 6-2　Th 细胞与 B 细胞的相互作用

在此阶段，有部分 T 淋巴细胞、B 淋巴细胞中途停止分化，成为静止状态的记忆细胞，当它们与同一抗原再次相遇时，可迅速增殖分化为效应淋巴细胞，发挥特异性免疫应答。

（三）效应阶段

效应阶段是浆细胞分泌抗体发挥免疫效应的阶段。浆细胞产生抗体的类别与分化过程中受到不同细胞因子（其中重要的是白细胞介素）的影响有关（图 6-3）。

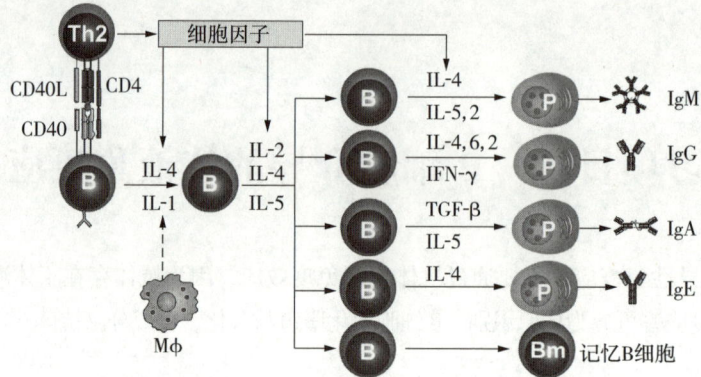

图 6-3　Th2 细胞释放淋巴因子辅助 B 细胞分化

二、B 细胞对 TI 抗原的应答

根据结构特点的不同，TI 抗原分为 TI-1 和 TI-2。TI-1 抗原主要是细菌的细胞壁成分，如 G- 菌的脂多糖。TI-1 抗原具有有丝分裂原成分，能与 B 细胞表面的丝裂原受体结合，非特异性地激活多克隆 B 细胞产生抗体。TI-2 抗原主要是细菌的荚膜多糖和聚合鞭毛素，它们具有许多重复性的抗原决定簇。TI-2 抗原通过其重复性抗原决定簇与 B 细胞表面 BCR 交联结合而诱导并刺激 B 细胞活化。B 细胞对 TI 抗原的应答为机体提供了抗某些重要病原体的快速反应，由于 B 细胞对 TI 抗原的应答过程不形成记忆细胞，因此无再次应答反应，产生的抗体为 IgM 类抗体。

三、抗体产生的一般规律

机体初次接受 TD 抗原刺激所引发的应答称为初次免疫应答，在初次免疫应答的后期，随着抗原的清除，多数效应 T 细胞和浆细胞均发生死亡，抗体滴度也逐渐下降。但是，应答过程中产生的记忆性 T 细胞和记忆性 B 细胞得以保存，寿命较长。一旦再次遭遇相同 TD 抗原的刺激，记忆性淋巴细胞就会迅速、高效、特异地产生免疫应答，这就是再次免疫应答（图 6-4）。

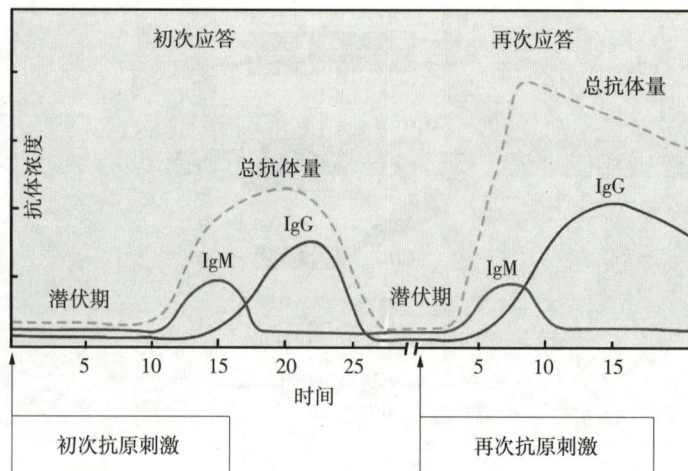

图 6-4　抗体产生的一般规律

（一）初次应答特点

①潜伏期长，需 1～2 周血清中才出现抗体；②抗体含量少、效价低；③主要为 IgM 类抗体，亲和力低；④抗体在体内维持时间短。

（二）再次应答特点

①潜伏期短，一般为 1～2 天，原因是抗原直接刺激记忆 B 细胞使其活化增殖，产生抗体，所以反应迅速；②抗体含量多、效价高；③主要为 IgG 类抗体，亲和力高；④抗体在体内维持时间长。

（三）抗体产生的规律

研究抗体产生的规律在医学实践中有重要的意义：①检测特异性 IgM 有助于感染的早期诊断；②临床上对传染病进行血清学诊断时，应结合病程动态观测抗体含量的变化，恢复期血清抗体效价比急性期增高 4 倍以上才有诊断意义；③根据抗体产生规律制定合理的免疫方案，可以达到最佳的免疫效果。

四、体液免疫应答的效应

体液免疫应答是通过特异性抗体发挥效应的，它主要通过如下机制发挥效应。

（一）中和作用

细菌外毒素与相应抗体特异性结合后，毒素就不能与相应受体结合，从而使毒素失去毒性，具有此作用的抗体习惯称为抗毒素。某些激素和酶类与相应抗体结合也可失去活性。

（二）调理吞噬作用

抗体与相应病原微生物结合后不能直接杀伤病原微生物，但可以通过抗体的 Fc 段与吞噬细胞结合，促进吞噬细胞对病原微生物的吞噬，发挥调理作用。

（三）激活补体

IgG1、IgG2、IgG3 和 IgM 类抗体与抗原结合形成免疫复合物，可通过经典途径激活补体系统进而发挥补体介导的溶菌溶细胞作用，主要在抗细菌及抗寄生虫感染中发挥作用。

（四）阻止病原体黏附细胞

细菌等病原体可通过其表面的黏附素与宿主黏膜上皮细胞黏附，这是某些病原体致病的重要环节，SIgA 能抑制病原体的黏附作用从而阻止病原体感染机体。

（五）导致免疫损伤

B 细胞产生的抗体除上述对机体有利的作用外，在一定的条件下也可导致某些病理过程的发生，如抗体参与引发的超敏反应、自身免疫病。

学习项目三　T 细胞介导的细胞免疫应答

T 淋巴细胞介导的特异性免疫应答称为细胞免疫。细胞免疫也分为三个阶段：T 淋巴细胞对抗原的特异性识别；T 细胞活化、增殖与分化；效应 T 细胞发挥免疫效应。

一、T 细胞对抗原的识别

TD 抗原经 APC 处理后形成了 MHC- 抗原肽复合物，T 细胞只识别和结合由 APC 表面 MHC 分子所展示的抗原肽。

二、T 细胞的活化、增殖与分化

T 细胞活化需要双信号刺激，第一信号来自 T 细胞表面的 TCR 与抗原提呈细胞表面的 MHC- 抗原肽复合物的结合，这种结合有 MHC 限制性，CD8$^+$ T 细胞识别 MHC-I 类分子相关的内源性抗原肽，CD4$^+$ 细胞识别 MHC- Ⅱ类分子相关的外源性抗原肽，第一信号确保免疫应答的特异性；CD8$^+$ T 细胞与抗原提呈细胞间通过表面的黏附分子间的相互作用，CD4$^+$ T 细胞则受活化的 APC 和 T 细胞分泌的细胞因子 IL-12 作用，形成 T 细胞活化的第二信号。T 细胞受到上述两个信号的刺激后，在相应的细胞因子作用下，即可活化、增殖、分化为效应性 T 细胞，其中 CD8$^+$ T 细胞活化成为 CTL，CD4$^+$ T 细胞活化为 Th1（图 6-5）。

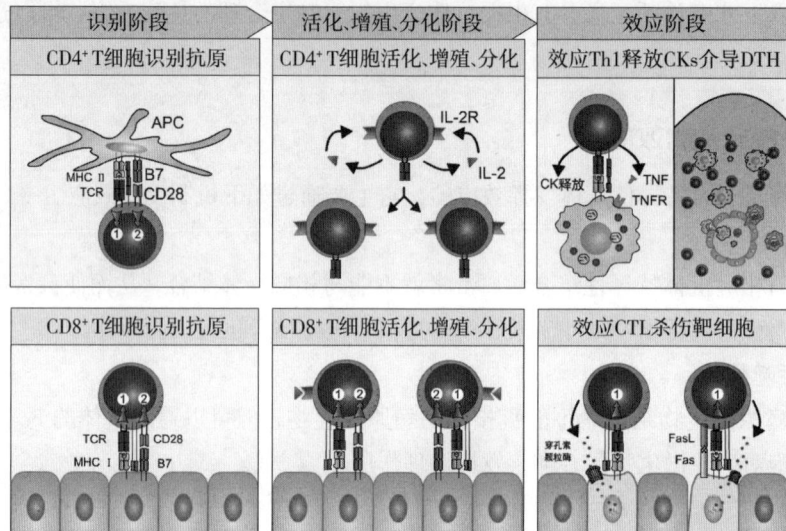

图 6-5　细胞免疫应答的基本过程

三、细胞免疫效应阶段

1. CD4$^+$T 细胞——Th1 的作用　Th1 细胞在接触相应的抗原活化后，可通过释放 IL-2、IFN- γ 和 TNF- β 等细胞因子，招募、激活巨噬细胞发挥细胞免疫效应，同时使局部组织产生以淋巴细胞和单核吞噬细胞浸润为主的慢性炎症反应或迟发型超敏反应。

Th1 也通过分泌细胞因子和表达 CD40 L 来促进巨噬细胞的杀伤活性，活化的巨噬细胞抗原提呈功能大为增强，同时可行使杀灭胞内微生物的功能。

2. CD8$^+$ 效应 T 细胞——CTL（Tc）的作用　CTL 又称细胞毒性 T 细胞，其主要作用是直接特异性结合并杀伤靶细胞。

四、细胞免疫应答的效应

（一）抗感染

某些病原微生物在机体的细胞内寄生，存在于体液中的抗体不易对细胞内病原微生物发挥作用，所以对细胞内寄生的病原微生物（如结核分枝杆菌、麻风分枝杆菌、病毒及某些真菌等）引起的感染，主要通过细胞免疫来清除。

（二）抗肿瘤

效应 CTL 细胞可直接杀伤带有相应抗原的肿瘤细胞，CTL 细胞分泌的细胞因子可直接或间接杀伤肿瘤细胞同时增强巨噬细胞和 NK 细胞的杀肿瘤效应，所以细胞免疫在抗肿瘤中起着极为重要的作用。

（三）免疫损伤

细胞免疫应答在器官移植排斥反应中起主要作用，降低细胞免疫应答功能可以减轻器官移植排斥反应。另外，Ⅳ型超敏反应就是由病理性细胞免疫应答引起的。

学习项目四　免疫调节与免疫耐受

一、免疫调节

免疫调节是指在免疫应答过程中，各种具有增强或抑制作用的免疫细胞和免疫分子在神经内分泌系统参与下，并在遗传基因控制下彼此促进、相互制约，使免疫应答维持合适的强度，保证机体免疫功能处于相对稳定和动态平衡的状态。机体免疫调节功能失控或异常会导致免疫性疾病的发生。机体主要通过以下几方面来调节免疫应答。

（一）抗原的调节

抗原是引起免疫应答的首要条件，抗原的性质、剂量、途径等对免疫应答的类型、强度、持续时间等具有重要的影响。

（二）抗体的调节

抗体是免疫应答的效应产物，反过来又可以对免疫应答产生负调节作用。抗体通过协同清除抗原、抑制B淋巴细胞活性等方式来抑制免疫应答，即抗体的反馈性抑制作用。

（三）独特型网络的调节

当某抗原为相应的B细胞克隆（克隆1）识别而产生特异性抗体（抗体1）之后，体内另一B细胞克隆（克隆2）就要针对该抗体产生相应的抗体（抗体2）即独特型抗体。此独特型抗体又可被第三个B细胞克隆（克隆3）所识别而产生针对其独特型的抗体（抗体3），即抗独特型抗体。抗体2能与B细胞克隆1结合而抑制抗体1产生，同样，抗体3能抑制B细胞克隆2产生抗体2，这样，独特型与抗独特型之间的一系列连锁反应，各细胞克隆之间相互制约，使免疫应答得到适当控制，调节在一个合适的水平。

（四）免疫细胞的调节

免疫应答的调节主要是由各种免疫细胞间的相互促进、相互制约来进行的，如T淋巴细胞可分泌多种细胞因子作用于各种免疫细胞来调节免疫应答，抗原提呈细胞通过加工、处理和提呈抗原的多少来调节免疫应答。活化NK细胞、CTL可以通过表达FasL与表达Fas分子的活化淋巴细胞接触，诱导免疫细胞凋亡来调节免疫应答。

（五）神经—内分泌网络的调节

人体作为一个统一的有机体，免疫系统与神经——内分泌系统之间构成了一个相互影响、相互作用的十分复杂的网络。神经——内分泌系统通过分泌释放各种激素影响免疫应答，而免疫系统通过分泌抗体和细胞因子作用于神经——内分泌系统来调节免疫应答。

总之，在机体免疫应答过程中，免疫细胞之间、免疫分子之间、免疫细胞与免疫分子之间、免疫系统与神经——内分泌系统之间组成了十分复杂、十分精细的调节网络，既相互促进又相互抑制，使免疫应答维持在适宜的强度和时限以保证机体免疫功能的正常发挥，从而维持着机体生理功能的平衡和稳定。

二、免疫耐受

免疫耐受是指机体免疫系统接受某种抗原刺激后产生的特异性无应答状态。免疫耐受和免疫抑制是两个完全不同的概念。免疫耐受是特异性的，只针对某种特定的抗原；而免疫抑制是非特异性的，对各种抗原的刺激均无应答性。

学习项目五　机体的抗感染免疫

抗感染免疫是机体抵抗病原生物及其有害产物，维持生理稳定的功能。抗感染能力的强弱，除与遗传因素、年龄、机体的营养状况等有关外，还决定于机体的免疫功能。抗感染免疫包括非特异性抗感染免疫和特异性抗感染免疫两大类。

一、非特异性抗感染免疫

非特异性抗感染免疫又称天然免疫、固有免疫，是机体在种系发育过程中与微生物接触，逐渐建立起来的防御功能。

（一）组织屏障

1.皮肤黏膜及附属成分的屏障作用　①物理屏障：健康完整的皮肤和黏膜有阻挡和排除病原体的作用；②化学屏障：皮肤和黏膜可分泌多种杀菌物质；③微生物屏障：寄居在皮肤和黏膜表面的正常菌群有拮抗作用，它们可通过与病原体竞争受体和营养物质以及产生抗菌物质等方式，阻止病原体在上皮细胞表面的黏附和生长。

2.血脑屏障　由软脑膜、脉络丛的毛细血管壁和星状胶质细胞等组成。其组织结构致密，能阻挡病原体及其毒性产物从血流进入脑组织或脑脊液，从而保护中枢神经系统。婴幼儿因血脑屏障发育不完善，故易发生中枢神经系统感染。

3.胎盘屏障　由母体子宫内膜的基蜕膜和胎儿绒毛膜滋养层细胞共同组成。此屏障可防止母体内的病原体进入胎儿体内，保护胎儿免受感染。在妊娠3个月内，胎盘屏障尚未发育完善，此时若母体发生感染，病原体则有可能通过胎盘侵犯胎儿，干扰其正常发育，造成畸形甚至死亡。药物也可通过不完善的胎盘影响胎儿。因此，在妊娠期间尤其是早期，应尽量防止感染并尽可能不用或少用副作用大的药物。

（二）吞噬细胞

病原体突破皮肤或黏膜屏障侵入体内后，首先遭遇吞噬细胞的吞噬作用。吞噬细胞分为两大类：一类是小吞噬细胞，主要指血液中的中性粒细胞；另一类是大吞噬细胞，即单核吞噬细胞系统（MPS），包括血液中的单核细胞和各种组织器官中的巨噬细胞。它们能够非特异性吞噬、杀伤和消化侵入的病原体。

1.吞噬和杀菌过程　包括接触、吞入、杀灭与消化几个步骤（图6-6）。

2.吞噬作用的后果　包括完全吞噬和不完全吞噬，同时还会造成组织损伤。

（1）完全吞噬　病原体在吞噬溶酶体中被杀灭和消化，未消化的残渣被排出胞外，此即完全吞噬。

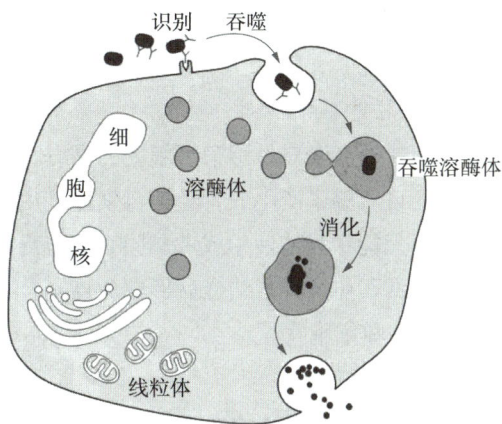

图 6-6 吞噬细胞的吞噬过程

（2）不完全吞噬　某些胞内寄生菌或病毒等在免疫力低下的机体中，只被吞噬却不被杀死，称为不完全吞噬。

（3）组织损伤吞噬　细胞在吞噬过程中，溶酶体释放的多种水解酶也能破坏邻近的正常组织细胞，造成组织损伤和炎症反应。

（三）固有免疫效应分子

机体正常组织和体液中存在多种固有免疫效应分子，常配合其他杀菌因素发挥作用。

1. 补体　是体液中最重要的抗菌物质。

2. 溶菌酶　为一种碱性蛋白，主要来源于吞噬细胞，广泛分布于血清、唾液、泪液、乳汁和黏膜分泌液中。作用于革兰氏阳性菌的胞壁肽聚糖，使之裂解而溶菌。革兰氏阴性菌对溶菌酶不敏感，但在特异性抗体参与下，溶菌酶也可破坏革兰氏阴性菌。

3. 防御素　为一类富含精氨酸的小分子多肽，主要存在于中性粒细胞的嗜天青颗粒中，人的肠细胞中亦有。防御素主要作用于胞外菌，其杀菌机制主要是破坏细菌细胞膜的完整性，使细菌溶解死亡。

二、特异性抗感染免疫

特异性抗感染免疫是个体在生活过程中与某种病原体等抗原分子接触后机体产生的一系列免疫防御功能，又称后天免疫、获得性免疫或适应性免疫。其特点：①后天获得；②针对性强，只对引发免疫应答的相应抗原有作用；③具有免疫记忆性，并因再次接受相同的抗原刺激而使免疫效应明显增强。

（一）机体的抗菌免疫

病原菌侵入机体，通过致病物质对机体造成损害，机体则通过各种免疫机制来清除病原菌及其毒性产物，以维持机体的平衡和稳定。由于每种病原菌感染的特点不同，机体抗感染免疫的机制也有所侧重和不同。首先，机体的非特异性免疫起一定的防御作用，然后产生特异性免疫。有的以体液免疫为主，有的以细胞免疫为主，但一般是两者同时存在，互相配合。

（二）机体的抗病毒免疫

病毒是专性细胞内寄生的非细胞型微生物，其生物学性状特殊，且与宿主细胞关系极为密切，故抗病毒免疫除具抗菌免疫的共性外，也有其特殊性。非特异性免疫是针对病毒感染的第一道防线。其中，干扰素和 NK 细胞起主要作用。病毒感染过程中，病毒的各种蛋白以及少数 DNA 聚合酶，可经抗原的加工与递呈，活化 T 细胞及 B 细胞，分别在体内诱生体液及细胞免疫。中和性抗体可中和游离的病毒体，主要对再次入侵的病毒体有预防作用。抗体（包括中和抗体和非中和抗体）也可通过调理作用增强吞噬细胞吞噬杀灭病毒的能力。细胞免疫中的 CTL 能杀伤病毒感染的靶细胞，阻断病毒在细胞内复制，是终止病毒感染的主要免疫机制。活化 T 细胞所分泌的多种细胞因子如 IFN-γ、TNF 等也对清除病毒有利。

（三）机体的抗毒素免疫

抗毒素与相应外毒素结合，可阻断外毒素对易感宿主细胞的结合，或封闭毒素的活性部位，从而使其不能发挥毒性作用。抗毒素可经自然感染产生或者经类毒素免疫后产生。抗毒素主要是循环中的 IgG，也包括黏膜表面的分泌型 IgA；只能中和体液中或者黏膜表面游离的外毒素，而不能对已与易感细胞结合的外毒素起作用。另外，外毒素与抗毒素结合后形成免疫复合物，可在补体成分协助下黏附于红细胞表面，形成较大的复合物被吞噬细胞吞噬。

· 学 习 小 结 ·

免疫应答是指机体免疫系统对抗原刺激所产生的以排除抗原为目的的生理过程。根据免疫应答识别的特点及效应机制，免疫应答可分为非特异性免疫应答和特异性免疫应答。特异性免疫应答根据参与免疫应答和介导免疫细胞效应的组分，以及细胞种类的不同，又可分为 T 细胞介导的细胞免疫和 B 细胞介导的体液免疫。

免疫应答的基本过程可分为三个阶段——识别阶段；活化、增殖、分化阶段；效应阶段。体液免疫由 B 细胞活化后转化成为浆细胞产生的抗体来发挥效应。抗体能特异性结合抗原，具有中和细菌外毒素、阻止病原体侵入细胞和清除外来抗原的作用。细胞免疫由 T 细胞活化、增殖并分化为效应性 T 细胞发挥效应，可直接杀伤抗原性靶细胞，或通过释放细胞因子，激活巨噬细胞，以杀伤胞内病原体。

直通考证

1. 试述免疫应答的基本过程。
2. 试述体液免疫应答的生物学效应。
3. 试述细胞免疫应答的生物学效应。
4. 试述抗体产生的一般规律。

（文雪）

超敏反应

　　免疫系统可清除病原微生物感染，发挥正常免疫防御作用，但免疫功能过强，会导致免疫损伤引起超敏反应，其中充满辩证统一的思想。将辩证唯物主义思想融入课程教学和学习中，可启发学生辩证思维，启迪学生科学逻辑，将平衡和全局的思想根植到今后的临床实践中，科学分析问题，作出科学合理的判断。

📋 学习目标

素质	具备辩证唯物主义思想和团队合作的精神。
知识	1. 掌握超敏反应的概念、分型、主要特征。 2. 掌握Ⅰ型超敏反应的发生机制及防治原则。 3. 熟悉各型超敏反应性常见疾病及反应特点。
能力	能够叙述青霉素引起过敏性休克的发生机理。

🖱 学习导入

　　患者，男性，既往健康，无药物过敏史，因外伤，抗感染治疗。予以青霉素皮试。常规消毒后皮内注射试验液 0.05 mL，而后，患者出现胸闷，呼吸困难，面色苍白，大汗淋漓，声音嘶哑，随即昏迷，口唇青紫，血压极度降低，心律失常。医师考虑为青霉素过敏性休克，立即采取抢救措施：注射 0.1% 肾上腺素 1 mL，并给予高流量吸氧。尼可刹米 0.375 g，异丙嗪 50 mg 分别肌内注射。地塞米松 10 mg 加入 50% GS 20 mL 静注。生脉注射液 50 mL 加入 10% GS 250 mL 静滴。针刺人中穴、十宣穴。几分钟后，患者苏醒，紫绀消失，血压 80/50 mmHg。30 分钟后，患者面色转红，神志清楚，语言清晰，血压 100/60 mmHg，心率 72 次/分，其他不适均已消失，唯感乏力。随后换用其他抗菌药物治疗，未出现不良反应。

请思考：1. 从以上叙述可看出，青霉素过敏性休克的发生有哪些特点？

2. 青霉素过敏性休克的临床表现有哪些？

3. 你从以上案例中得到了什么启示？

超敏反应 PPT

超敏反应思维导图

超敏反应又称变态反应或过敏反应，是指机体接受同一抗原再次刺激后所引起的以生理功能紊乱和/或组织细胞损伤为主的特异性免疫应答。超敏反应实质上是一种异常或病理性免疫应答。诱发超敏反应的抗原称为变应原，如青霉素半抗原。人群中只有少数个体接触变应原后发生超敏反应，易发生超敏反应的个体称为过敏体质者。根据发生机制和临床特点，将超敏反应分为四型。其中，Ⅰ、Ⅱ、Ⅲ型由抗体介导，Ⅳ型由致敏 T 细胞介导。

学习项目一　Ⅰ型超敏反应

一、发生机制

Ⅰ型超敏反应的发生过程和机制如图 7-1 所示，可分为致敏和发敏阶段。

（一）致敏阶段

任务拓展

某些变应原能刺激机体产生 IgE，IgE 通过 Fc 段结合在肥大细胞和嗜碱粒细胞表面，使细胞对该变应原处于敏感状态，故为致敏阶段。

1. 变应原　种类很多。主要有以下几类：①吸入性变应原：植物花粉、真菌孢子和菌丝、尘螨、生活用品的纤维粉尘、动物皮屑、鸡鸭鹅鸽等的羽毛、昆虫毒液及酶类等；②食物变应原：牛奶、鸡蛋、海产类食物（如鱼、虾、蟹、贝等）、真菌类食物以及食物添加剂（染料、香料、防腐剂、保鲜剂和调味剂等）；③药物：青霉素、链霉素、磺胺、普鲁卡因和有机碘等，这些药物半抗原可在体内与某些蛋白质结合而成为变应原；④其他：动物免疫血清、病原微生物及代谢产物、石油、橡胶、化纤、塑料制品等。此外，由工业三废导致的超敏反应及职业性超敏反应性疾病亦应引起关注。

2. 产生 IgE 抗体　变应原可通过呼吸道、消化道、注射、皮肤接触等途径进入机体，刺激 B 细胞活化增殖分化，形成浆细胞，产生 IgE 类抗体。IgE 是介导 Ⅰ型超敏反应的主要抗体，主要由鼻咽、扁桃体、气管和胃肠道黏膜下固有层淋巴组织中的 B 细胞产生，这些部位也是 Ⅰ型超敏反应易于发生的部位。

3. IgE 与效应细胞表面 FcεRI 结合　IgE Fc 受体（FcεR）有两类，即 FcεRI 和 FcεR Ⅱ。FcεRI 为高亲和力受体，主要表达于肥大细胞和嗜碱粒细胞表面。IgE 为亲细胞抗体，可高亲和力结合肥大细胞或嗜碱粒细胞表面 FcεRI，使机体处于致敏状态。表面结合 IgE 的肥大细胞和嗜碱粒细胞称为致敏靶细胞。致敏状态可维持数月或更长时间，如长期不接触变应原，致敏状态可逐渐消失。

（二）发敏阶段

已致敏机体再次遇到相同变应原而发生超敏反应，此为发敏阶段（图 7-1）。

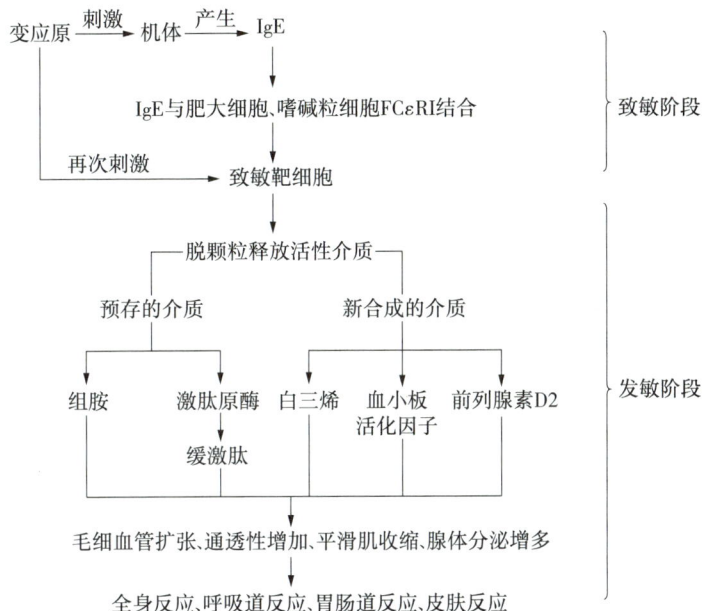

```
              刺激        产生
变应原 ─────→ 机体 ─────→ IgE
                          │
                          ↓
              IgE与肥大细胞、嗜碱粒细胞FCεRI结合        ┐
                          │                            ├ 致敏阶段
        再次刺激          ↓                            │
  ┌────────────→ 致敏靶细胞                            ┘
  │
  │        ┌────── 脱颗粒释放活性介质 ──────┐
  │   预存的介质                      新合成的介质
  │  ┌──────┴──────┐          ┌───────┼───────┐
  │  组胺      激肽原酶      白三烯   血小板    前列腺素D2        ┐
  │              │                   活化因子                    │
  │           缓激肽                                             ├ 发敏阶段
  │  └──────┬──────┘          └───────┼───────┘                 │
  │         │                         │                         │
  └─────────┴──────────┬──────────────┘                         │
                       ↓                                        │
   毛细血管扩张、通透性增加、平滑肌收缩、腺体分泌增多             │
                       ↓                                        │
      全身反应、呼吸道反应、胃肠道反应、皮肤反应                 ┘
```

图 7-1　Ⅰ型超敏反应发生机制

1. 变应原与致敏靶细胞表面 IgE 结合　当相同变应原再次进入处于致敏状态的机体时，多价变应原与连接在肥大细胞或嗜碱粒细胞表面的两个以上 IgE 分子交叉结合。

2. 致敏靶细胞活化和脱颗粒　肥大细胞或嗜碱性粒细胞活化，脱颗粒释放组胺等生物活性介质。

3. 释放活性介质产生生物学效应　肥大细胞和嗜碱性粒细胞活化后释放的活性介质有两类，即预先存在于颗粒内的介质［如组胺、激肽原酶、嗜酸性粒细胞趋化因子（ECF-A）］和新合成的介质［如白三烯（LT）、前列腺素 D$_2$（PGD$_2$）、血小板活化因子（PAF）等］，这些介质的主要生物学活性见表 7-1。

表 7-1　致敏靶细胞释放的主要生物活性介质及生物学作用

生物活性介质种类	生物学作用
组胺	扩张小静脉、毛细血管使其通透性增加；引起胃肠道、呼吸道、子宫、膀胱平滑肌收缩；促进黏膜腺体分泌增加；唯一引起痒感的介质
缓激肽	支气管平滑肌收缩；毛细血管扩张、通透性增加；嗜酸性粒细胞、中性粒细胞趋化作用；引起疼痛
嗜酸性粒细胞趋化因子	趋化嗜酸性粒细胞
前列腺素 D$_2$	支气管平滑肌收缩，毛细血管扩张、通透性增加，黏膜腺体分泌增加
白三烯	能使支气管平滑肌发生强烈而持久的收缩，是导致支气管平滑肌痉挛引起哮喘的主要介质；毛细血管扩张、通透性增加，黏膜腺体分泌增加
血小板活化因子	能刺激支气管收缩；诱导血小板聚集、活化并释放组胺、5-羟色胺等血管活性胺类，导致毛细血管扩张和通透性增加

二、临床常见疾病

（一）过敏性休克

过敏性休克是最严重的Ⅰ型超敏反应。临床上常见于再次接触相应的变应原后迅速发生，患者出现胸闷、气急、呼吸困难，面色苍白，出冷汗，手足发凉，脉搏细速，甚至血压下降，意识障碍或昏迷。若抢救不及时可迅速死亡。

1.药物过敏性休克　如青霉素、头孢菌素、链霉素、磺胺、普鲁卡因等药物均可引起过敏性休克，但以青霉素最常见。

2.血清过敏性休克　临床上使用动物免疫血清（如破伤风抗毒素、白喉抗毒素）进行治疗或紧急预防时，也可引发过敏性休克，可能与患者曾注射过相同的血清制剂已被致敏有关。血清过敏性休克又称血清过敏症。

（二）呼吸道过敏反应

呼吸道过敏反应常因吸入了花粉、尘螨、皮屑和霉菌孢子等变应原或呼吸道病原微生物感染而引起。过敏性鼻炎和过敏性哮喘是临床最常见的呼吸道过敏反应。

（三）消化道过敏反应

少数人进食鱼、虾、蛋、奶、蟹等食物或服用某些药物后，可发生过敏性胃肠炎，出现恶心、呕吐、腹痛、腹泻等症状，严重者也可发生过敏性休克。

（四）皮肤过敏反应

皮肤过敏反应主要表现为皮肤荨麻疹、特应性皮炎（湿疹）和血管性水肿，这些皮肤过敏反应可由药物、食物、肠道寄生虫或冷热刺激等引起。

三、防治原则

（一）确定变应原

略

（二）脱敏治疗

1.异种免疫血清脱敏疗法　略。

2.特异性变应原脱敏疗法　略。

（三）药物防治

1.抑制活性介质合成与释放的药物　略。

2.生物活性介质拮抗药　略。

3.改善效应器官反应性的药物　略。

学习项目二　Ⅱ型超敏反应

一、发生机制

（一）抗原诱导机体产生抗体

1.靶细胞及其表面抗原　正常组织细胞（如输入的异型红细胞）、改变的自身组织细胞或吸附有外来抗原、半抗原及免疫复合物的自身组织细胞，均可成为Ⅱ型超敏反应中被攻击杀伤的靶细胞。

2.抗体、补体和效应细胞　参与Ⅱ型超敏反应的抗体主要是 IgG 和 IgM 类抗体，如机体血清内天然存在的抗 A 和抗 B 抗体就是 IgM 类。该类抗体具有补体 C1q 结合点，可通过激活补体经典途径而导致靶细胞溶解破坏。此外，参与的效应细胞有吞噬细胞和 NK 细胞。

（二）抗体介导靶细胞的损伤机制

抗体与靶细胞表面的抗原结合，通过以下方式导致靶细胞的溶解或损伤。

1. 激活补体溶解靶细胞　抗体与靶细胞表面抗原结合形成免疫复合物，通过经典途径活化补体，最终导致靶细胞溶解。

2. 调理吞噬作用　IgG 与靶细胞表面抗原结合后，其 Fc 段、补体 C3b 分别与吞噬细胞表面的 Fc 受体、C3b 受体结合，产生调理作用，促进吞噬细胞对靶细胞的吞噬或破坏。

3. ADCC 作用　NK 细胞、单核 - 巨噬细胞、中性粒细胞上的 FcγR 与膜抗原抗体复合物上的 IgGFc 段结合，通过 ADCC 作用杀伤靶细胞（图 7-2）。

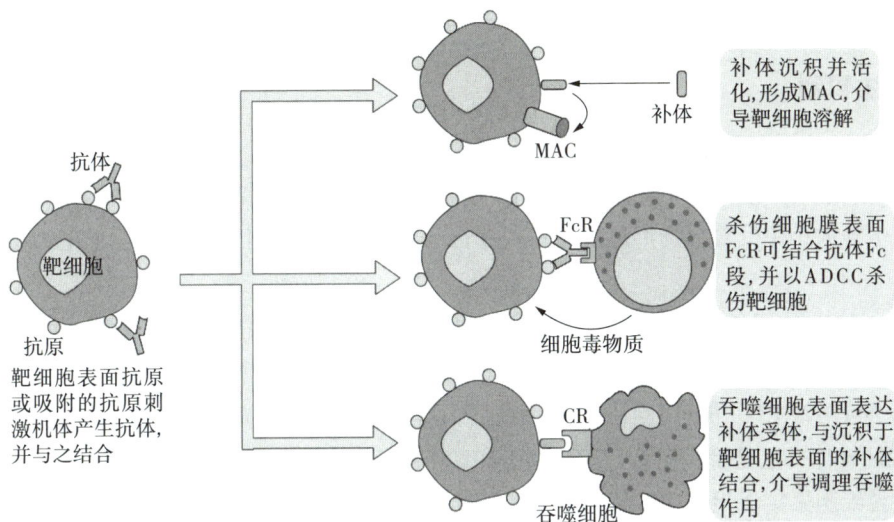

图 7-2　Ⅱ型超敏反应发生机制

二、临床常见疾病

（一）输血反应

输血反应多发生于 ABO 血型不符的输血。患者即刻出现寒战高热，意识障碍，血红蛋白尿（酱油尿），后果十分严重。

（二）新生儿溶血症

1. 母胎 Rh 血型不符　多见于母亲为 Rh（-）血型，胎儿为 Rh（+）血型。

2. 母胎 ABO 血型不符　多发生于母亲为 O 型血、胎儿为 A 型或 B 型。此种新生儿溶血症也不少见，但症状较轻。

（三）自身免疫性溶血性贫血

可因感染或药物引起，能使细胞膜表面的成分发生改变，形成自身抗原，刺激机体产生红细胞自身抗体，激活补体引起自身免疫性溶血性贫血。

（四）药物过敏性血细胞减少症

青霉素、磺胺、安替比林、奎尼丁、非那西丁等药物半抗原与血细胞膜蛋白或血浆蛋白结合获得免疫原性，从而刺激机体产生相应抗体，导致药物性溶血性贫血、粒细胞减少症和血小板减少性紫癜。

（五）抗基底膜型肾小球肾炎和风湿性心肌炎

链球菌感染后产生的抗体可与肾小球基底膜结合发生交叉反应，导致肾小球病变，此类肾炎称为抗基底膜型肾小球肾炎或肾毒性肾炎。A 族链球菌蛋白质抗原与心肌细胞有共同抗原，链球菌感染后产生的抗体可与心肌细胞发生交叉反应，引起风湿性心肌炎。

（六）甲状腺功能亢进 -Graves 病

患者体内可产生针对甲状腺细胞表面甲状腺刺激素受体的自身抗体，这种抗体与 TSH 受体结合，可持续刺激甲状腺细胞合成分泌甲状腺素，故出现甲状腺功能亢进的临床表现。

学习项目三　Ⅲ型超敏反应

一、发生机制

（一）中等大小 IC 的形成和沉积

1. 中等大小 IC 的形成　可溶性抗原与相应 IgG 或 IgM 类抗体结合可形成抗原抗体复合物，即 IC。只有当中等大小免疫复合物形成后并长期存在于血液循环时，才有可能沉积于毛细血管基底膜而致病。

2. 中等大小 IC 的沉积　循环 IC 最常见的沉积部位是肾小球基底膜、关节滑膜、心肌等处。

（二）中等大小免疫复合物引起炎症损伤

中等大小可溶性 IC 沉积于毛细血管基底膜后，可通过下述三个方面引起炎症损伤。

1. IC 激活补体　这是Ⅲ型超敏反应引起炎症和组织损伤的主要原因。

2. 中性粒细胞聚集活化　中性粒细胞浸润是Ⅲ型超敏反应病理组织学的主要特征之一。

3. 血小板活化聚集　IC 和 C3b 可使血小板活化，产生 5- 羟色胺等血管活性介质，引起血管扩张，通透性增加，引起充血和水肿（图 7-3）。

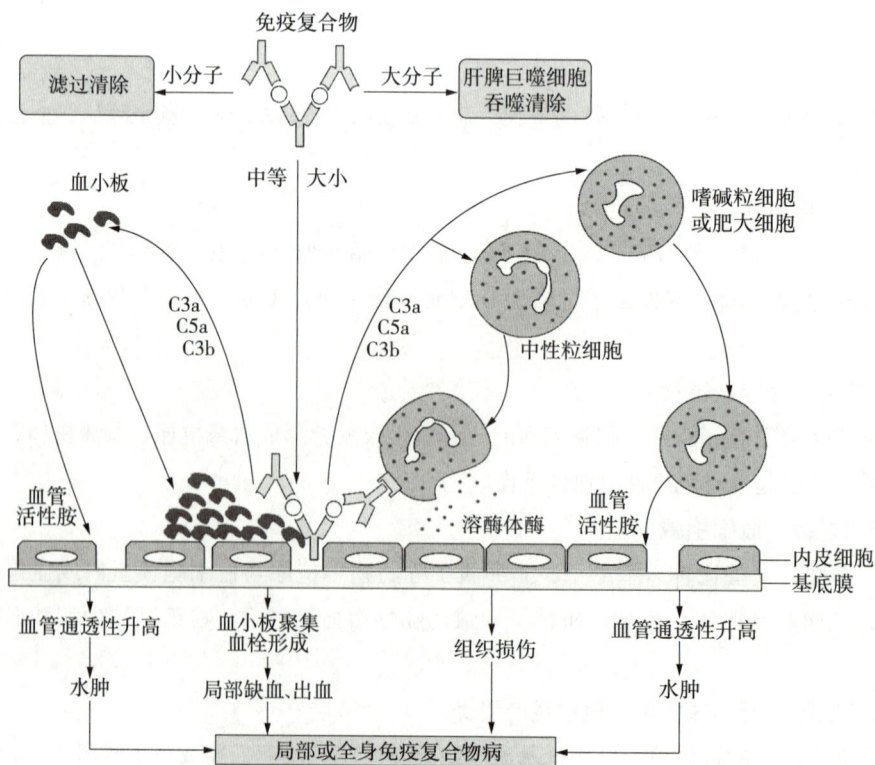

图 7-3　Ⅲ型超敏反应发生机制

二、临床常见疾病

（一）局部免疫复合物病

1. Arthus 反应 是一种实验性局部 III 型超敏反应。

2. 类 Arthus 反应 临床上发现给糖尿病人反复注射胰岛素时，可使注射局部出现水肿、出血和坏死等类 Arthus 反应，主要原因是胰岛素与相应抗体在局部形成免疫复合物。

（二）全身免疫复合物病

1. 血清病 通常见于初次大量注射异种抗毒素血清 7 ～ 14 天后，患者出现发热、皮疹、关节肿痛、淋巴结肿大、蛋白尿等临床表现。

2. 链球菌感染后肾小球肾炎（免疫复合物型肾炎） 一般发生于 A 族溶血性链球菌感染后 2 ～ 3 周，可发生免疫复合物型肾小球肾炎。

3. 类风湿性关节炎（RA） 发病机制尚不清楚，可能与病毒或支原体持续感染有关。

学习项目四 IV型超敏反应

一、发生机制

IV 型超敏反应的发生机制与细胞免疫应答的机制基本一致。但前者主要引起组织损伤；而后者则以清除病原体为主，两者常伴随发生。

（一）效应 T 细胞的形成

引起 IV 超敏反应的抗原主要有胞内寄生菌（以结核杆菌最常见）、病毒、真菌、寄生虫、细胞抗原（肿瘤细胞、移植细胞）和一些化学物质。这些抗原物质经 APC 加工处理后，以抗原肽 -MHC 分子复合物的形式提呈给 T 细胞，使其活化、增殖、分化为效应 T 细胞。效应 T 细胞主要是 Th1 和 Tc。

（二）效应 T 细胞介导免疫损伤

1. Th1 细胞介导的炎症反应 效应性 Th1 细胞释放多种细胞因子（如 IFN-γ、TNF-β、IL-2 等）引起炎症反应和组织损伤。

2. Tc 细胞介导的细胞毒作用 效应 Tc 细胞识别结合带有特异性抗原的靶细胞，通过释放穿孔素、颗粒酶，并通过 FasL/Fas 途径，引起靶细胞的溶解和凋亡（图 7-4）。

二、临床常见疾病

（一）传染性超敏反应

机体感染胞内寄生的细菌、病毒、某些真菌和原虫时，机体针对病原体产生的细胞免疫在清除病原体或阻止病原体扩散的同时，也可出现组织损伤。如肺

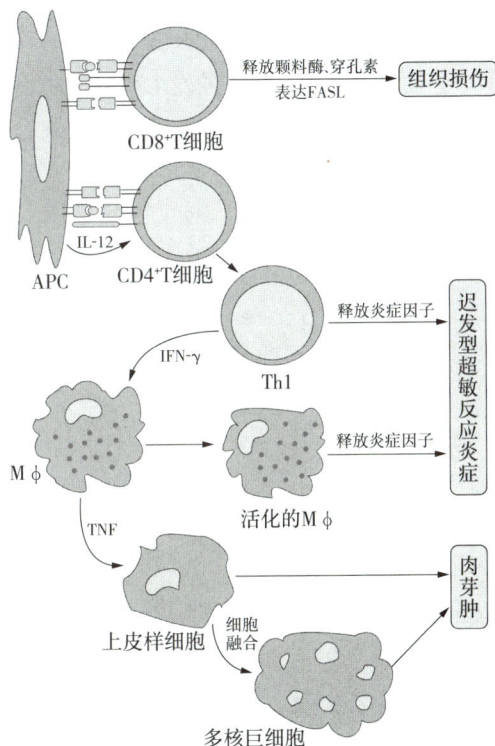

图 7-4 IV型超敏反应发生机制

结核病人的肺部空洞、干酪样坏死，麻风病人的皮肤肉芽肿等病变。

（二）接触性皮炎

某些个体在皮肤接触小分子半抗原物质如药物（青霉素、磺胺等）、油漆、染料、塑料、农药、化妆品等时，能与表皮的角质蛋白结合成为完全抗原，使机体致敏，当再次接触相同抗原后，局部皮肤可出现红斑、皮疹、水疱，严重者可表现为剥脱性皮炎。

（三）移植排斥反应

进行同种异型组织器官移植时，由于供者与受者的 HLA 不同，在移植后，受者体内形成效应 T 细胞，发生Ⅳ型超敏反应，使移植的组织器官发生坏死、脱落。

学习小结

超敏反应又称变态反应或过敏反应，是指机体受同一抗原物质再次刺激后导致组织损伤或生理功能紊乱的病理性免疫应答。

超敏反应根据发生机制可分四型。Ⅰ～Ⅲ型超敏反应由抗体（体液免疫）引起，Ⅳ型超敏反应由致敏 T 细胞（细胞免疫）引起。各型超敏反应发生的机制不同，临床表现也各不一样。其中，Ⅰ型超敏反应是临床上最为常见的超敏反应，发生快，消失快，主要引起生理功能紊乱，严重时可发生过敏性休克，如抢救不及时可导致死亡。故医护人员必须加强责任心，严防医疗事故的发生。

直通考证

1. Ⅰ型超敏反应又称为 _____，Ⅱ型超敏反应又称为 _____，Ⅲ型超敏反又称为 _____，Ⅳ型超敏反应又称为 _____。

2. 介导Ⅰ型超敏反应的抗体是 _____。

3. 名词解释：超敏反应。

4. 简述超敏反应的概念及主要型别。

5. 简述Ⅰ型超敏反应的发生机制、防治原则。

6. 简述各型超敏反应的临床常见疾病。

（文雪）

免疫缺陷病与自身免疫病（线上自学）

💬 思政领域

通过"红丝带"等行动，让学生感受到免疫缺陷病"艾滋病"患者的痛苦，消除对艾滋病患者的歧视，让学生主动思考如何对待艾滋病患者，如何对待艾滋病的治疗，培养学生的仁爱之心。

💬 学习目标

素质	具备医者仁心精神和团队合作的精神。
知识	1. 掌握免疫缺陷病及自身免疫病的概念。 2. 熟悉免疫缺陷病、自身免疫病的分类及其常见疾病。 3. 了解免疫缺陷病的治疗原则、自身免疫病的致病机制及治疗原则。
能力	能够分析和诊断常见的自身免疫性疾病和免疫缺陷病。

🖱 学习导入

自1981年发现首例艾滋病病例以来，艾滋病（AIDS）在全世界广泛蔓延，截至2003年底，全球艾滋病病毒感染者已达4 000万，每年新增感染人数约500万，艾滋病已成为人类第四大死亡原因。据中国疾病预防控制中心报道，我国自1985年发现第一例艾滋病以来，截至2003年底，感染人数已超过84万。

请思考：1. 引起艾滋病的病原体是哪种微生物？

2. 你所知道的艾滋病的主要临床特征有哪些？

3. 艾滋病通过哪些途径传播？

免疫缺陷病与
自身免疫病
PPT

免疫缺陷病与
自身免疫病绪论
思维导图

📝 **直通考证**

1. 名词解释：免疫缺陷病；自身免疫病。
2. 说出常见的免疫缺陷病、自身免疫病各三种。

（文雪）

免疫学应用

自 20 世纪 50 年代开始，中国就开始开展疫苗研制工作。1955 年，中国成功研制出第一支疫苗——鼠疫疫苗。1958 年，中国又研制出了钩端螺旋体疫苗。此后，一系列疫苗相继问世，如白喉疫苗、脊髓灰质炎疫苗、麻疹疫苗等。20 世纪 70 年代后期，中国开始研制基因工程疫苗。1986 年，中国成功研制出了乙肝疫苗，成为全球第一个成功研制乙肝疫苗的国家。1992 年，中国成功研制出了流感疫苗。2010 年，中国成功研制出了人用 H1N1 流感疫苗。近年来，中国在疫苗领域取得了更多成就。2019 年，中国成功研制出了人用新型冠状病毒疫苗，并在 2020 年开始进行紧急使用。此外，中国还研制出了多种肺炎疫苗、脑炎疫苗、肝炎疫苗、风疹疫苗等。中国疫苗的研制和生产已经成为全球疫苗领域的重要力量，为全球疫苗供应做出了贡献。

学习目标

素质	具备医者仁心和团队合作的精神。
知识	1. 掌握人工主动免疫和人工被动免疫及其常用的生物制剂。 2. 熟悉免疫标记技术的原理及应用。 3. 了解免疫增强和免疫抑制疗法及其制剂。
能力	能够运用临床上常见的免疫检测技术检测待测标本中的被测物。

学习导入

某女童，6 岁 2 个月。身高 130 cm，体重 22 kg，面色红润，语言流利。其母亲叙述，该女童从出生第一天开始就按时接种疫苗，陆续完成了卡介苗、乙肝疫苗、百白破疫苗、乙脑灭活疫苗等的接种。

请思考：1. 疫苗接种的目的是什么？
2. 接种新冠疫苗是人工主动免疫还是人工被动免疫？

免疫学应用
PPT

免疫学应用
思维导图

学习项目一　免疫学诊断

一、正确采集、处理和保存标本

免疫检验，首先要注意对标本的采集和处理。用于免疫检验的临床标本最为常用的是血清（浆），有时因为特定的检测目的，也用到唾液、脑脊液、尿液和粪便等标本。对用于传染性病原体的抗原抗体、肿瘤标记物和特种蛋白等检测的血清标本，在采集、处理和保存时要注意：①避免出现严重溶血；②标本的采集与血清分离时要尽量避免细菌污染；③血液标本采集后，应在血液完全凝固后分离血清；④标本采集后要及时处理和检查，放置时间不宜过长；⑤标本若需保存，以无菌操作分离的血清标本，可以在 2～8 ℃下保存 1 周，如为有菌操作，则宜冰冻保存；冷冻保存的标本避免反复冻融。对用于激素和治疗药物测定的血清标本的收集，还要注意采集标本的时间。

二、体液免疫检测

在一定条件下，抗原与相应抗体在体外发生特异性结合反应，可出现肉眼可见的反应现象，如凝集、沉淀等。据此可用已知的抗原（或抗体）来检测未知抗体（或抗原）。

（一）抗原抗体反应的特点

1.特异性　一种抗原通常只能与由它刺激所产生的抗体结合，这种抗原抗体结合反应的专一性称为特异性。

2.比例性　比例性指抗原抗体结合出现可见反应所需的量比关系。只有当两者的浓度比例合适时，才形成较大的复合物而呈现可见的反应。

3.可逆性　抗原抗体的结合为分子表面的非共价结合，虽然稳定但可逆。在一定条件下（如低 pH、高浓度盐、冻融等），抗原抗体复合物可被解离。

4.阶段性　抗原抗体反应可分为两个阶段：第一阶段为抗原与抗体特异性结合的阶段；第二阶段为可见反应阶段。

（二）影响抗原抗体反应的因素

1.抗原抗体浓度与比例　抗原抗体的浓度与比例对抗原抗体反应影响最大。

2.电解质　抗原和抗体有对应的极性基团，能相互吸附并由亲水性变为疏水性，免疫学试验中多用生理盐水稀释抗原或抗体。

3.温度　适当的温度可增加抗原与抗体分子的碰撞机会，加速抗原抗体复合物的形成，通常 37 ℃是抗原抗体反应的最适温度。

4.酸碱度　抗原抗体反应的最适 pH 值为 6～8。

（三）抗原抗体反应的常见类型

1.凝集反应　颗粒性抗原（细菌、红细胞等）与相应抗体特异结合后，在一定条件下，出现肉眼可见的凝集物，称为凝集反应。

（1）直接凝集反应　颗粒性抗原与相应抗体直接结合出现的凝集现象。

①玻片凝集反应　用已知抗体检测未知抗原，主要用于菌种鉴定、ABO 血型鉴定等。

②试管凝集反应　用已知抗原测待检血清中有无相应抗体及其含量，可以协助疾病的诊断，如肥达反应、外斐反应等。

（2）正向间接凝集反应 将已知可溶性抗原吸附于载体颗粒表面，以检测相应抗体的凝集反应（图9-1）。

（3）反向间接凝集反应 将已知抗体吸附于载体颗粒表面，以检测相应可溶性抗原的凝集反应。

（4）间接凝集抑制反应 将已知抗体先与被测的可溶性抗原混合，然后加入有关抗原致敏的载体颗粒，如已知抗体与被测的抗原相结合，则不出现颗粒凝集现象。本试验常用于妊娠诊断，即用乳胶间接凝集抑制试验检测早期妊娠孕妇尿中的绒毛膜促性腺激素（图9-1）。

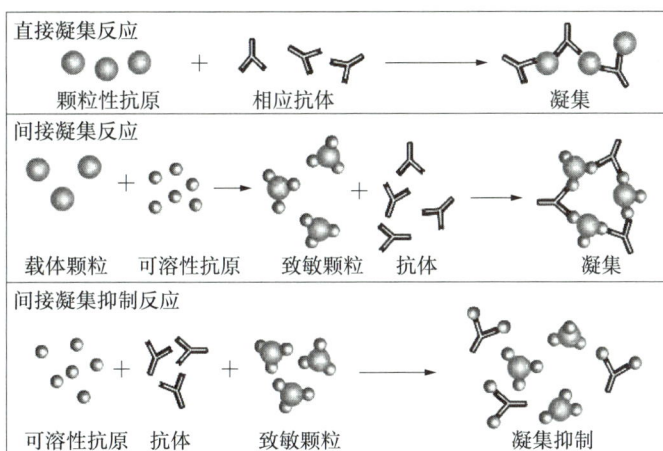

图 9-1 凝集反应

2. 沉淀反应 可溶性抗原（血清蛋白等）与相应抗体结合，在一定条件下，形成肉眼可见的沉淀物，称沉淀反应。

3. 免疫标记技术 是用标记物（酶、荧光素、放射性核素、胶体金等）标记抗原或抗体，进行抗原抗体反应检测的实验技术。免疫标记技术具有特异性强、灵敏度高、定位精确等优点，广泛用于多种抗原抗体的测定。常用免疫标记技术有以下几种。

（1）酶免疫技术 分为两大类：一类是酶免疫组织化学技术，该技术是对组织切片或其他标本中的抗原进行定位检查；另一类是酶免疫测定技术，该技术是对可溶性抗原或抗体进行定性或定量测定。目前常用的是酶联免疫吸附试验（ELISA）。本法特异性强，灵敏度高，既可检测抗体又能检测可溶性抗原。根据检测对象和标本性状的不同，可设计出夹心法、间接法、竞争法和捕获法等不同的检测方法，其检测原理如图9-2所示。

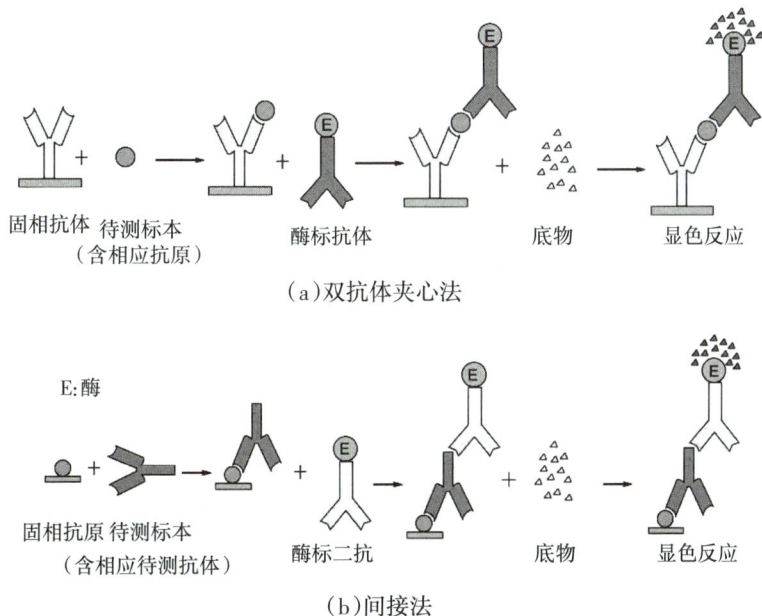

（a）双抗体夹心法

（b）间接法

图 9-2 酶联免疫吸附试验示意图

（2）荧光免疫技术　是用荧光素标记抗原或抗体进行抗原抗体反应。荧光抗原（或抗体）与相应抗体（或抗原）结合后形成免疫复合物，在荧光显微镜下观察时能发出可见荧光。

（3）放射免疫技术　用放射性核素标记的抗原（或抗体），使其与待测标本中的相应抗体（或抗原）结合，然后分别测定游离标记物与结合标记物的放射活性，即可计算出标本中待测物的含量。

三、细胞免疫检测

1. T 细胞特异性抗原检测　T 细胞表面具有特异性抗原成分 CD3、CD4、CD8，可用相应的单克隆抗体，采用免疫荧光染色法检测。

2. E 花环试验　T 细胞表面具有绵羊红细胞（SRBC）的受体（CD2 分子），能在体外与绵羊红细胞结合，并使其黏附在 T 细胞周围形成花环，即 E 花环。计算 E 花环形成率，既可区别 T 细胞、B 细胞，又可判断 T 细胞的数量。

3. 淋巴细胞转化试验　是检测 T 细胞功能的一种体外试验。当 T 细胞在体外培养时，受非特异性有丝分裂原 PHA、ConA 等刺激或特异性抗原刺激后，能转化成淋巴母细胞。刺激物以 PHA 应用最广泛。转化率在一定程度上可反映细胞免疫功能。

4. 细胞免疫功能检测的皮肤试验　是以特异性抗原（结核菌素等）或非特异性有丝分裂原（PHA）注入皮内，刺激 T 细胞使其分化、增殖、活化释放细胞因子，引起皮肤炎症反应的体内试验。可用于某些病原微生物感染和细胞免疫缺陷病的辅助诊断。

学习项目二　免疫学预防

一、人工主动免疫

（一）概念

人工主动免疫是指用人工的方法，给机体输入疫苗、类毒素等抗原物质，使机体产生特异性免疫力。经人工主动免疫产生的免疫力出现较慢，但免疫维持时间较长，故临床上多用于预防。

（二）常用制剂

用于疾病的诊断、预防和治疗的各种来源的生物制剂或诊断用品统称生物制品。

1. 疫苗　疫苗是应用病原微生物或其有效成分制成的生物制品。

（1）死疫苗　又称为灭活疫苗，是将培养增殖的标准株微生物经灭活制成的生物制品。灭活疫苗的优点是安全，易于运输及保存，保存期约 1 年。其缺点是用量大，需多次接种，只诱导抗体产生，维持时间短，多为数月至 2 年，局部及全身反应较重且发生率高。

（2）减毒活疫苗　减毒活疫苗俗称活疫苗，是由减毒或无毒力的活病原微生物制成的生物制品。减毒活疫苗的优点是接种后类似隐性感染，减毒的病原体在体内有一定的生长繁殖能力，用量小，一般只需接种 1 次，能诱导机体产生体液免疫与细胞免疫，免疫效果可靠、持久，可维持 3～5 年。

2. 类毒素　类毒素是细菌外毒素经 0.3%～0.4% 甲醛处理制成的生物制品。类毒素失去毒性，但保留了免疫原性，机体接种类毒素后能产生抗毒素。

3. 新型疫苗　即组分疫苗，亦称第二代疫苗，此类疫苗不再采用完整病原体，而是以能诱导产生有效保护性反应的抗原成分制备的疫苗。

4. DNA 疫苗　亦称基因疫苗或核酸疫苗，也被称为第三代疫苗，是将编码免疫原的基因插入细菌质粒 DNA 中，形成基因重组质粒，再将其导入机体组织细胞，使机体表达保护性抗原并获得特异性免疫而达到免疫接种效果。DNA 疫苗在体内可持续表达，免疫效果好，维持时间长，是疫苗发展的方向之一。

（三）计划免疫

按规定程序有计划地进行人群预防接种，以提高人群免疫水平，最终控制甚至消灭相应传染病称计划免疫。目前，我国儿童计划免疫程序见表 9-1。

表 9-1　我国儿童计划免疫程序

出生后时间	接种疫苗	出生后时间	接种疫苗
1 天	乙型肝炎疫苗	6 个月	乙型肝炎疫苗
2～3 天	卡介苗	8 个月	麻疹疫苗
1 个月	乙型肝炎疫苗	1.5～2 岁	白百破混合制剂
2 个月	脊髓灰质炎三价混合疫苗	4 岁	脊髓灰质炎三价混合疫苗
3 个月	脊髓灰质炎三价混合疫苗、白百破混合制剂	7 岁	卡介苗、麻疹疫苗精制吸附白喉、破伤风二联类毒素
4 个月	脊髓灰质炎三价混合疫苗、白百破混合制剂	12 岁	卡介苗
5 个月	白百破混合制剂		

二、人工被动免疫

（一）概念

人工被动免疫是指用人工方法给机体输入含有特异性抗体的免疫血清等，使机体获得特异性免疫力。经人工被动免疫产生的免疫力出现快，但免疫维持时间较短，故临床上多用于治疗或紧急预防。人工主动免疫与人工被动免疫的区别见表 9-2。

表 9-2　人工主动免疫与人工被动免疫的区别

区别点	人工主动免疫	人工被动免疫
输入物质	抗原	抗体
产生免疫时间	慢（2～4 周）	快（输入立即生效）
免疫维持时间	较长（数月至数年）	较短（2～3 周）
主要用途	预防	治疗或紧急预防

（二）常用制剂

1. 抗毒素　抗毒素是以类毒素免疫马，取其免疫血清后分离纯化而成，主要用于治疗或紧急预防外毒素所致的疾病。如破伤风抗毒素和白喉抗毒素等。

2. 人丙种球蛋白　从正常人血浆或健康产妇胎盘血中提取制成，分别称为人血浆丙种球蛋白和胎盘丙种球蛋白。由于多数成人隐性或显性感染过脊髓灰质炎疫苗、麻疹、甲型肝炎等多种病原体，血清中含有一定量的抗体，因此可用于上述疾病的治疗或紧急预防。

3. 人特异性免疫球蛋白　恢复期病人或接受类毒素和疫苗免疫者的血浆中含有高效价的特异性抗体，常用于治疗过敏体质及丙种球蛋白疗效不佳的疾病。

学习项目三　免疫学治疗

一、免疫增强疗法

（一）治疗性疫苗

通过向体内输入抗原（如疫苗）而诱导机体产生免疫应答物质，以发挥免疫效应，此为主动免疫治疗。该法传统上主要用于预防疾病，但近年也开始用于治疗疾病，被称为治疗性疫苗。

1.肿瘤疫苗　用加工处理后的肿瘤细胞（瘤苗）或抗原肽刺激机体，产生肿瘤特异性 Tc 或细胞毒性抗体，以杀伤肿瘤细胞。

2.治疗病毒性疾病的疫苗　抗生素治疗细菌感染具有确切疗效，但迄今尚未研制出有效的抗病毒药物。

3.治疗自身免疫病的疫苗　其作用原理是诱导免疫耐受。

（二）其他免疫增强制剂

免疫增强制剂还有微生物及其产物、植物多糖、细胞因子、中草药及化学合成药物。

二、免疫抑制疗法

（一）抗体制剂

针对免疫细胞的抗体可选择性清除特定细胞亚群。例如：应用抗 CD3 单克隆单体、抗胸腺细胞抗体可杀伤 T 细胞，应用抗 CD25 单克隆单体可杀伤激活的 T 细胞，均可防治移植排斥反应。抗 CD4 单克隆单体可用于治疗自身免疫病。

（二）化学合成药物

1.抗肿瘤化学药物　硫唑嘌呤、环磷酰胺、甲氨蝶呤等抗肿瘤药物均为有效的免疫抑制剂，可用于治疗或预防移植排斥反应及某些自身免疫病。

2.肾上腺糖皮质激素　是临床上应用最早、最广泛的抗炎药物，也是经典的免疫抑制剂。

（三）其他免疫抑制剂

其他免疫抑制药物还有真菌代谢产物及中草药。

三、免疫重建与免疫替代疗法

若机体免疫系统因先天或后天原因而出现严重缺陷，可通过输入造血干细胞而重建免疫系统，此为免疫重建。造血干细胞可来自骨髓、胚胎肝细胞、脐血或外周血。免疫替代疗法即输入机体缺乏的免疫活性物质，以暂时维持其免疫功能。例如，给性联先天无丙种球蛋白血症患者持续输入正常人免疫球蛋白，可在较长时间内维持其生命。

学习小结

免疫学预防通过人工免疫的方法而达到预防疾病的目的。人工免疫法包括人工主动免疫和人工被动免疫。人工主动免疫是用人工的方法，给机体输入疫苗、类毒素等抗原物质，使机体产生特异性免疫力。其特点是免疫出现较慢，免疫维持时间较长，临床上多用于预防。常用的生物制品是疫苗和类毒素；人工被动免疫是用人工的方法给机体输入含有特异性抗体的免疫血清等，使机体获得特异性免疫力。其特点是免疫出现快，免疫维持时间较短，故临床上多用于治疗或紧急预防。常用的生物制品有抗毒素、人免疫球蛋白制剂等。

直通考证

1. 名词解释：人工主动免疫；人工被动免疫。
2. 将人工主动免疫和人工被动免疫进行比较。

（孙国运）

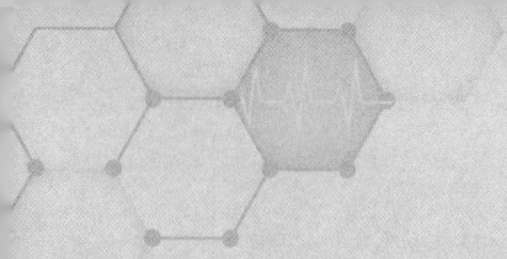

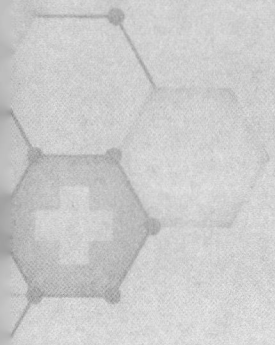

模块二

细菌学

主题十	细菌学概述
主题十一	细菌的感染与免疫
主题十二	病原性球菌
主题十三	肠道杆菌
主题十四	厌氧性细菌
主题十五	其他常见致病菌

细菌学思维导图

细菌学概述

思政领域

学习消毒、灭菌相关知识，掌握无菌技术操作规范，具备严防医院感染以及卫生宣教的能力，树立无菌意识，养成严谨认真的工作作风。

学习目标

素质	树立无菌意识，培养严谨认真的工作作风。
知识	1. 掌握细菌特殊结构的组成及其功能、革兰氏染色法在医学实践中的意义。 2. 掌握细菌生长繁殖条件与方式；细菌的遗传和变异的物质基础；细菌的分布及消毒灭菌方法。 3. 熟悉细菌基本结构的组成、革兰氏阳性菌与革兰氏阴性菌细胞壁结构的差异。
能力	1. 掌握显微镜油镜的使用与保护方法。 2. 掌握革兰氏染色法的操作以及细菌的形态学观察。 3. 掌握培养基制作、细菌接种、平板划线操作技术。

细菌学概述
PPT

细菌学概述
思维导图

学习项目一 细菌的形态与结构

任务拓展

学习导入

人类利用显微镜发现了微生物，并通过对细菌形态和结构的深入研究，提高了对细菌的致病作用和微生物学检查诊断与防治方法的认识。

请思考：1.谁用光学显微镜观察到了动物细胞或植物细胞？

2.研究细菌的形态与结构在疾病预防、诊断和治疗中有何重要意义？

一、细菌的大小与形态

细菌是一类形体微小、结构简单、无核膜核仁、无成形细胞核、除核蛋白体外无其他细胞器的原核细胞型微生物。

（一）细菌的大小

细菌个体微小，需要借助光学显微镜放大数百至上千倍才能看到。通常以微米（μm）作为测量单位。不同种类的细菌大小不一，同一种细菌也可能因为菌龄和环境因素的影响而有差异。

（二）细菌的形态

细菌根据其外形分为三大类：球菌、杆菌、螺形菌（图 10-1）。

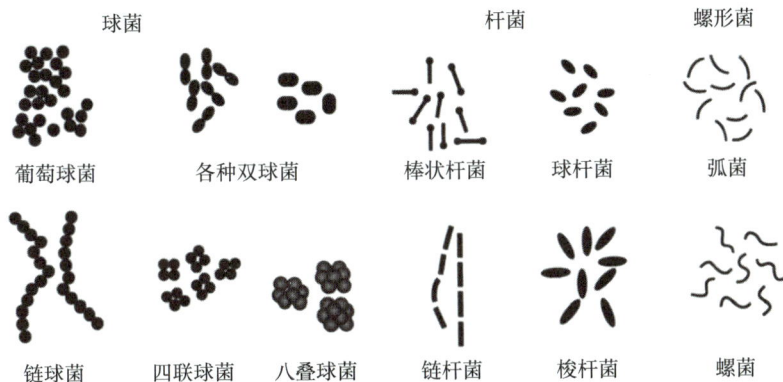

图 10-1 细菌的基本形态

1.球菌 球菌呈球形或近似球形。按其分裂平面和分裂后相互粘附程度，可分为双球菌、链球菌、葡萄球菌等。

（1）双球菌 在一个平面上分裂，分裂后两个菌体成双排列，如脑膜炎奈瑟菌。

（2）链球菌 在一个平面上分裂，分裂后多个菌体粘连成链状，如溶血性链球菌。

（3）葡萄球菌 在多个不规则的平面上分裂，分裂后菌体无规则地粘连堆积在一起类似葡萄串，如金黄色葡萄球菌。

此外，还有四联球菌和八叠球菌。由于受环境和培养因素的影响，在标本和培养物中有时也可看到单个分散的菌体。

2.杆菌 杆菌呈杆状或近似杆状。不同杆菌的大小、长短、粗细差别较大。杆菌形态多数呈直杆状，也有的菌体弯曲；多数分散存在，呈链状排列的称为链杆菌，菌体两端大多为钝圆形，少数两端平齐（如炭疽芽孢杆菌）。有的杆菌末端膨大成棒状，称为棒状杆菌；有的菌体短小，近似椭圆形，称为球杆菌；有的常呈分枝生长趋势，称为分枝杆菌。

3.螺形菌 螺形菌菌体弯曲或扭转，有的菌体只有一个弯曲，呈弧形或逗点状称为弧菌，如霍乱弧菌；有的菌体有数个弯曲称为螺菌，如鼠咬热螺菌；也有的菌体细长弯曲呈弧形或螺旋形，称为螺杆菌，如幽门螺杆菌。细菌的形态受生长环境中多种因素的影响，当条件适宜时，形态比较典型，当环境发生变化时可失去典型形态。

二、细菌的结构

细菌具有单细胞基本结构（图 10-2），即细胞壁、细胞膜、细胞质和核质等；除基本结构外，有些细菌还具有一些特殊结构，如荚膜、鞭毛、菌毛、芽孢。

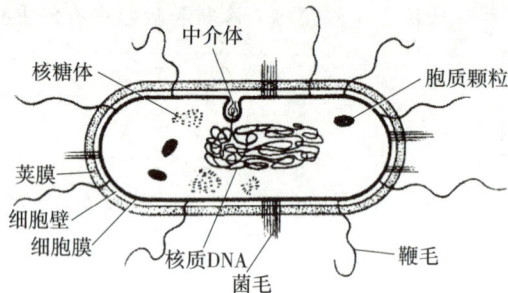

图 10-2 细菌细胞结构模式图

（一）细菌的基本结构

1.细胞壁 细胞壁位于菌体细胞的最外层，是包绕在细胞膜外的一层无色、透明、坚韧而有弹性的膜状结构。用革兰氏染色法可将细菌分为革兰氏阳性菌和革兰氏阴性菌。革兰氏阳性菌细胞壁是由 20～50 层肽聚糖结构与磷壁酸串联而成；革兰氏阴性菌细胞壁是由 1～2 层肽聚糖结构与外膜连接而成。组成较为复杂，并随不同细菌而异。两类细菌细胞壁的共有组分为肽聚糖，但各自有其特殊组分。

（1）肽聚糖 是一类复杂的多聚体，是细菌细胞壁中的主要组分，为原核细胞型微生物所特有，又称粘肽。革兰氏阳性菌与革兰氏阴性菌细胞壁中肽聚糖的含量与结构差异显著。革兰氏阳性菌的肽聚糖占细胞壁干重的 50%～80%，其结构由聚糖骨架、四肽侧链和五肽交联桥三部分组成（图 10-3）。

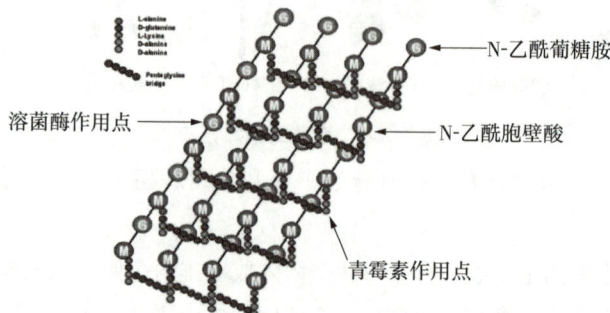

图 10-3 金黄色葡萄球菌细胞壁肽聚糖结构

聚糖骨架由 N-乙酰葡萄糖胺和 N-乙酰胞壁酸交替排列，以 β-1,4 糖苷键连结而成。四肽侧链的组成和连接方式随菌种而异。

革兰氏阳性菌细胞壁的四肽侧链的氨基酸依次为 L-丙氨酸、D-谷氨酸、L-赖氨酸和 D-丙氨酸；交联桥由五个甘氨酸组成，四肽侧链第三位 L-赖氨酸通过五肽桥与相邻聚糖骨架四肽侧链末端的

D-丙氨酸相连，从而构成机械强度十分坚韧的三维立体结构。

革兰氏阴性菌的肽聚糖占细胞壁干重的 5%～15%，在大肠埃希菌的四肽侧链中，第三位氨基酸是二氨基庚二酸（DAP），并由 DAP 与相邻四肽侧链末端的 D-丙氨酸直接连接，没有五肽交联桥，因而只形成单层平面网络的二维结构（图 10-4）。

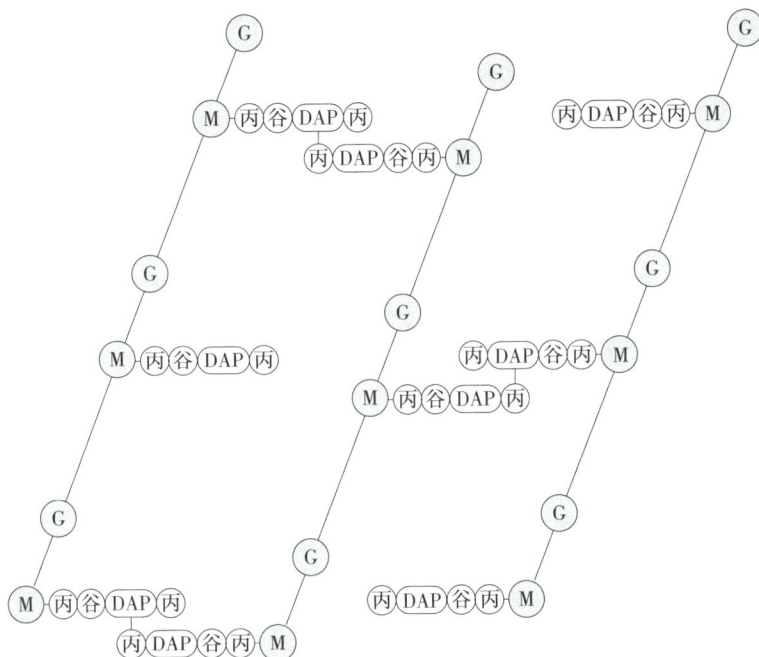

图 10-4　大肠埃希菌细胞壁肽聚糖结构

（2）磷壁酸　为革兰氏阳性菌特有成分。磷壁酸按其结合部位分为壁磷壁酸和膜磷壁酸，膜磷壁酸又称脂磷壁酸（LTA）。前者与肽聚糖上的胞壁酸共价连接，后者则与细胞膜连接（图 10-5）。磷壁酸是革兰氏阳性菌的重要表面抗原，在部分细菌（如金黄色葡萄球菌）的脂磷壁酸具有黏附宿主细胞的功能，与细菌的致病性有关。

此外，某些革兰氏阳性菌细胞壁表面尚有一些特殊的表面蛋白质，如金黄色葡萄球菌的 A 蛋白、A 群链球菌的 M 蛋白等。

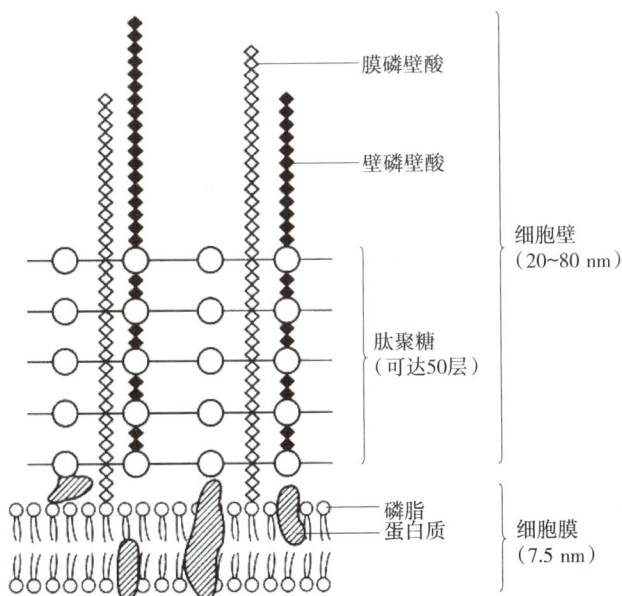

图 10-5　革兰氏阳性菌细胞壁结构模式图

（3）外膜　为革兰氏阴性菌特有成分，位于肽聚糖外侧，由脂质双层、脂蛋白和脂多糖组成（图10-6）。脂多糖即革兰氏阴性菌的内毒素。

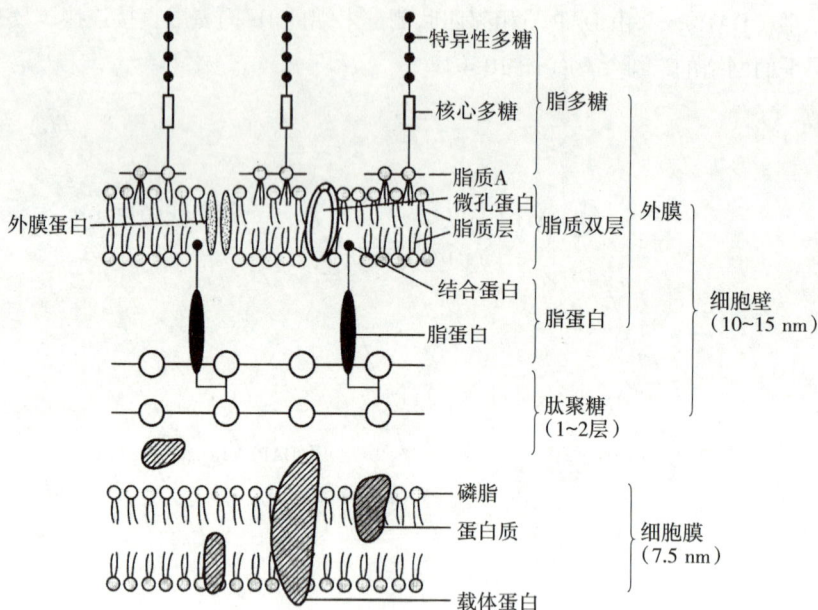

图 10-6　革兰氏阴性菌细胞壁结构模式图

革兰氏阳性菌和革兰氏阴性菌细胞壁结构不同。两类细菌在染色性、致病性及对药物的敏感性等方面亦存在很大差异。如革兰氏阳性菌一般对青霉素和溶菌酶敏感，其原因是溶菌酶可破坏肽聚糖中N-乙酰葡萄糖胺和N-乙酰胞壁酸之间的 β-1，4糖苷键的连接，引起细菌裂解。青霉素抑制五肽桥与四肽侧链之间的连接，使细菌不能合成完整的细胞壁而导致细菌死亡。革兰氏阴性菌细胞壁中肽聚糖含量较少，又有外膜的保护作用，故对溶菌酶和青霉素不敏感。

知识拓展

弗莱明发现青霉素的故事

1928 年夏，弗莱明外出度假时，把实验室里在培养皿中正生长着细菌这件事给忘了。3 周后，他回到实验室时，注意到一个与空气意外接触过的金黄色葡萄球菌培养皿中长出了一团青绿色霉菌。弗莱明发现霉菌周围的葡萄球菌菌落已被溶解。这意味着霉菌的某种分泌物能抑制葡萄球菌。此后的鉴定表明，上述霉菌为点青霉菌，因此弗莱明将其分泌的抑菌物质称为青霉素。

细胞壁的功能：维护细菌固有外形并保护细菌抵抗低渗环境；细菌的细胞壁与细胞膜共同完成细胞内外的物质交换；细胞壁上存在多种抗原决定簇，决定细菌的抗原性。

（4）细菌细胞壁缺陷型（细菌 L 型）　细菌受外界理化和生物因素的影响，细菌细胞壁中的肽聚糖结构合成被抑制或被破坏，但在高渗环境下尚能生长和分裂，这种细胞壁缺陷型细菌称为细菌细胞壁缺陷型或 L 型。L 型细菌在临床上常引起尿路感染、骨髓炎、心内膜炎等疾病。临床上有明显症状而标本常规细菌培养阴性者，应考虑细菌 L 型感染的可能性。

2. 细胞膜　细胞膜是位于细胞壁内侧，包绕在细胞质外的一层柔软而富有弹性具有半渗透性的生物膜。其基本结构是脂质双层并镶嵌有多种蛋白质。细胞膜的主要功能：具有选择性渗透作用，与细胞壁共同完成细胞内外的物质交换；膜上有多种酶参与生物合成和细胞的呼吸过程；细胞膜内陷、折叠、卷曲形成的囊状物称为中介体，多见于革兰氏阳性菌，中介体与细菌分裂、呼吸、生物合成以及芽孢的形成有关。

3.细胞质　细胞质是由细胞膜包裹着的透明胶状物质，其基本成分是水、蛋白质、脂类、核酸及少量糖和无机盐等。细胞质内 RNA 含量较高，易被碱性染料着色。细胞质内含有多种酶，是细菌新陈代谢的主要场所。细胞质中还含有核糖体、质粒和胞质颗粒等结构。

（1）核糖体　核糖体游离于细胞质中，菌体内可达数万个，化学成分为 RNA 和蛋白质，是细菌合成蛋白质的场所。细菌核糖体的沉降系数为 70S，由 50S 和 30S 两个亚基组成，链霉素能与 30S 小亚基结合，红霉素能与 50S 大亚基结合，从而干扰细菌蛋白质的合成而导致细菌死亡，但对人体细胞没有影响。

（2）质粒　质粒是染色体外的遗传物质，为闭合环状的双股 DNA 分子。质粒基因是细菌生命活动的非必要基因，但控制着某些特定的遗传性状。质粒能独立自行复制，随细菌分裂转移到子代细胞中，也可通过结合或其他方式传给无质粒的细菌。医学上重要的质粒有决定细菌耐药性的 R 质粒，决定细菌性菌毛的 F 质粒，决定大肠埃希菌产生大肠菌素的 Col 质粒等。质粒是基因工程研究中的重要载体。

（3）胞质颗粒　细菌胞质中含有多种颗粒，多数为一种营养和能量的贮存物，包括多糖、脂类、磷酸盐等，一般在营养供应充足时胞浆颗粒较多，养料和能源短缺时，动用贮备，胞浆颗粒减少甚至消失。胞质颗粒中有一种主要成分是 RNA 和多偏磷酸盐的颗粒，其嗜碱性强，用特殊染色法与菌体着色不同，故称异染颗粒。异染颗粒常见于白喉棒状杆菌，可作为细菌鉴别的依据。

（4）核质　细菌属原核细胞型微生物，无核膜和核仁、不具成形的核称为核质或拟核。核质呈细丝状闭环双链 DNA 反复卷曲盘绕成松散的网状结构，一般每个菌体中有 1～2 团，呈球形、棒形或哑铃形。核质具有细胞核的功能，控制细菌的各种遗传性状，与细菌的生长繁殖和遗传变异密切相关。

（二）细菌的特殊结构

细菌的特殊结构是指某些细菌特有的结构，如荚膜、鞭毛、菌毛和芽孢等。

1.荚膜　荚膜是某些细菌细胞壁外包绕的一层黏液性物质。厚度 >0.2 μm，与四周边界清晰，普通光学显微镜下可见，称为荚膜，如肺炎链球菌；厚度 <0.2 μm，光学显微镜不能直接看到，称为微荚膜，如乙型溶血性链球菌的 M 蛋白、伤寒沙门菌的 Vi 抗原及大肠埃希菌的 K 抗原等。荚膜的化学成分随细菌种类不同而有差异，多数细菌的荚膜为多糖，如肺炎链球菌；少数细菌的荚膜为多肽，如炭疽芽孢杆菌，个别细菌的荚膜为透明质酸。荚膜对碱性染料的亲和力低，用普通的染色法不易着色，显微镜下只能看到菌体周围的无色透明圈（图 10-7），用特殊的染色法可将荚膜染成与菌体不同的颜色。

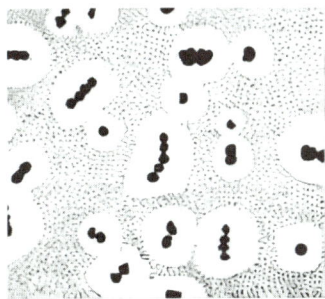

图 10-7　细菌的荚膜

荚膜的功能：①抗吞噬作用：荚膜具有抵抗机体吞噬细胞吞噬和消化的作用，是病原菌的重要毒力因子；②抗干燥作用：荚膜多糖含有较多水分，当菌体处于干燥环境中，能从中取得一定的水分，以维持必需的新陈代谢延续生命；③抗有害物质的损伤作用：荚膜处于菌细胞的最外层，有保护菌体避免和减少受溶菌酶、补体、抗菌抗体、抗菌药物等物质的损伤作用。

2.鞭毛　许多细菌，包括所有的弧菌和螺菌，约半数杆菌和个别球菌在菌体上附有细长并呈波状弯曲的丝状物称为鞭毛（图10-8），少则1～2根，多则数百根，是细菌的运动器官。根据鞭毛的数目和位置，可将有鞭毛的细菌分为四大类：单毛菌、双毛菌、丛毛菌、周毛菌。用电子显微镜或经特殊染色在普通光学显微镜下可看到，根据鞭毛的类型可帮助鉴别细菌。

鞭毛的化学成分主要是蛋白质，也有少量的糖类和脂类，鞭毛蛋白质具有免疫原性，通常称为H抗原，对细菌的鉴定与分型有重要意义。有些细菌的鞭毛与致病性有关，如霍乱弧菌通过活泼的鞭毛运动，可以穿透覆盖在小肠黏膜表面的黏液层，使菌体粘附于肠黏膜上皮细胞，产生毒性物质导致病变。

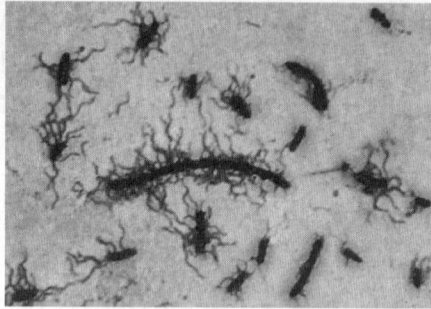

图 10-8　细菌的鞭毛

3.菌毛　许多革兰氏阴性菌和少数革兰氏阳性菌菌体表面存着一种比鞭毛更细、短而直的丝状物，称为菌毛（pilus），其化学成分是蛋白质。菌毛在普通光学显微镜下看不到，必须用电子显微镜才能看到（图10-9）。细菌的菌毛分为普通菌毛和性菌毛两种。

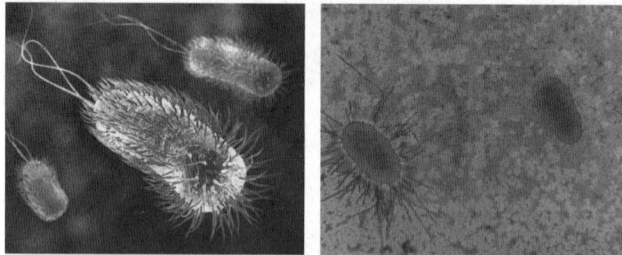

图 10-9　细菌的菌毛

（1）普通菌毛　遍布菌体表面，多者有数百根，是细菌的黏附结构，细菌借此可牢固地黏附于呼吸道、消化道和泌尿道黏膜上皮表面，进而生长繁殖，故与细菌的致病性有关。细菌失去菌毛，致病性也随之消失。

（2）性菌毛　比普通菌毛长而粗，一般只有1～4根，为中空管状。性菌毛是由F质粒所编码，故又称F菌毛。有性菌毛的细菌称为F^+或雄性菌，无性菌毛的细菌称为F^-菌或雌性菌。性菌毛可以将F^+菌的某些遗传物质通过接合的方式转移给F^-菌，如细菌的耐药性、毒力等。

4.芽孢　在一定的环境条件下，某些细菌菌体内部的细胞质、核质逐渐脱水浓缩凝集形成一个圆形或卵圆形折光性强、通透性很低的小体，称为芽孢（图10-10）。

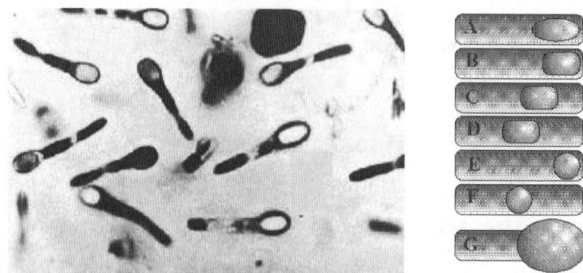

图 10-10　细菌芽孢模式图

一般认为芽孢是细菌的休眠状态，其代谢相对静止，抵抗力强。芽孢在适宜的条件下又可发芽形成新的菌体，芽孢不是细菌的繁殖方式。与芽孢相比，未形成芽孢而具有繁殖能力的菌体可称为繁殖体。

芽孢折光性强、壁厚、不易着色，染色时需经媒染、加热等处理。芽孢的大小、形状、位置等随菌种而异，有重要的鉴别价值。

成熟的芽孢具有多层膜结构（图 10-11），含水量少，能合成耐热耐干燥的特有成分吡啶二羧酸钙，对热力、干燥、辐射、化学消毒剂等理化因素均有强大的抵抗力，在自然界能存活多年。被炭疽芽孢杆菌的芽孢污染的草原，传染性可保持 20～30 年。故芽孢成为某些传染病的重要传染源。

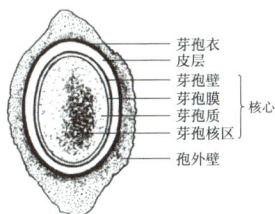

图 10-11　细菌芽孢的结构

细菌芽孢并不直接引起疾病，仅当发芽成为繁殖体后，迅速生长繁殖产生毒素而致病。例如，土壤中常有破伤风梭菌的芽孢，一旦外伤深部创口被泥土污染，进入伤口的芽孢在适宜条件下即可发芽成繁殖体再产毒致病。被芽孢污染的用具、敷料、手术器械等，用一般消毒灭菌方法不易将其杀死，杀灭芽孢最可靠的方法是高压蒸气灭菌法。在消毒灭菌过程中，应以杀死芽孢作为判断灭菌效果的指标。

三、细菌形态学检查

细菌形态学检查是细菌检验的重要手段之一。通过形态学观察，可了解细菌的形态、结构、动力及染色性，可用于细菌的分类和鉴别。

（一）不染色标本检查

主要用于观察细菌生活状态下的形态轮廓、运动情况。常用的方法有压滴法和悬滴法。压滴法：将细菌液滴在载玻片上，盖玻片压于其上，置显微镜下观察。悬滴法：将细菌液滴于盖玻片上，盖玻片反转置于玻片孔上，置显微镜下观察。

（二）染色标本检查

细菌蛋白质等电点低，pH 值为 2～5，在碱性环境中带负电荷，易与带正电荷的碱性染料结合。

1. 单染色法　将标本涂片固定，用一种染料如美蓝或复红对细菌进行染色，可观察细菌的大小、形态、排列，但不能鉴别细菌染色性。

2. 复染色法　用两种或两种以上染料先后染色，除可观察细菌的形态、大小与排列外，还可鉴别细菌。常用的复染色法有：

（1）革兰氏染色法　由丹麦细菌学家革兰（Hans christain Gram）于 1884 年创立，染色步骤是将标本涂片固定后，先用结晶紫或龙胆紫染液初染，然后加碘液媒染，再用 95% 乙醇脱色，最后用复红复染，经此染色后，可将细菌分为两大类：不被乙醇脱色而保留紫色者为革兰氏阳性菌；被乙醇脱色而被复红复染成红色者为革兰氏阴性菌。革兰氏染色法在鉴别细菌、选择药物、研究细菌致病性等方面都具有极其重要的意义。

（2）抗酸染色法　可鉴别抗酸性细菌与非抗酸性细菌。抗酸性细菌（如结核分枝杆菌）含大量脂质，不易着色，但用石炭酸复红加温染色后，能抵抗 3% 盐酸乙醇的脱色，非抗酸性细菌、标本中的细胞则被盐酸乙醇脱色后被美蓝复染呈蓝色，而抗酸性细菌菌体为红色。

（3）细菌的结构（如鞭毛、荚膜、芽胞以及细胞壁、异染颗粒等）用上述方法不易着色，必须用特殊染色法才能着色。这些方法可以使细菌的特殊结构与菌体染成不同的颜色，有利于观察和鉴别细菌。其中，负染色法是指细菌不着色，而使背景着色形成反差。先用酸性染料（如苯胺黑等）或墨汁衬底，再用碱性染料染色，可使背景和菌体着色而荚膜不显色，包围在菌体四周是一透明空圈。此法通常用于细菌荚膜的观察。

• 学习小结 •

细菌是一种具有细胞壁的单细胞微生物，属原核细胞型微生物。其基本形态有球菌、杆菌和螺形菌。细菌的基本结构包括细胞壁、细胞膜、细胞质和核质。细菌经革兰氏染色分为革兰氏阳性菌和革兰氏阴性菌，两者细胞壁结构有很大差异，与细菌的着色性、致病性以及对抗生素的敏感性有关。细菌的特殊结构有荚膜、芽胞、鞭毛、菌毛。荚膜、菌毛与细菌的致病性有关；鞭毛与细菌的运动有关，芽胞是细菌的休眠状态，其抵抗性强，在消毒灭菌时，是以杀死芽胞作为灭菌的标准。

📝 直通考证

1. 简要说明革兰氏阳性菌和革兰氏阴性菌细胞壁结构的不同。
2. 简要说明革兰氏阳性菌和革兰氏阴性菌细胞壁结构不同的意义。

（孙小华）

学习项目二　细菌的生理

🖱 学习导入

一名 5 岁男童因发热、腹泻、腹部痉挛及压痛而就诊。大便检查为黏液血便，镜下可见多形核白细胞，大便培养出革兰氏阴性杆菌，不发酵乳糖，无鞭毛。

请思考：男孩患病最有可能的病原菌是什么？

一、细菌的理化特性

（一）细菌的化学组成

细菌和其他生物细胞的化学组成相似，由水、无机盐、蛋白质、糖类、脂类、核酸等组成。其中，水是细菌细胞的重要组成成分，占菌体质量的 80%，固体成分仅占 15%～20%。蛋白质以核蛋白、糖蛋白和脂蛋白为主，占固体成分的 50%～80%。核酸包括 RNA 和 DNA，RNA 主要存在于细胞质中，DNA 存在于染色体和质粒中。此外，细菌还含有一些特有的化学物质，如肽聚糖、胞壁酸、磷壁酸、D 型氨基酸、二氨基庚二酸（DAP）、吡啶二羧酸（DPA）、脂多糖（LPS）等。

（二）细菌的物理性状

1. 表面积　细菌体积微小，其单位体积的表面积比其他生物大，有利于菌体同外界进行物质交换，故细菌的代谢旺盛，生长繁殖迅速。

2.半透性　细菌的细胞壁和细胞膜均为半透膜，可允许水和小分子物质通过，有利于选择性吸收营养物质和排泄代谢产物。

3.光学性质　细菌菌体为半透明体，当光线照射到菌体上，一部分被吸收，一部分被折射，故细菌悬液呈混浊状态。菌液越混浊，说明菌数越多。

4.带电现象　革兰氏阳性菌的等电点为 pH 值为 2～3，革兰氏阴性菌的等电点为 pH 值为 4～5，在中性或弱碱性环境中，细菌均带负电荷，尤以革兰氏阳性菌带负电荷更多。细菌的带电现象和细菌的染色反应、凝集反应、抑菌和杀菌有密切关系。

5.渗透压　细菌体内含有高浓度的营养物质和无机盐，因而具有较高的渗透压。如革兰氏阳性菌的渗透压高达 20～25 个标准大气压，革兰氏阴性菌的渗透压为 5～6 个大气压。而细菌所处的环境相对低渗，但是细菌具有坚韧的细胞壁，所以不至于吸水膨胀破裂。

二、细菌的生长与繁殖

（一）细菌生长繁殖的条件

细菌的生长繁殖与其所处的环境条件密切相关。当环境条件适宜时，细菌的代谢旺盛，繁殖速度快，否则，细菌的生命活动将受到抑制甚至死亡。所以细菌的生长繁殖必须具备以下四个条件。

1.营养物质　充足的营养物质能为细菌的新陈代谢和生长繁殖提供原料与能量。对细菌进行人工培养时，必须供给其生长所必需的各种成分，主要包括水、无机盐、碳源、氮源、生长因子等。

（1）水　细菌所需营养物质必须先溶于水，营养物质的吸收与代谢也需要有水才能进行。

（2）碳源　是指含有碳元素的营养物质。各种含碳的无机物或有机物都能被细菌吸收和利用，如二氧化碳、碳酸盐、糖类、脂肪等，是合成菌体组成成分的必需原料，也是细菌代谢的主要能量来源。病原菌主要从糖类获得碳元素。

（3）氮源　是指含有氮元素的营养物质。用于合成菌体的蛋白质、酶、核酸等。病原菌主要从氨基酸、蛋白质等有机氮化物中获得氮元素。少数细菌（如肺炎克雷伯菌）可利用硝酸盐甚至氮气，但利用率较低。

（4）无机盐　细菌需要钾、钠、钙、镁、铁、锌、硫、磷等无机盐，其主要功能是：构成有机化合物，成为菌体的成分；作为酶的组成部分，维持酶的活性；参与能量的储存和转运；调节菌体内外的渗透压；某些元素与细菌的生长繁殖和致病作用密切相关。例如，白喉棒状杆菌在含适量铁的培养基中毒素产量最高，与其致病作用有关。

（5）生长因子　某些细菌生长过程所必需而又不能自身合成的有机化合物，称为生长因子。主要包括维生素、某些氨基酸、脂类、嘌呤和嘧啶等。此外，某些细菌还需要特殊的生长因子，如流感嗜血杆菌的呼吸作用需要血液中的 V、X 两种因子。

2.酸碱度　大多数病原菌的最适 pH 值为 7.2～7.6。人体的血液、组织液 pH 值为 7.4，所以特别适合细菌生存。个别细菌（如霍乱弧菌）在 pH 值为 8.4～9.2 碱性条件下生长良好，结核分枝杆菌在 pH 值为 6.5～6.8 酸性条件下生长良好。

3.温度　各类细菌对温度的要求不同，可分为嗜冷菌、嗜温菌和嗜热菌三种。大多数病原菌是嗜温菌，其最适生长温度与人体正常体温一致，即 37 ℃。故实验室培养细菌的温度一般采用 37 ℃培养细菌。

4.气体　细菌的生长繁殖所需要的气体主要是氧气和二氧化碳。一般细菌在代谢过程中产生的二氧化碳即能满足自身需要。根据细菌代谢时对分子氧的需要与否，可以将细菌分为四类。

（1）专性需氧菌　专性需氧菌具有完善的呼吸酶系统，需要分子氧作为受氢体以完成需氧呼吸，必须在有氧环境下才能生长。如结核分枝杆菌、霍乱弧菌。

（2）微需氧菌　微需氧菌在低氧压（5%～6%）生长最好，若氧浓度大于10%，则对其有抑制作用。如空肠弯曲菌、幽门螺杆菌。

（3）兼性厌氧菌　兼性厌氧菌兼有需氧呼吸和无氧发酵两种功能，不论在有氧或无氧环境中都能生长，但以有氧时生长较好。大多数病原菌属此类。如葡萄球菌、伤寒沙门菌。

（4）专性厌氧菌　专性厌氧菌缺乏完善的呼吸酶系统，利用氧以外的其他物质作为受氢体，只能在无氧环境中进行发酵。有游离氧存在时，不但不能利用分子氧，反而还会受其毒害，甚至死亡。如破伤风梭菌、脆弱类杆菌。

（二）繁殖方式与速度

1. 细菌个体的生长繁殖　细菌一般以二分裂方式进行无性繁殖。在适宜条件下，大多数细菌的繁殖速度很快，20～30分钟繁殖一代。个别细菌繁殖速度较慢，如结核分枝杆菌约18～20小时才繁殖一代。

2. 细菌群体的生长繁殖规律　细菌生长繁殖速度很快，一般细菌约20分钟分裂一次。若按此速度计算，一个细菌经7小时可繁殖到约200万个，10小时后可达到10亿个以上，但事实上，细菌在生长繁殖过程中，由于营养物质的逐渐消耗、有害代谢产物的逐渐积累，细菌不可能始终保持高速度的无限繁殖。经过一段时间后，细菌繁殖速度逐渐减慢，死亡菌数增多，活菌增长率随之下降并趋于停滞。

若将一定数量的细菌接种于适宜的液体培养基中，连续定时取样检查活菌数，可发现其生长过程具有一定的规律性。以培养时间为横坐标，培养物中活菌数的对数为纵坐标，可绘制出一条细菌群体的生长曲线（图10-12）。根据生长曲线，可将细菌群体生长繁殖分为四个时期。

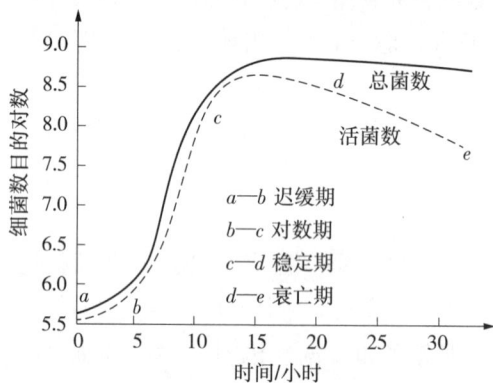

图10-12　细菌的生长曲线

（1）迟缓期　细菌进入新环境后的短暂适应阶段，此期菌体增大，代谢活跃，为细菌分裂繁殖准备充足的酶、能量等，但分裂迟缓，繁殖极少。此期为最初培养的1～4小时。

（2）对数期　又称指数期，此期细菌生长繁殖迅速，细菌数以几何级数快速增长，细菌数直线上升。这个时期的细菌形态、染色性及生理活性等都较典型，对外界环境因素的作用敏感。因此，研究细菌的性状、进行药物敏感试验等最好选用此期的细菌，抗生素对该期的细菌效果最佳。此期一般为8～18小时。

（3）稳定期　对数期后，稳定期的细菌的生长总数趋于稳定，这是因为培养基中的营养物质的消耗和有害代谢产物积累，使细菌的繁殖速度减慢，死亡菌数上升，细菌繁殖数和死亡数趋于平衡。细菌的形态、染色、生理活动可发生改变，并产生相应的代谢产物，如外毒素、抗生素、芽胞等。

（4）衰亡期　稳定期后，细菌的繁殖速度从减慢至停止，死菌数越来越多，并超过活菌数。该期细菌形态显著改变，菌体变形、肿胀，出现衰退型或菌体自溶，难以辨认。因此，陈旧培养的细菌难以鉴定。

三、细菌的人工培养

细菌的人工培养是根据细菌生长繁殖的条件和规律，用人工方法提供细菌所需的各种条件来培养细菌。这对研究各种细菌的生物学特性、制备生物制品及传染性疾病的诊断与治疗具有重要意义。

（一）培养基

培养基是人工配制的适合细菌生长繁殖的营养基质。培养基的 pH 值一般为 7.2 ～ 7.6，经灭菌后才能使用。各种细菌所需要的营养不同，所以需要配制不同种类的培养基。培养基根据成分、物理状态和使用用途不同来进行分类。

1. 按照培养基的成分分类

（1）合成培养基　合成培养基的各种成分是已知的化学物质。这种培养基的化学成分清楚，组成成分精确，重复性好，但价格较贵，微生物在这种培养基中生长较慢，如察氏培养基。

（2）天然培养基　天然培养基是由天然物质组成，如马铃薯和牛肉汤等。这类培养基的化学成分及其含量不是恒定的，但配制方便，营养丰富。

（3）半合成培养基　半合成培养基是在天然有机物中适当加入已知成分的无机盐类，或者在合成培养基中添加某些天然成分，如培养真菌用的马铃薯葡萄糖琼脂培养基。

2. 按照培养基的物理状态分类

（1）液体培养基　液体培养基中不添加任何凝固剂，将营养物质按照一定比例配方制备而成。液体培养基的成分均匀，微生物能充分与培养基中营养物质接触，可用于增菌培养和鉴定细菌。

（2）半固体培养基　在配制好的液体培养基中加入 0.2% ～ 0.5% 的琼脂而呈半固体状态。可用于观察细菌的动力，鉴定和保存菌种。

（3）固体培养基　在配制好的液体培养基中加入 2% ～ 5% 的琼脂而成为固体培养基。常用于微生物分离、鉴定、计数和菌种保存等方面。

3. 按照培养基用途分类

（1）基础培养基　含有多数细菌生长繁殖所需要的基本营养成分。常用的有肉汤培养基和普通琼脂培养基。其成分包括牛肉膏或牛肉汤、蛋白胨、氯化钠、磷酸盐和水等。可用于大多数细菌的培养。

（2）营养培养基　在基础培养基中加入葡萄糖、血液、血清、酵母浸膏等营养物质，可供营养要求较高的细菌生长，如血液琼脂培养基、血清肉汤等。常用的是血琼脂平板。

（3）选择培养基　在培养基中加入某些化学物质，使之抑制某些细菌的生长，而有利于另一些细菌的生长，有选择性地将目的菌分离出来。如 SS 琼脂培养基中含有胆盐、煌绿、枸橼酸盐，可抑制革兰氏阳性菌和大肠埃希菌的生长，而对沙门菌和志贺菌的生长没有影响，常用于肠道致病菌的分离和培养。

（4）鉴别培养基　根据各种细菌对糖和蛋白质的分解能力及其代谢产物的不同，在培养基中加入特定的作用底物和指示剂，以达到鉴别细菌的目的。常用的有各种单糖发酵管、伊红、亚甲蓝琼脂和双糖铁培养基等。

（5）厌氧培养基　厌氧培养基是专供厌氧菌的分离、培养和鉴别用的培养基。培养基内部为无氧环境，氧化还原电势低，营养丰富。常用的有庖肉培养基、硫乙醇酸盐肉汤培养基等。

（二）细菌在培养基中的生长现象

1. 细菌在液体培养基中生长情况　细菌在液体培养基中可呈现三种生长状态（图 10-13）：①浑浊生长，即大多数细菌在液体培养基中生长繁殖后呈现均匀混浊状态，如葡萄球菌；②沉淀生长，即少数链状细菌或厌氧菌在液体培养基底部形成沉淀，如链球菌；③菌膜生长，即专性需氧菌对氧气浓度要求较高，多在液体表面生长，常形成菌膜，如结核分枝杆菌。在临床工作中，使用注射液之前必须进行检查，若发现上述任何一种现象，表明已被细菌污染，严禁使用。

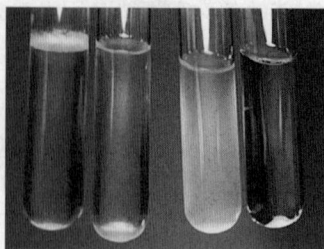

菌膜　沉淀　混浊　对照

图 10-13　细菌在液体培养基中生长情况

2. 在半固体培养基中生长情况　细菌在半固体培养基上有两种生长状态（图 10-14）：①扩散生长，即半固体培养基黏度低，有鞭毛的细菌在其中仍可自由游动，沿穿刺线呈羽毛状或云雾状浑浊生长；②沿穿刺线生长，即无鞭毛细菌只能沿穿刺线呈明显的线状生长，周围培养基透明澄清。常用于细菌的动力观察。

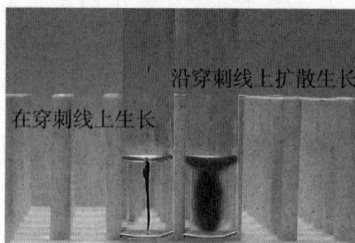

沿穿刺线上扩散生长

在穿刺线上生长

图 10-14　细菌在半固体培养基中生长情况

3. 细菌在固体培养基中生长情况　将标本或培养物划线接种在固体培养基的表面，因划线的分散作用，使许多原来混杂的细菌在固体培养基表面散开，称为分离培养。分离培养 18～24 小时后，单个细菌繁殖成一堆肉眼可见的细菌集团，称为菌落（colonys）。不同细菌在固体培养基上形成的菌落，在大小、形状、颜色、气味、透明度、表面光滑或粗糙、湿润或干燥、边缘整齐与否以及在血琼脂平板上的溶血情况等均有不同表现。根据菌落的特征，可以初步鉴定细菌。多个菌落融合成片，称为菌苔（lawn）。挑取一个菌落移种到另一个培养基中，生长出来的细菌均为纯种，称为纯培养。用于细菌的鉴定（图 10-15）。

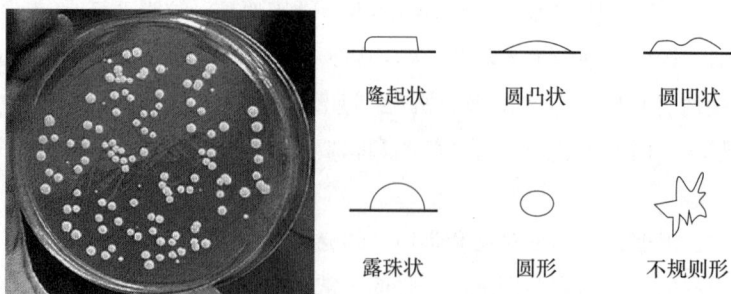

隆起状　　圆凸状　　圆凹状

露珠状　　圆形　　不规则形

图 10-15　细菌在固体培养基中生长情况

（三）人工培养细菌的意义

1. 细菌的鉴定与研究　对细菌进行鉴定，研究细菌的形态生理、抗原结构、免疫性、致病性、耐药性等，都需要人工培养细菌才能实现。

2. 感染性疾病的诊断与治疗　细菌感染引起的疾病，常须从患者体内分离出病原菌，才可以确诊。取患者标本，进行细菌的分离培养与鉴定，是诊断细菌感染性疾病最可靠的依据。同时对分离出的病原菌做药物敏感试验，可帮助临床选择有效的抗生素进行治疗。

3.生物制品的制备　通过人工分离培养所得的纯种细菌及其代谢产物，可以制成疫苗、类毒素、诊断用标准菌液、抗血清等生物制品，用于传染性疾病的诊断、预防和治疗。

4.细菌毒力分析和细菌学指标的检测　人工培养细菌后，再用免疫学和其他方法检测细菌的毒力因子，并配合动物实验来进行细菌侵袭力和毒力的分析；也可以通过定量培养计数等方法，对饮水、食品等进行微生物学卫生指标的检测。

5.在其他方面的应用

（1）在工农业生产中的应用　利用细菌的培养和发酵，可提纯精制出抗生素、维生素、氨基酸、有机溶剂、酒精、味精等多种产品，还可以用于石油脱蜡、污水处理、制造菌肥等。

（2）在基因工程中的应用　由于细菌具有繁殖快、容易培养等特点，故在基因工程中，常用细菌作为受体细胞，将带有外源性基因的重组 DNA 导入到细菌体内，使其在受体菌体内得以表达。应用生物工程技术已成功制备出了干扰素、胰岛素、乙肝疫苗等。

知识拓展

罗伯特·科赫

罗伯特·科赫发明了用固体培养基的细菌纯培养法，第一次培养和分离出了炭疽杆菌；又发现了结核杆菌，并认为该菌是引起各型结核病的病原。1890年，他首次发现了结核菌素。在科赫身边，差不多每天都有新的细菌奇迹出现，被后人尊为细菌学鼻祖，被授予德国皇冠勋章，并因结核病研究获诺贝尔生理学或医学奖。

四、细菌的代谢产物

细菌的新陈代谢包括分解代谢和合成代谢。分解代谢是将复杂的营养物质或胞内物降解为简单的化合物，为合成菌体成分提供原料，同时释放能量以供细菌代谢之用；合成代谢是将简单的小分子合成为复杂的大分子，组成菌体成分和酶，保证细菌的生长繁殖，同时消耗能量。细菌的代谢产物包括合成代谢产物和分解代谢产物，其中一些在医学上有重要意义。

（一）分解代谢产物及生化反应

不同的细菌所具有的酶不完全相同，对营养物质的分解能力也不一样，因此其代谢产物也不相同。据此特点，利用生物化学方法来鉴别细菌的试验，称为细菌的生化反应试验。常见的有以下几种。

1.糖发酵试验　不同细菌分解糖类的能力和分解产物均不同，借此可鉴别细菌。例如，大肠埃希菌能分解葡萄糖和乳糖，既产酸又产气；而伤寒沙门菌可分解葡萄糖，只产酸不产气，但不能分解乳糖。

2.VP 试验　肠埃希菌和产气肠杆菌均能分解葡萄糖产酸产气，两者很难区别。但产气肠杆菌在发酵葡萄糖产生丙酮酸后，使丙酮酸脱羧生成乙酰甲基醇，该物质在碱性溶液中被空气中的 O_2 氧化成双乙酰。双乙酰在 α-萘酚和肌酸的催化下，生成红色化合物，为 VP 试验阳性。大肠埃希菌不能生成乙酰甲基醇，故 VP 试验阴性。

3.甲基红试验　产气杆菌分解葡萄糖产生丙酮酸，经脱羧后生成中性的乙酰甲基甲醇，故培养液 pH>5.4，甲基红指示剂呈橘黄色，为甲基红试验阴性。大肠埃希菌分解葡萄糖产生丙酮酸，培养液 pH≤4.5，甲基红指示剂呈红色，则为甲基红试验阳性。

4.枸橼酸盐利用试验　当某些细菌（如产气杆菌）利用铵盐作为唯一碳源，并可在枸橼酸盐作为唯一碳源的枸橼酸盐培养基上生长，分解枸橼酸盐生成碳酸盐，并分解铵盐生成氨，使培养基由酸变为碱性，使培养基中的指示剂溴 BTB 由淡绿色转变为深蓝色，为枸橼酸盐试验阳性。大肠埃希菌不能利用枸橼酸盐为唯一碳源，故在该培养基上不能生长，为枸橼酸盐试验阴性。

5. 吲哚试验　有些细菌（如大肠埃希菌、霍乱弧菌等）能分解培养基中的色氨酸生成无色的吲哚（靛基质），经与试剂中的对二甲基氨基苯甲醛作用，生成玫瑰吲哚而呈红色，为吲哚试验阳性。

6. 硫化氢试验　有些细菌（如肖氏沙门菌、变形杆菌等）能分解培养基中的含硫氨基酸（如胱氨酸、甲硫氨酸）生成硫化氢，硫化氢遇培养基中的铅或铁离子生成黑色的硫化铅或硫化亚铁沉淀物，为硫化氢试验阳性。

📖 知识拓展

> **细菌的生化反应**
>
> 　　细菌的生化反应用于鉴别细菌，尤其对形态、革兰氏染色反应和培养特性相同或相似的细菌更为重要，吲哚（I）、甲基红（M）、VP（V）、枸橼酸盐利用（C）四种试验常用于鉴定肠道杆菌，合称为 IMViC 试验。例如，大肠埃希菌对这四种试验的结果是"＋＋－－"，产气肠杆菌则为"－－＋＋"。

（二）合成代谢产物及实际意义

细菌在合成代谢中除可合成菌体自身成分外，还可以合成一些在医学上具有重要意义的特殊产物，有的与细菌的致病性有关，有的可用于鉴别细菌或防治疾病。

1. 热原质　热原质或称致热原。其成分为革兰阴性菌细胞壁中的脂多糖。热原质耐高温，高压蒸汽灭菌法不能破坏其结构，250 ℃高温干烤才能破坏热原质。热原质可通过一般细菌滤器且没有挥发性，所以除去热原质最好的方法是蒸馏。药液、水等被细菌污染后，即使高压灭菌或过滤除菌仍有热原质存在，注入机体后会引起严重的发热反应。所以，应该使用无热原质的水制备生物制品和注射液，注射过程中也应严格进行无菌操作，防止细菌污染，从而预防输液反应的发生。

2. 毒素和侵袭性酶　毒素是病原菌在代谢过程中合成的对人和动物有毒害作用的物质，包括外毒素和内毒素。外毒素是革兰氏阳性菌及少数革兰氏阴性菌合成并释放到菌体外的一种蛋白质，毒性极强。内毒素是革兰氏阴性菌细菌壁中的脂多糖，菌体死亡或裂解后才能释放出来。侵袭性酶能损伤机体组织，促使细菌的侵袭和扩散，如金黄色葡萄球菌产生的血浆凝固酶、乙型溶血性链球菌产生的透明质酸酶等。毒素与侵袭性酶是细菌重要的致病物质。

3. 抗生素　抗生素是某些微生物产生的一类能抑制或杀死其他微生物和肿瘤细胞的物质。抗生素多由放线菌和真菌产生，如青霉素、链霉素等；少数细菌可以产生抗生素，如多粘菌素、杆菌肽等。临床上，抗生素已广泛用于感染性疾病和肿瘤的治疗。

4. 细菌素　细菌素是某些细菌菌株产生的一类具有抗菌作用的蛋白质，但其抗菌作用范围比抗生素狭窄，仅对与产生菌有亲缘关系的细菌有杀伤作用。细菌素的合成受菌体内质粒控制，如大肠埃希菌的细菌素产生受 Col 质粒控制，称大肠菌素。由于细菌素有菌种和菌型特异性，可用于某些细菌分型和流行病学调查，在临床治疗上价值不大。

5. 色素　某些细菌在一定条件下能产生有色物质，有助于鉴别细菌。细菌色素有两类：水溶性色素能扩散到培养基或周围组织，如铜绿假单胞菌产生的蓝绿色色素可使培养基、伤口脓汁呈绿色；脂溶性色素不溶于水，仅使菌落着色，培养基颜色不变，如金黄色葡萄球菌产生的金黄色色素可使菌落和菌苔显色，而培养基不显色。

6. 维生素　某些细菌能合成某些维生素，除供自身需要外，还能分泌到周围环境中。如人体肠道内的大肠埃希菌能合成 B 族维生素和维生素 K 被人体吸收利用。

学习小结

　　细菌是单细胞生物，其化学组成与其他单细胞生物相似。细菌的生长繁殖需要充足的营养、适宜的温度、合适的酸碱度和一定的气体环境。细菌的繁殖方式为二分裂的无性繁殖，大多数细菌每20分钟分裂一次。细菌在液体培养基中有的呈混浊生长，有的呈沉淀生长，有的则呈表面生长并形成菌膜；在半固体培养基中，有鞭毛的细菌扩散生长，无鞭毛的细菌则沿刺线生长；在固体培养基中，细菌通过生长繁殖堆积在一起形成肉眼可见的菌落。各种细菌对糖和蛋白质的分解能力不同，其代谢产物各异，据此可鉴别细菌。细菌可合成毒素、侵袭性酶等对人有致病作用的物质；有些细菌还可合成抗生素、细菌素、维生素等可供人类利用的物质。有些细菌还可合成色素，在鉴别细菌、指导临床工作中具有一定的意义。

直通考证

　　1. 简述细菌生长繁殖的条件。
　　2. 简述细菌生长曲线。

（孙小华）

学习项目三　细菌的遗传与变异（线上自学）

学习导入

　　患者，女性，32岁，1周前足部有过疖肿，两天前开始发热，头痛伴有高热、寒战、咳脓痰，痰中带血丝，胸痛，听诊两肺呼吸音增强，偶有少量湿啰音，WBC 21×10^9/L，中性90%，胸片两肺散在密度较淡的圆形病变，其中部分病灶有空洞伴液平，诊断为细菌性肺炎。该患者应用青霉素800万U，每日2次静点，3天后体温未明显下降，胸痛加重。

　　请思考：1. 最可能的病原学诊断是什么？分析抗菌治疗效果不好的原因。
　　　　　　2. 应当立即做哪项微生物学检查？
　　　　　　3. 细菌常见变异现象有哪些？简述细菌变异的机制。

主题十
学习项目三

直通考证

　　细菌的基因转移与重组的方式有哪些？

（孙小华）

学习项目四　细菌的分布与消毒灭菌

学习导入

1998年4月至5月，某妇幼医院发生了严重的医院感染事件，给病人带来痛苦和损害，造成重大经济损失，引起社会各界和国内外的强烈反响。此次感染是以龟型分枝杆菌为主的混合感染，感染原因是浸泡刀片和剪刀的戊二醛因配制错误未达到灭菌效果。

请思考： 针对此次事件，该院应该吸取什么经验教训？

一、细菌的分布

（一）细菌在自然界的分布

土壤中含有细菌生长繁殖的良好条件，因此土壤中细菌的种类和数量很多。土壤中的细菌多数为非病原菌，在自然界的物质循环中起着重要的作用。但土壤中也有一些能形成芽孢的细菌，如破伤风梭菌、炭疽芽孢杆菌等，能通过伤口感染。水是细菌生存的天然环境，水中可含有沙门菌、志贺菌、霍乱弧菌等病原菌。水源的污染可引起多种消化系统传染病的流行，因此保护水源，加强水和粪便的管理，是预防和控制肠道传染病的重要措施。空气中缺乏营养物质与水分，且受日光照射，细菌不易繁殖。但由于人群和动物通过呼吸、唾液、飞沫排出细菌、土壤中的细菌随尘土飞扬在空气中，因此，空气中可存在不同种类的细菌。常见的病原菌主要有金黄色葡萄球菌、链球菌、结核分枝杆菌等，它们可引起伤口或呼吸道感染。此外，空气中的非病原菌常可造成生物制品、培养基、药物制剂的污染。因此，医院的手术室、病房、制剂室等要经常进行空气消毒，并严格按照有关制度和无菌技术进行医疗操作，以防止疾病的传播及手术后的感染。

（二）细菌在正常人体的分布

正常人体体表及与外界相通的腔道存在着不同种类和数量的微生物。在正常情况下，这些微生物对人体无害，称为正常菌群或正常微生物群。正常菌群不仅与人体保持相对平衡关系，而且对构成机体的微生态平衡起着重要作用，其主要生理意义有：生物拮抗作用、营养作用、免疫作用、抗衰老作用及抗肿瘤作用等。

寄居在人体一定部位的正常菌群相对稳定，但在特定条件下，正常菌群与宿主间、正常菌群中的各种细菌之间的生态平衡可被破坏而使机体致病，这类在正常条件下不致病、在特殊情况下能引起疾病的细菌，称为条件致病菌或机会致病菌。其特定的条件通常是：①寄居部位改变，如大肠埃希菌从原寄居的肠道进入腹腔、血流或泌尿道等；②免疫功能低下，如大面积烧伤、长期消耗性疾病、应用大剂量皮质激素、抗肿瘤药物或放射治疗等，造成机体免疫功能低下；③不适当的抗菌药物治疗导致的菌群失调。

菌群失调是指由于某种原因使正常菌群的种类、数量和比例发生较大幅度的改变，导致机体微生态失去平衡。由于严重菌群失调而使宿主发生一系列临床症状，则称为菌群失调症。因菌群失调症往往是在抗菌药物等治疗原有感染性疾病过程中产生的另一种新感染，故临床上又称为二重感染。引起二重感染的细菌以金黄色葡萄球菌、革兰氏阴性杆菌、白假丝酵母菌等多见。患二重感染的病人免疫力低，治疗难度大，应避免发生。对已发生二重感染患者，应立即停用原抗菌药物，并对病人标本中分离的致病菌作药敏试验，选用合适的药物治疗。同时，亦可使用微生态制剂，使之恢复正常菌群的生态平衡。

二、细菌的消毒与灭菌

细菌为单细胞生物，与外环境关系密切。若环境适宜，细菌生长繁殖极为迅速；若环境变化过剧，细菌因代谢障碍而生长受到抑制，甚至死亡。因此，可以采用物理、化学或生物学方法来抑制或杀死外环境中的病原微生物。以下术语常用来表示物理或化学方法对微生物的杀灭程度。

1.消毒　消毒是指用物理或化学或生物的方法清除或杀灭环境中和媒介上除芽孢以外的所有病原微生物的过程。用于杀灭传播媒介上的微生物使其达到消毒或灭菌要求的制剂称为消毒剂。

2.灭菌　灭菌是指用物理或化学方法杀灭或者消除物体上的一切微生物，包括致病微生物和非致病微生物，细菌的芽孢和真菌孢子。

3.无菌　无菌指无活菌存在的意思。防止细菌进入人体或其他物品的操作技术，称为无菌操作。例如，进行外科手术时需防止细菌进入创口，微生物学实验中要注意防止污染和感染。

4.防腐　防止或抑制微生物生长繁殖的方法。

常用的消毒灭菌方法有两大类：物理消毒灭菌法和化学消毒灭菌法。

（一）物理消毒灭菌法

1.热力消毒灭菌法　主要利用热力使微生物的蛋白质凝固变性、酶失活、细胞膜和细胞壁发生改变而导致其死亡，达到消毒灭菌的目的。热力消毒灭菌法是效果可靠、使用最广泛的方法，分干热法和湿热法两类。干热法由空气导热，传热较慢；湿热法由空气和水蒸气导热，传热较快，穿透力强。相对于干热法消毒灭菌，湿热法所需的时间短，温度低。

（1）干热法　①焚烧与烧灼，是一种简单、迅速、彻底的灭菌方法。适用于：不需保存的物品、微生物实验室接种环、试管口的灭菌、急用某些金属器械、搪瓷类物品等。②干烤法，是指利用专用密闭烤箱进行灭菌。适用于耐热、不耐湿、蒸气或气体不能穿透物品的灭菌。

（2）湿热法　①压力蒸气灭菌法，是一种最常用、最有效的灭菌方法，在临床上应用广泛。主要是利用高压饱和蒸气的高热所释放的潜热灭菌。常用于耐高压、耐高温、耐潮湿物品的灭菌，如各类器械、敷料、搪瓷、橡胶、玻璃制品及溶液等的灭菌。②煮沸消毒法，是应用最早的消毒方法之一，也是家庭常用的消毒方法。煮沸15分钟可杀灭多数细菌芽孢。煮沸消毒法简单、方便、经济、实用，适用于耐湿、耐高温的物品，如金属、搪瓷、玻璃和橡胶类制品等的消毒。③巴氏消毒法，是用较低温度杀灭液体中的病原菌或特定微生物，以保持物品中所需要的不耐热成分不被破坏的方法。此法由巴斯德创建，现广泛采用，常用于消毒牛乳、酒类等饮品。④其他，除压力蒸汽灭菌法和煮沸消毒法外，湿热消毒还可选择低温蒸汽消毒法和流通蒸气消毒法。低温蒸气消毒法用较低温度杀灭物品中的病原菌或特定微生物，可用于不耐高热的物品（如内镜、塑料制品等）的消毒。流通蒸气消毒法是在常压下用100 ℃的水蒸气消毒，15～30分钟即可杀灭细菌繁殖体，常用于餐饮具、便器的消毒。

📝 **知识拓展**

巴氏消毒法

路易·巴斯德（1822—1895年），法国微生物学家、化学家，曾任里尔大学、巴黎师范大学教授及巴斯德研究所所长。他对同分异构现象、发酵、细菌培养和疫苗等的研究取得重大成就，从而奠定工业微生物学和病原生物学的基础，并开创微生物生理学，被誉为"微生物学之父"。

巴斯德发展了在饮料中杀菌的方法，后称为巴氏消毒法。

2. 辐射消毒法　主要利用紫外线或臭氧的杀菌作用，使菌体蛋白质光解、变性而致细菌死亡。

①日光曝晒法　利用日光的热、干燥和紫外线作用达到消毒效果。

②紫外线消毒法　紫外线（UV）具有杀菌作用，其中以 265～266 nm 波长的紫外线最强，可干扰 DNA 的复制与转录，导致细菌的变异和死亡。紫外线穿透能力较弱，故一般用于手术室、传染病房、无菌实验室的空气消毒，或用于不耐热物品的表面消毒。紫外线对人的眼睛和皮肤有刺激作用，直接照射 30 s 就可引起眼炎或皮炎。照射过程中产生的臭氧对人体亦不利，故照射时人应离开房间，必要时戴防护镜、穿防护衣，照射完毕后应开窗通风。

③臭氧消毒法　臭氧在常温下为强氧化性气体，是一种广谱杀菌剂，可杀灭细菌繁殖体、病毒、芽孢、真菌，并可破坏肉毒杆菌毒素。主要用于空气、医院污水、诊疗用水及物品表面的消毒。注意事项：臭氧对人有毒；臭氧具有强氧化性，可损坏多种物品。

3. 电离辐射灭菌法　利用放射性同位素 ^{60}Co 发射高能 γ 射线或电子加速器产生的 β 射线进行辐射灭菌。电离辐射作用可分为直接作用和间接作用。直接作用指射线的能量直接破坏微生物的核酸、蛋白质和酶等；间接作用指射线的能量先作用于水分子，使其电离，电离后产生的自由基再作用于核酸、蛋白质、酶等物质。

电离辐射灭菌法适用于不耐热的物品（如一次性医用塑料制品、食品、药品和生物制品等）在常温下的灭菌，故又称"冷灭菌"。

4. 微波消毒法　微波是频率为 30～300 000 MHz、波长为 0.001～1 m 的电磁波，消毒中常用的是（915±25）MHz 与（2 450±50）MHz 微波。在电磁波的高频交流电场中，物品中的极性分子发生极化进行高速运动，并频繁改变方向，互相摩擦，使温度迅速上升，达到消毒作用。微波可以杀灭各种微生物，包括细菌繁殖体、病毒、真菌和细菌芽孢、真菌孢子等。常用于食物及餐具的消毒、医疗药品及耐热非金属器械的消毒。

5. 滤过除菌法　指用物理阻留的方法，如冲洗、刷、擦、扫、抹、铲除或过滤等以除掉物品表面、水中、空气中及人畜体表的有害微生物，达到无菌的目的。凡在送风系统上装有高效或亚高效过滤系统的房间，一般统称为生物洁净室。生物洁净室在医院里可作无菌临床室和无菌手术室。

（二）化学消毒灭菌法

凡不适用于物理消毒灭菌的物品，都可以选用化学消毒灭菌法。化学消毒灭菌法能使微生物的蛋白凝固变性、酶蛋白失去活性或能抑制微生物的代谢、生长和繁殖。能杀灭传播媒介上的微生物使其达到消毒或灭菌要求的化学制剂称为化学消毒剂。

1. 化学消毒剂具备的条件　杀菌谱广；有效浓度低；性质稳定；作用速度快；作用时间长；易溶于水；可在低温下使用；不易受有机物、酸、碱及其他物理、化学因素的影响；无刺激性和腐蚀性；不引起过敏反应；无色、无味、无臭、毒性低且使用后易于去除残留药物；不易燃烧和爆炸；用法简便、价格低廉、便于运输等。

2. 化学消毒剂的种类　各种化学消毒剂按其消毒效力可分为以下四类。

（1）灭菌剂　指可杀灭一切微生物，包括细菌芽孢，使物品达到灭菌要求的制剂。如戊二醛、环氧乙烷等。

（2）高效消毒剂　指可杀灭一切细菌繁殖体（包括分枝杆菌）、病毒、真菌及其孢子，并对细菌芽孢有显著杀灭作用的制剂。如过氧乙酸、过氧化氢、部分含氯消毒剂等。

（3）中效消毒剂　指仅可杀灭分枝杆菌、细菌繁殖体、真菌、病毒等微生物，达到消毒要求的制剂。如醇类、碘类、部分含氯消毒剂等。

（4）低效消毒剂　指仅可杀灭细菌繁殖体和亲脂病毒，达到消毒要求的制剂。如酚类、胍类、季铵盐类消毒剂等。

3. 化学消毒剂的使用原则

①合理使用。能不用时则不用，必须用时则尽量少用。能采用物理方法消毒灭菌的，尽量不使用化学消毒灭菌法。

②根据物品的性能和各种微生物的特性选择合适的消毒剂。

③严格掌握消毒剂的有效浓度、消毒时间及使用方法。

④消毒剂应定期更换，易挥发的要加盖并定期检测，调整浓度。

⑤待消毒的物品必须先洗净、擦干。

⑥消毒剂中不能放置纱布、棉花等物，以防降低消毒效力。

⑦消毒后的物品在使用前须用无菌生理盐水冲净，以避免消毒剂刺激人体组织。

⑧熟悉消毒剂的毒副作用，做好工作人员的防护。

4. 化学消毒剂的使用方法　浸泡法；擦拭法；喷雾法；熏蒸法。

5. 影响消毒灭菌效果的因素　影响消毒剂作用的因素：①消毒剂的浓度与作用时间。一般情况下，浓度越大，作用时间越长，杀菌作用越强，但乙醇例外。消毒剂在一定浓度下，对细菌的作用时间越长，消毒效果也越好。②细菌的种类与生活状态不同种类的细菌，对消毒剂的敏感性不同。如结核分枝杆菌对酸、碱的抵抗力比其他细菌强，但对 75% 乙醇敏感。幼龄菌比老龄菌对消毒剂敏感，细菌的芽孢对消毒剂的抵抗力最强。③环境中有机物的影响。被消毒的环境中如有血清、脓汁、粪便、痰等有机物存在，可与消毒剂结合而影响杀菌效果。故消毒皮肤或器械之前需要先洗净再消毒，对排泄物消毒时，应选择那些受有机物影响较小的消毒剂。④酸碱度消毒剂的杀菌作用受酸碱度的影响。⑤温度升高可提高消毒效果。

·学习小结·

土壤、水、空气、人体的体表及其与外界相通的腔道中存在着不同种类和数量的细菌，绝大多数是非致病菌，只有极少数是致病菌。在正常条件下，人体体表以及与外界相通的腔道存在着对人体无害的微生物群，称正常菌群；当机体免疫力低下、细菌寄居部位改变、滥用抗生素等情况下引起疾病的微生物，称为条件致病菌或机会致病菌。消毒是指用物理或化学或生物的方法清除或杀灭环境中和媒介上除芽孢以外的所有病原微生物的过程。灭菌是指用物理或化学方法杀灭或者消除传播媒介上的一切微生物，包括致病微生物和非致病微生物，也包括细菌芽孢和真菌孢子。消毒灭菌的方法很多，一般分为物理学方法和化学方法。常用的有高压蒸汽、紫外线、消毒剂等。

直通考证

1. 简述常用物理消毒灭菌法的应用。

2. 简述影响消毒剂消毒灭菌效果的因素。

（孙小华）

主题十一
细菌的感染与免疫

思政领域

微生物与人体的健康存在辩证关系：一方面，正常菌群寄生于人体，保持平衡状态，有益于人体的健康；另一方面，条件致病菌在机体免疫力低下、寄居部位改变、菌群失调时会致病。学习其中的辩证思维。

学习目标

素质	建立牢固的无菌操作观念，掌握无菌操作技术。培养学生的辩证思维及严谨认真的态度。
知识	1.能认识人体疾病与病原生物之间、感染与免疫之间的相互关系。 2.摘录细菌致病性的主要因素。 3.理解细菌感染的来源、途径。 4.总结菌血症、败血症，掌握脓毒血症、毒血症、内毒素血症的概念。 5.熟悉医院感染，掌握标本采集原则。
能力	能正确采集、送检病原菌标本。

学习导入

李女士前几天嘴角长了一个疖子，局部红肿并出现脓点，自觉影响美观，就将疖子挤破。第二天发觉面部红肿，并出现畏寒、发热、头痛、全身不适现象。到医院后，出现意识模糊。经医生检查，诊断为颅内化脓性感染。

请思考：患者面部疖肿为何导致颅内化脓性感染？

细菌的感染与免疫
PPT

细菌的感染与免疫
思维导图

学习项目一　细菌的致病性

细菌侵入机体后，其生长、繁殖、释放毒性物质等，引起机体不同程度的病理改变的过程，称为细菌的感染。细菌能引起感染的能力称为致病性。细菌的致病性是对特定宿主而言，有的只对人类有致病性，有的只对某些动物有致病性，有的则对人类和动物都有致病性。不同致病菌对宿主可引起不同的病理过程，如伤寒沙门菌对人类引起伤寒，而结核分枝杆菌引起结核病。因此，致病性是细菌的特征之一。细菌进入机体能否引起感染取决于两方面的因素，一是细菌的致病力，二是机体的免疫力，其结局根据病原菌和宿主两方面力量强弱而定。

致病菌的致病性强弱程度称为毒力。各种致病菌的毒力常不一致，并可随不同宿主而异；即使同种细菌也常因菌型、菌株的不一而有一定的毒力差异。病原菌的致病作用与其毒力、侵入数量、侵入机体的途径及机体的免疫力等因素有关。

一、细菌的毒力

构成毒力的物质基础主要是侵袭力和毒素。

（一）侵袭力

侵袭力是指病原菌突破机体的皮肤和黏膜生理屏障等免疫防御机制，进入机体并在机体内定植、繁殖和蔓延扩散的能力。侵袭力与菌体表面结构和侵袭性物质相关。

1. 菌体表面结构

（1）黏附素　是位于细菌细胞表面的蛋白质，如 G^- 菌的菌毛、G^+ 菌的膜磷壁酸。细菌感染需先黏附在宿主的呼吸道、消化道或泌尿生殖道等黏膜上皮细胞表面，然后在局部定植、繁殖，产生毒性物质或继续侵入组织细胞，直至形成感染。

（2）荚膜和微荚膜　荚膜和微荚膜均具有抗吞噬和抗体液中杀菌物质的作用，使致病菌能在宿主体内大量繁殖，产生病变。

2. 侵袭性酶类　属胞外酶，一般不具有毒性，在感染过程中可以协助致病菌抗吞噬或向四周扩散，如 A 群链球菌产生的透明质酸酶、链激酶和链道酶，能降解细胞间透明质酸、溶解纤维蛋白、液化脓液等中高黏度的 DNA 等，利于细菌在组织中扩散。致病性葡萄球菌产生的凝固酶，能使血浆中的液态纤维蛋白原变成固态的纤维蛋白，围绕在细菌表面，具有抗吞噬作用。

（二）毒素

毒素按其来源、性质和作用不同，可分为外毒素和内毒素两种。

1. 外毒素

（1）化学成分及免疫原性　外毒素是细菌在代谢过程中合成并分泌至菌体外的有毒性的蛋白质，不耐热。如白喉外毒素在 58～60 ℃经 1～2 小时，破伤风外毒素在 60 ℃经 20 分钟可被破坏。但葡萄球菌肠毒素例外，能耐 100 ℃经 30 分钟。外毒素具有良好的抗原性，经 0.3%～0.4% 甲醛液处理脱去毒性，但仍保留免疫原性，称为类毒素。类毒素注入机体后，可刺激机体产生具有中和外毒素作用的抗毒素。类毒素和抗毒素可防治一些传染病，前者主要用于人工主动免疫，后者常用于治疗和紧急预防。

（2）毒性与致病作用　毒性极强。1 mg 肉毒毒素纯品能杀死 2 亿只小鼠，毒性比 KCN 大 1 万倍。

不同细菌产生的外毒素对机体的组织器官具有选择作用，各引起特殊的病变。如肉毒毒素能阻断胆碱神经末梢释放乙酰胆碱，使眼和咽肌等麻痹，引起眼睑下垂、斜视、吞咽困难等，严重者可因呼吸麻痹而死。又如白喉毒素对外周神经末梢、心肌等有亲和性，通过抑制靶细胞蛋白质的合成而导致外周神经麻痹和心肌炎等。

2. 内毒素

（1）化学成分　内毒素是革兰氏阴性菌细胞壁中的脂多糖（LPS）组分（图 11-1），耐热，加热 100 ℃经 1 小时不被破坏；需加热至 160 ℃经 2～4 小时，或用强碱、强酸或强氧化剂煮沸 30 分钟才灭活。不能用甲醛液脱毒成类毒素。

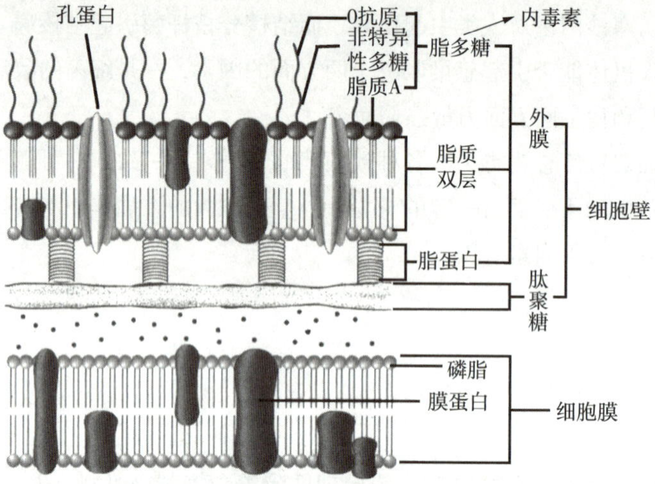

图 11-1　细菌内毒素结构模式图

（2）毒性与致病作用　脂质 A 是内毒素的主要毒性组分。不同革兰氏阴性菌的脂质 A 结构基本相似。不同革兰氏阴性菌感染时，由内毒素引起的毒性作用大致类同。细菌外毒素与内毒素的主要区别见表 11-1。

表 11-1　外毒素与内毒素的主要区别

区别要点	外毒素	内毒素
来源	革兰氏阳性菌与部分革兰氏阴性菌	革兰氏阴性菌
存在部分	从活菌分泌出，少数菌崩解后释出	细胞壁组分，菌裂解后释出
化学成分	蛋白质	脂多糖
稳定性	60～80 ℃经 30 分钟被破坏	160 ℃经 2～4 小时才被破坏
抗原性	强，刺激机体产生抗毒素；甲醛液处理脱毒形成类毒素	弱，刺激机体产生的中和抗体作用弱，甲醛液处理不形成类毒素
毒性作用	强，对组织器官有选择性毒害效应，引起特殊临床表现	较弱，各菌的毒性效应大致相同，引起发热、白细胞增多、微循环障碍、休克、DIC 等

二、细菌的侵入数量

具有毒力的病原菌侵入机体后，需要有足够的数量才能引起感染。菌量的多少，一方面与致病菌毒力强弱有关，另一方面取决于宿主免疫力的高低。一般是细菌毒力越强，引起感染所需的菌量越小；反之则需菌量越大。

三、细菌侵入途径

病原菌引起特定的感染，除了具有一定的毒力和足够数量外，还必须通过适当的途径才能致病。这与病原菌生长繁殖需要特定的微环境有关。如破伤风梭菌的芽孢侵入深部创伤组织，在厌氧环境中才能发芽、繁殖引起破伤风，经口食入则不能致病。伤寒沙门菌须经消化道才能致病。但有的病原菌可通过多种途径侵入引起感染，如结核分枝杆菌可经呼吸道、消化道、皮肤创伤等途径感染。

学习项目二　细菌的感染

一、细菌感染的来源

（一）外源性感染

外源性感染是指来源于机体外的病原体引起的感染，如来自宿主体外的患者，带菌者、带菌的动物以及环境中的细菌通过各种途径引起机体的感染。

（二）内源性感染

内源性感染是指来源于机体自身体内或体表的病原体引起的感染。这类细菌在发生感染前已经存在于体表或体内，多数为正常菌群中的条件致病菌，少数是以潜伏状态存在的病原体。内源性感染是医院感染的一种常见现象，并有逐年增多趋势。

二、细菌感染的传播方式与途径

（一）呼吸道感染

病人或带菌者通过痰液、唾沫等散布到周围空气中，健康人通过吸入污染的空气引起感染。如肺结核、白喉、百日咳、军团病等。

（二）消化道感染

通过摄入粪便污染的饮食所感染。如伤寒、菌痢、霍乱、食物中毒等胃肠道传染病。

（三）泌尿生殖道感染

通过性接触传播的病原菌有：淋病奈瑟菌、沙眼衣原体、梅毒密螺旋体等。此外，大肠杆菌、变形杆菌等也可引起尿路感染。

（四）皮肤黏膜损伤

完好皮肤黏膜是机体抗感染的第一道防线，只有出现损伤，细菌才有机会侵入引起化脓性感染，如致病性葡萄球菌、链球菌。泥土、人类和动物粪便中有破伤风梭菌、产气荚膜梭菌等芽孢的存在。这些芽孢若进入深部伤口，微环境适宜时就会发芽、繁殖、产生外毒素而致病。此外，还有通过节肢动物叮咬引起感染，如鼠疫耶尔森菌。有些病原菌可经呼吸道、消化道、皮肤创伤等多途径传播，如结核分枝杆菌、炭疽芽孢杆菌、布鲁菌等。

三、细菌感染类型

感染的发生、发展和结局是病原菌与机体相互作用的复杂过程，根据两者力量对比，可出现不感染、隐性感染、潜伏感染、显性感染和带菌状态等不同临床表现。

（一）不感染

机体免疫力强，或入侵的病原菌毒力弱或者数量不足，或侵入的部位不适宜，病原菌可被机体的免疫系统消灭，不发生感染。

（二）隐性感染

机体的抗感染免疫力强，或侵入的病原菌毒力弱、数量少，感染后对机体损害较轻，不出现或仅出现轻微的症状，称为隐性感染或称亚临床感染。隐性感染后，机体常可获得足够的特异免疫力，能抵御相同致病菌的再次感染。

（三）潜伏感染

当宿主体与致病菌在相互作用过程中暂时处于平衡状态时，病菌潜伏在病灶内或某些特殊组织中，一般不出现在血液、分泌物或排泄物中。当机体免疫力下降时，潜伏的致病菌会大量繁殖而引发感染。如结核分枝杆菌有潜伏感染。

（四）显性感染

当机体抗感染的免疫力较弱，或入侵的病菌毒力强、数量多时，机体组织细胞受到较严重损害，生理功能发生障碍，出现一系列临床症状，称为显性感染，通称传染病。由于每一病例的宿主体抗病能力和病菌的毒力等存在着差异，因此，显性感染又有轻、重、缓、急等不同模式。

1. 按病情缓急不同分

（1）急性感染　发作突然，病程较短，一般是数日至数周。病愈后，致病菌从宿主体内消失，致病菌如脑膜炎奈瑟菌、霍乱弧菌、肠产毒型大肠埃希菌等。

（2）慢性感染　病程缓慢，常持续数月至数年。胞内菌往往引起慢性感染，如结核分枝杆菌、麻风分枝杆菌。

2. 按感染的部位不同分

（1）局部感染　致病菌侵入宿主体后，局限在一定部位生长繁殖引起病变的一种感染类型。如化脓性球菌所致的疖、痈等。

（2）全身感染　感染发生后，致病菌或其他毒性代谢产物向全身播散引起全身性症状的一种感染类型。临床上常见的有菌血症、败血症、脓毒血症、毒血症、内毒素血症。

（五）带菌状态

有些致病菌在显性感染或隐性感染后并未立即消失，在体内继续留存一定时间，与机体免疫力处于相对平衡状态，称带菌状态。该宿主称为带菌者。如伤寒病后常出现带菌状态。带菌者通常没有临床症状，但会经常或间歇排出病原菌，成为重要的传染源。

学习小结

细菌的致病性由细菌的毒力、感染的数量和侵入途径三部分组成。其中，细菌的毒力是由细菌的侵袭力、毒素（内毒素、外毒素）两部分组成。细菌外毒素大多由革兰氏阳性菌产生，主要成分为蛋白质；毒性强且有明显的组织选择性；抗原性强，能经甲醛脱毒转变成类毒素。内毒素大多由革兰氏阴性菌产生，主要成分为脂多糖；毒性相对较弱，不同细菌产生的内毒素作用基本一致，主要表现为发热、白细胞反应、内毒素血症与内毒素休克、DIC等。

感染的来源包括外源性、内源性。感染的方式有呼吸道、消化道、泌尿生殖道、皮肤黏膜损伤、节肢动物叮咬、创伤及多途径感染。细菌感染的类型分为不感染、隐性感染、潜伏感染、显性感染、带菌状态五类。

直通考证

1. 构成细菌毒力的物质基础有哪些？
2. 列表比较细菌内毒素和外毒素的区别。

（孙小华）

主题十二
病原性球菌

思政领域

通过技能训练、职业规范内化入心，提高职业素养。

学习目标

素质	理论联系实践，内化职业规范，提升职业素养。
知识	1. 掌握葡萄球菌、链球菌、奈瑟菌的致病性和所致疾病。 2. 熟悉葡萄球菌、链球菌、奈瑟菌引起感染的疾病特征。 3. 了解凝固酶阴性葡萄球菌、甲型链球菌的致病性。
能力	能通过化脓性球菌致病特征，辨析金黄色葡萄球菌或链球菌病原体。

学习导入

女婴，11月龄，入院时，低热，皮肤全身性红斑。48小时后，全身大多数皮肤松弛起皱，继而大片脱落。女婴所患的不是急性病，但看起来像刚被烫伤过一样。从她皮肤中未分离出不寻常的细菌，但在其外耳道分离出葡萄球菌。住院10天后，女婴痊愈，没有留下疤痕。

请思考：1. 致病菌可能是哪种？

2. 皮肤发红和易剥落是由于病原体能产生什么物质？

病原性球菌
PPT

病原性球菌
思维导图

学习项目一 葡萄球菌属

一、生物学特性

（一）形态与染色

葡萄球菌菌体呈球形，直径 1 μm 左右，呈葡萄串状排列（图 12-1）。无鞭毛，无芽孢，幼龄菌可见荚膜。易被碱性染料着色，革兰氏染色阳性，当衰老、死亡或被中性粒细胞吞噬后革兰氏染色可为阴性。

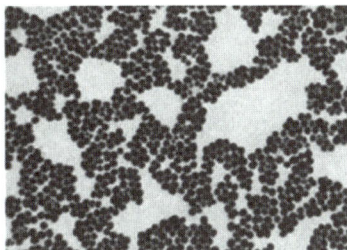

葡萄球菌普通光学显微镜下形态

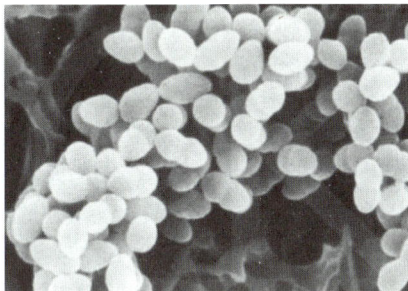

图 12-1　葡萄球菌

（二）培养特性与生化反应

葡萄球菌对营养要求不高，在普通培养基上生长良好，可形成圆形、凸起、表面光滑、湿润、边缘整齐、不透明的菌落。需氧或兼性厌氧，最适 pH 值为 7.4，最适温度为 37 ℃。在血琼脂培养基上，多数致病性菌株的菌落周围可形成明显的透明溶血环。因菌种不同而出现金黄色、白色或柠檬色等脂溶性色素。多数菌能分解葡萄糖、麦芽糖及蔗糖，产酸不产气。致病菌株能分解甘露醇。

（三）抗原构造

目前发现 30 多种，主要有 A 蛋白、磷壁酸和荚膜多糖等抗原。葡萄球菌 A 蛋白（SPA）是存在于细胞壁表面的一种蛋白，90% 以上的金黄色葡萄球菌有此抗原。SPA 可与人和多种哺乳动物血清中 IgG 的 Fc 段发生非特异性结合，而 IgG 的 Fab 段仍能与相应抗原发生特异结合。因此，SPA 可作为一种试剂用于协同凝集试验，广泛应用于多种细菌抗原的检出；SPA 能竞争性结合 IgG 的 Fc 段，具有抗吞噬作用。

（四）分类

根据色素和生化反应的不同，可将葡萄球菌分为金黄色葡萄球菌、表皮葡萄球菌和腐生葡萄球菌三种。

（五）抵抗力

葡萄球菌在无芽孢菌中抵抗力最强。耐干燥，较耐热，加热 80 ℃经 30 分钟才被杀死。在 5% 苯酚、0.1% 升汞中 10 ～ 15 分钟死亡。对碱性染料敏感，1∶100 000 的龙胆紫溶液能抑制其生长，故常用 2% ～ 4% 的龙胆紫治疗皮肤黏膜的感染。对青霉素、庆大霉素、红霉素等抗生素敏感，但易产生耐药性。目前，金黄色葡萄球菌对青霉素 G 的耐药株高达 90% 以上。近年来，由于广泛应用抗生素，耐药菌株迅速增多，尤其是耐甲氧西林金黄色葡萄球菌已成为医院内感染最常见的致病菌。

任务拓展

二、致病性与免疫性

（一）致病物质

金黄色葡萄球菌产生多种毒素和侵袭性酶类，致病性强。

1. 血浆凝固酶　血浆凝固酶是使人或家兔血浆发生凝固的酶类物质。绝大多数致病菌株能产生此酶，可作为鉴别葡萄球菌有无致病性的重要指标。血浆凝固酶有两种：一种是分泌至菌体外的，称游离凝固酶，该酶能使血浆中的纤维蛋白原转变为纤维蛋白而使血浆凝固；另一种是结合于菌体表面的结合凝固酶，能与纤维蛋白原结合，使纤维蛋白原变成纤维蛋白而引起细菌凝聚。两种均能阻止吞噬细胞对细菌的吞噬和杀灭，也能使细菌免受血清中杀菌物质的作用。因有此酶，葡萄球菌引起的感染病灶多局限化且脓汁黏稠。

2. 葡萄球菌溶血素　致病性葡萄球菌可产生 α、β、γ、δ、ε 五型溶血素，对人有致病作用的主要是 α 溶血素，它能溶解多种哺乳动物的红细胞，并对粒细胞、血小板及其他一些组织细胞均有破坏作用。α 溶血素是一种外毒素，抗原性强，经甲醛处理后可制成类毒素。

3. 杀白细胞素　多数致病性葡萄球菌能产生杀白细胞素，主要破坏中性粒细胞和巨噬细胞，在抵抗宿主吞噬细胞、增强病原菌侵袭力方面有重要意义。

4. 肠毒素　肠毒素是由某些金黄色葡萄球菌产生的一种可溶性蛋白质，为外毒素，按其抗原不同分为 A～H（其中 C 分为 C_1、C_2、C_3）8 个血清型。除肠毒素 F 型外，均能引起急性胃肠炎即食物中毒，其中以 A、D 两型最多见。肠毒素耐热，100 ℃经 30 分钟不被破坏，也不受胰蛋白酶的影响。本菌污染食物后，在 20～22 ℃经 8～10 小时即可产生大量的肠毒素，食入能引起食物中毒。

5. 表皮剥脱毒素　亦称表皮溶解毒素，由金黄色葡萄球菌的某些菌株产生。它能分离皮肤表皮层细胞，使表皮与真皮脱离，引起剥脱性皮炎，又称烫伤样皮肤综合征，多见于婴幼儿和免疫功能低下的成人。

6. 毒性休克综合征毒素 1　毒性休克综合征毒素 1（TSST-1）曾称肠毒素 F 和致热性外毒素 C。它是金黄色葡萄球菌分泌的一种外毒素。此毒素可增加宿主对内毒素的敏感性，使毛细血管通透性增加，引起心血管功能紊乱而导致毒性休克综合征。

（二）所致疾病

葡萄球菌主要有侵袭性疾病和毒素性疾病两种。

1. 侵袭性疾病　葡萄球菌可通过多种途径侵入机体，导致皮肤或组织器官的化脓性炎症，甚至败血症。

（1）局部感染　主要由金黄色葡萄球菌引起的皮肤及软组织感染，细菌经伤口或毛囊汗腺侵入机体，引起化脓性炎症，如伤口化脓、毛囊炎、疖、痈、脓疱疮、麦粒肿、蜂窝组织炎等。此外，还可引起气管炎、肺炎、胸膜炎及脓胸、中耳炎、脑膜炎、心内膜炎等内脏器官感染。其特点是化脓灶多为局限性且与周围组织界限明显，脓汁黄而黏稠。

（2）全身感染　由于外力挤压疖、痈，或过早切开未成熟脓肿，细菌经淋巴或血流向全身扩散，在机体免疫力低下时可引起败血症；或细菌随血流转移到肝、肾、肺等器官引起脓毒血症。

2. 毒素性疾病　主要由葡萄球菌产生的外毒素引起。

（1）食物中毒　进食含肠毒素的食物而引起。一般起病较急，常发生于进食 1～6 小时后，先出现恶心、呕吐、中上腹痛，继而腹泻，严重者可虚脱或休克。多数病人在 1～2 天内恢复，预后良好。

（2）假膜性肠炎　某些病人在长期、大量使用广谱抗生素后，引起菌群失调，肠道正常菌群被抑制或杀死，耐药性葡萄球菌则大量繁殖，产生肠毒素而引起。临床症状以腹泻为主。病理特点是肠黏膜被一层炎性假膜所覆盖，该假膜系由炎症渗出物、肠黏膜坏死块和细菌组成。

（3）烫伤样皮肤综合征　由表皮剥脱毒素引起。开始皮肤出现红斑，1～2 天表皮起皱，继而出现水疱，最后表皮上层大片脱落。受损部位的炎症反应轻微。

（4）毒性休克综合征　由 TSST-1 引起，病死率高。其特点是起病急，高热，红斑皮疹伴脱屑，心、肾功能衰竭，低血压或休克。多见于女性。

（三）免疫性

人类对葡萄球菌感染具有一定的天然免疫力。只有当皮肤黏膜受损伤或患有慢性消耗性疾病（如糖尿病、结核、肿瘤等）或其他病原体感染导致机体免疫力下降时，才易引起葡萄球菌感染。病后机体能产生调理素和抗毒素而获得一定的免疫力，但维持时间短，故难以防止再感染。

三、实验室检查

（一）标本采集

根据疾病类型采集不同的标本。如化脓性炎症者取脓汁、渗出液；败血症者取血液；脑膜炎者取脑脊液；食物中毒者取呕吐物、可疑食物、粪便等。

（二）直接涂片镜检

取标本直接涂片，革兰氏染色后镜检。根据细菌形态、排列及染色性可作出初步诊断。

（三）分离培养和鉴定

脓汁标本可直接接种于血琼脂培养基；血液标本需先经肉汤培养基增菌后再接种于血琼脂培养基培养，37 ℃培养 18 ～ 24 小时，根据菌落特征、色素产生、溶血状况、菌落涂片染色镜检和血浆凝固酶试验等进行鉴定。致病性葡萄球菌鉴定的主要依据：①菌落一般呈金黄色；②菌落周围有透明溶血环；③血浆凝固酶试验阳性；④产生耐热核酸酶；⑤发酵甘露醇。

（四）葡萄球菌肠毒素检查

常用方法有 ELISA、间接血凝、琼脂扩散，以 ELISA 最为适用、简便、快速、敏感。目前也可用特异的 DNA 基因探针杂交技术检测产肠毒素菌株。

四、防治原则

加强卫生宣传教育，注意个人卫生，对皮肤创伤及时消毒处理。加强医院管理，严格执行无菌操作，防止医源性感染。加强对食堂和饮食行业的卫生监督。皮肤有化脓性感染者，尤其是手部感染，未治愈前不宜从事食品制作或饮食服务行业，防止食物中毒。

目前由于抗生素广泛使用，葡萄球菌耐药菌株日益增多，因此，药物治疗疾病时，应根据药物敏感试验结果选用敏感抗菌药物。对反复发作的疖病者，可试用自身菌苗疗法，或用葡萄球菌外毒素制成的类毒素治疗，有一定疗效。

学习项目二　链球菌属

一、生物学特性

（一）形态与染色

链球菌为球形，直径 0.6 ～ 1.0 μm，呈链状排列，长短不一（图 12-2）。无鞭毛，无芽孢，有菌毛样结构。多数菌株在培养早期（2 ～ 4 小时）形成透明质酸的荚膜，随时间延长而逐渐消失。革兰染色阳性，老龄菌或被吞噬细胞吞噬后可呈革兰阴性。

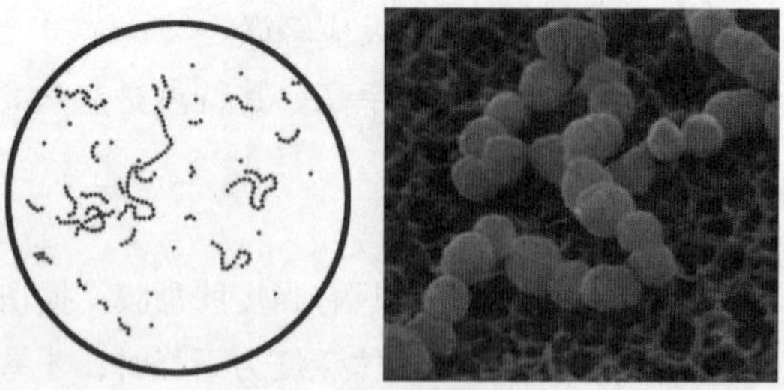

图 12-2　链球菌

（二）培养特性与生化反应

链球菌对营养要求较高，在含有血液、血清、葡萄糖的培养基中生长良好，需氧或兼性厌氧。在血清肉汤培养基中易形成长链而呈絮状沉淀于管底。在血琼脂平板上形成灰白色、表面光滑、透明或半透明的细小菌落。不同的菌株有不同的溶血现象。

（三）抵抗力

链球菌抵抗力不强，60 ℃经 30 min 可被杀灭，对一般消毒剂敏感，能在干燥尘埃中生存数月。对青霉素、红霉素、磺胺类等多种抗菌药物敏感。

（四）抗原构造与分类

链球菌抗原构造复杂，主要有以下三种。

1.核蛋白抗原　又称 P 抗原，无特异性，各类链球菌均相同。

2.多糖抗原　又称 C 抗原，存在于细胞壁，有群特异性。

3.蛋白质抗原　又称表面抗原，位于 C 抗原外层，具有型特异性，分 M、T、R、S 四种，其中 M 蛋白抗原与致病性有关。

（五）链球菌的分类

常用以下两种方法。

1.根据溶血现象分类　根据链球菌在血琼脂培养基上的溶血现象分为三类：①甲型溶血性链球菌，溶血环中红细胞溶解不完全，亦称 α 溶血，多为条件致病菌。②乙型溶血性链球菌，菌落周围有完全透明的溶血环，亦称 β 溶血，又称溶血性链球菌，致病性强，能引起人类多种疾病。③丙型链球菌，不产生溶血素，菌落周围无溶血环，又称不溶血性链球菌。

2.根据抗原结构分类　根据多糖抗原不同，将链球菌分成 A、B、C、D 等 20 个群，对人有致病作用的菌株 90% 属 A 群。

二、致病性与免疫性

（一）致病物质

A 群链球菌有较强的侵袭力，可产生多种外毒素和胞外酶。

1.链球菌溶血素　由乙型溶血性链球菌产生，能溶解红细胞，破坏白细胞和血小板。根据对氧的稳定性分为两种：①链球菌溶血素 O（SLO），对氧敏感；②链球菌溶血素 S（SLS），为小分子多肽，无免疫原性，对氧不敏感。

2.致热外毒素　又称红疹毒素或猩红热毒素，是引起猩红热的主要毒性物质。该毒素引起易感者全身发热和红疹。

3.M 蛋白　为链球菌胞壁中的蛋白质组分，位于菌体表面，具有抗吞噬作用。M 蛋白与心肌、肾小球基底膜有共同抗原，可刺激机体产生特异性抗体，损害人类心血管等组织。但在某些条件下，M 蛋白与相应抗体形成的免疫复合物可引起急性肾小球肾炎等超敏反应。

4.侵袭性酶类　为胞外酶，它们以不同作用方式帮助细菌扩散。主要有：透明质酸酶，又称扩散因子。能分解细胞间质的透明质酸，使细菌在组织中扩散。链激酶（SK），能使血液中的纤维蛋白酶原转变成纤维蛋白酶，能溶解血块或阻止血浆凝固，有利于细菌扩散。链道酶（SD）能分解脓汁中具有高度黏稠性的 DNA，使脓汁变稀薄，有利于病菌扩散。

（二）所致疾病

链球菌所致疾病中约有 90% 由 A 群链球菌引起。

1. 化脓性炎症 如淋巴管炎、淋巴结炎、蜂窝组织炎、痈、脓疱疮等皮肤和皮下组织感染，并可沿淋巴和血液扩散引起败血症。

2. 甲型链球菌感染 条件致病菌，当拔牙或摘除扁桃体时，口咽部甲型链球菌乘机侵入血流，若心脏有先天缺陷或心瓣膜损伤，细菌在该处繁殖，引起亚急性细菌性心内膜炎。

3. 链球菌感染后引起超敏反应性疾病 主要有急性肾小球肾炎和风湿热。多由 A 群链球菌引起。

4. 中毒性疾病 猩红热，由产生致热外毒素的 A 群链球菌所致。多发于小儿，通过呼吸道飞沫传播，临床表现为发热、咽炎、全身弥散性鲜红皮疹，皮疹消退后出现明显脱屑。少数病人可因超敏反应出现心、肾损害。

（三）免疫性

A 群链球菌感染后，机体可获得一定的免疫力，主要是抗 M 蛋白抗体，可增强吞噬细胞的吞噬作用。但因型别多，各型之间无交叉免疫力，故可发生反复感染。猩红热患者可产生同型的致热外毒素抗体，对同型菌有较牢固的免疫力。

三、实验室检查

（一）标本采集

根据不同疾病采集不同标本，如化脓性炎症取脓汁、渗出液，败血症取血液，咽喉炎取咽拭子，风湿热取血清等。

（二）直接涂片镜检

脓汁标本可直接涂片革兰染色镜检，发现典型链状排列的革兰阳性球菌可初步诊断。

（三）分离培养与鉴定

将标本接种于血琼脂培养基培养，根据菌落特点、溶血情况、菌体形态和染色性、生化反应等最后作出鉴定。

（四）免疫检查

抗链球菌溶血素 O 试验（ASO test）简称抗"O"试验，是一种外毒素与抗毒素的中和试验，采用 SLO 检测血清中的抗 O 抗体。风湿热患者血清中抗 O 抗体比正常人显著增高，活动性风湿热患者一般超过 400 单位。常用于风湿热的辅助诊断。

四、防治原则

对伤口进行消毒。链球菌感染主要经飞沫传播，对患者和带菌者应进行积极治疗，以减少传染源。对急性咽峡炎和扁桃体炎患者，尤其是儿童应早期彻底治疗，以防止并发症。对于 A 群链球菌感染者的治疗，首选青霉素 G。

学习项目三　肺炎链球菌属

一、生物学特性

（一）形态与染色

肺炎链球菌革兰氏染色阳性，双球菌，菌体呈矛头状，多成双排列，宽端相对，尖端相背。无芽孢、无鞭毛。有毒菌株在体内形成荚膜，人工培养后荚膜消失（图 12-3）。

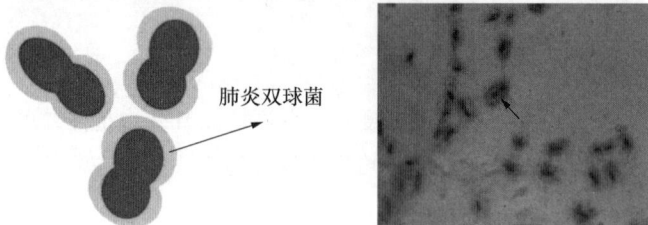

肺炎双球菌

图 12-3　肺炎球菌

（二）营养特性及生化反应

肺炎链球菌兼性厌氧，对营养要求较高，需在含血液或血清的培养基上才能生长。在血琼脂培养基上菌落周围有草绿色溶血环。本菌产生自溶酶，若培养超过 48 小时，菌体发生自溶，使菌落中央下陷呈脐状。

（三）抗原构造与分型

荚膜多糖抗原具有型特异性，根据其抗原性不同将肺炎链球菌分为 90 个血清型，其中 1 ～ 3 型毒力最强。

（四）抵抗能力

肺炎链球菌对理化因素抵抗力较弱，56 ℃经 20 分钟即可死亡。有荚膜菌株对干燥抵抗力较强，在干痰中可存活 1 ～ 2 个月。对一般消毒剂敏感。对青霉素、红霉素、克林霉素等敏感。

二、致病性与免疫性

本菌的致病物质主要是荚膜。荚膜具有抗吞噬作用，使细菌侵入人体后能迅速繁殖而致病。细菌一旦失去荚膜，就失去致病力。此外，本菌产生的溶血素 O、膜磷壁酸的粘附素及神经氨酸酶等物质，也可能与致病有关，但意义尚未明了。该菌常寄生于人体上呼吸道，当机体抵抗力降低时，主要引起大叶性肺炎，并可继发胸膜炎、脓胸，也能引起中耳炎、败血症、脑膜炎等。

病后机体可获得较牢固的型特异性免疫，主要是产生荚膜多糖抗体，增强吞噬细胞的吞噬作用。

三、实验室检查

取痰液、脓汁或脑脊液沉淀物等标本作涂片染色后镜检，根据形态排列及染色性等初步诊断。

将标本接种于血琼脂培养基培养，如发现草绿色溶血环的可疑菌落，再进行胆汁溶菌试验和菊糖发酵试验，与甲型溶血性链球菌相鉴别。

四、防治原则

用荚膜多糖疫苗进行特异性预防，有一定的效果。人群感染肺炎链球菌型在不断变迁，且肺炎链球菌耐药菌株日益增多，因此要加强肺炎链球菌型的监测，并在治疗前作药敏试验。

学习项目四　奈瑟菌属

一、脑膜炎奈瑟菌

脑膜炎奈瑟菌（ *N.meningitidis* ）俗称脑膜炎球菌（ *Meningococcus* ），是引起流行性脑脊髓膜炎（流脑）的病原菌。

（一）生物学特性

1. 形态与染色　革兰氏染色阴性，菌体呈肾形或豆形，成双排列，凹面相对（图12-4）。无鞭毛，无芽孢。人工培育后常呈卵圆形或球形，排列不规则。在患者脑脊液中多位于中性粒细胞内，形态典型，新分离的菌株多有荚膜和菌毛。

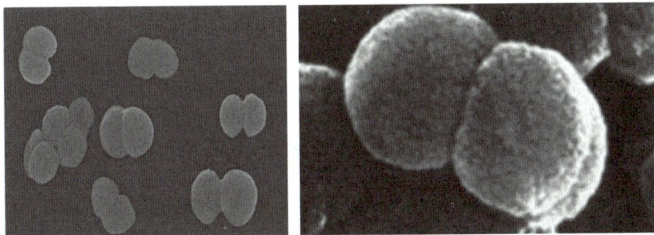

图 12-4　脑膜炎奈瑟菌

2. 培养特性及生化反应　营养要求较高，需在含有血清、血液等培养基中才能生长。最常用的是巧克力血琼脂培养基。专性需氧，初次分离须在 5% ~ 10% CO_2 条件下生长，在巧克力血琼脂培养基上经 24 小时孵育后，形成直径 1.0 ~ 1.5 mm、无色、圆形、凸起、光滑、透明似露滴状的菌落。在血清肉汤中呈浑浊生长。因能产生自溶酶，人工培养物如不及时接种，超过 48 小时，菌体裂解死亡。分解葡萄糖和麦芽糖，产酸不产气。

3. 抗原构造及分类　多数脑膜炎球菌有荚膜多糖群特异性抗原、外膜蛋白型特异性抗原、脂多糖抗原和核蛋白抗原。根据荚膜多糖抗原性的不同，将脑膜炎球菌至少分为 13 个血清群，以 C 群致病力最强。对人致病的多属 A、B、C、Y 和 W 群，我国以 A 群为主。

4. 抵抗力　对理化因素的抵抗力很弱。对干燥、热、冷、紫外线及常用消毒剂十分敏感，对磺胺类、青霉素、链霉素等敏感，但对磺胺药易产生耐药性。

（二）致病性与免疫性

1. 致病物质　有荚膜、菌毛和内毒素。主要致病物质是内毒素，可引起机体发热、白细胞升高、小血管和毛细血管损伤、出血、坏死，严重时可导致 DIC 和中毒性休克。

2. 所致疾病　传染源是流脑患者或带菌者。本菌常寄居于正常人鼻咽部，主要通过呼吸道飞沫传播。在传染病流行期间，人群中带菌率可高达 50%，只有极个别发病。病菌在易感者鼻咽部繁殖，潜伏期为 2 ~ 4 天，当机体抵抗力降低时，病菌大量繁殖并侵入血流引起菌血症或败血症。病人表现为畏寒、高热、恶性呕吐、皮肤黏膜出现出血点或瘀斑。少数患者可因细菌突破血脑屏障到达脑脊髓膜，引起流行性脑脊髓膜炎，病人出现剧烈头痛、喷射状呕吐、颈项强直等脑膜刺激症，严重者出现DIC和中毒性休克，危及生命。

3. 免疫性　机体对脑膜炎球菌的免疫以特异性体液免疫为主。抗体可通过调理作用促进白细胞的吞噬，活化补体引起溶菌。母体IgG可通过胎盘传给胎儿，故6个月内婴儿极少患流脑。3岁以下儿童因血脑屏障发育未成熟，故发病率一般较成人高。

（三）实验室检查

1. 标本采集　取病人脑脊液、血液或出血瘀斑渗出物，带菌者取鼻咽拭子。脑膜炎奈瑟菌对低温和干燥极敏感，故标本应注意保暖保湿并立即送检，最好是床边接种。

2. 直接涂片镜检　脑脊液经离心取沉淀物涂片，革兰氏染色后镜检。在中性粒细胞内外发现有革兰氏阴性双球菌可作出初步诊断。取出血瘀斑标本应先皮肤消毒，用无菌针头挑破，挤出少量血液或组织液，制成印片，染色镜检，此法检出率较高。

3. 分离培养与鉴定　血液或脑脊液标本先接种于血清肉汤培养基增菌后，再接种于巧克力色血琼脂培养基上划线分离，并置于 5% ～ 10% CO_2 环境 37 ℃ 培养 24 小时，挑取可疑菌落涂片染色镜检，最后作生化反应和血清学试验进行鉴定。

4. 快速诊断　因脑膜炎球菌易发生自溶，病人脑脊液或血清中有可溶性抗原存在。应用血清学原理，可用已知群抗体快速检测相应抗原。

（四）防治原则

流行期间，成年人可口服磺胺药物等预防。对儿童接种流脑群特异性荚膜多糖疫苗进行特异性预防。对可疑患者应早诊断、早隔离治疗，首选青霉素G，对青霉素G过敏者可选用氯霉素。

二、淋病奈瑟菌

淋病奈瑟菌（*N.gonorrhoeae*）俗称淋球菌，是人类淋病的病原体，主要引起人类泌尿生殖系统黏膜急性或慢性化脓性感染，是我国目前发病率最高的性传播性疾病（图12-5）。

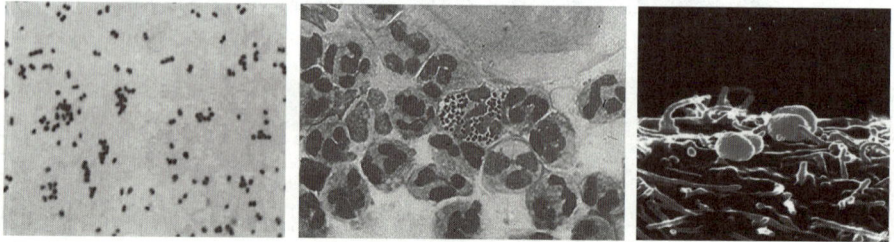

图 12-5　淋病奈瑟菌

（一）生物学特性

1. 形态与染色　形态与脑膜炎奈瑟菌相似。

2. 培养特性与生化反应　专性需氧，营养要求高。菌落呈圆形凸起，灰白色，表面光滑。只分解葡萄糖，产酸不产气，不分解其他糖类。

3. 抗原构造　主要有菌毛蛋白抗原、脂多糖抗原、外膜蛋白抗原。

4. 抵抗力　淋病奈瑟菌抵抗力较弱，对热、冷、干燥和消毒剂极敏感。

（二）致病性与免疫性

1. 致病物质　致病物质主要是表面结构，如菌毛、荚膜、脂多糖和外膜蛋白等。

2. 所致疾病　人类是淋球菌的唯一宿主。主要通过性接触传播，也可通过接触被污染的衣物、浴盆、毛巾等传播。淋球菌侵入男女尿道或生殖道，引起泌尿生殖道化脓性炎症。可引起两性生殖系统炎症，严重者可导致女性不育。母体患有淋菌性阴道炎或子宫颈炎时，婴儿出生时可引起淋菌性眼结膜炎。

3. 免疫性　人类对淋球菌感染无天然抵抗力。患病后血清中可出现特异性抗体，但免疫不持久，仍可再感染。

（三）实验室检查

取泌尿生殖道脓性分泌物涂片，革兰氏染色镜检。若在中性粒细胞内发现革兰氏阴性双球菌则有诊断价值，也可将标本接种于巧克力色血琼脂平板进行分离培养作生化反应等鉴定。

（四）防治原则

预防的重要措施是开展卫生宣传教育，防止不正当两性关系。对患者要及时正确诊断，彻底治疗，治疗首选青霉素 G。新生儿出生后，不论产妇有无淋病，均对新生儿立即用 1% 硝酸银滴眼，以预防新生儿淋病性眼结膜炎的发生。

学习小结

本章主要介绍了各种病原性球菌的主要生物学特征、致病物质、所致疾病及标本采送原则。重点内容包括：①致病性葡萄球菌和 A 群链球菌是引起化脓性感染常见的病原菌，其形态、排列具有鉴别意义。前者所致化脓性感染特点为脓汁黏稠和病灶局限化，还可导致毒素性疾病；后者所致局部化脓病灶，以脓汁稀薄、带血性、与周围正常组织界限不清为特征。血浆凝固酶、耐热核酸酶试验，可区别致病性或非致病性葡萄球菌。②脑膜炎奈瑟菌和淋病奈瑟菌分别是引起人类流行性脑脊髓膜炎（流脑）和人类淋病的病原体，两者在形态、排列、染色性及培养特性上均相似，但所致疾病不同。前者由呼吸道传播，可用流脑疫苗进行特异性预防；后者由性接触传播，防止不正当两性关系是预防的根本措施。难点是致病性葡萄球菌和链球菌都能引起化脓性感染，两者引起的化脓性感染病灶特点不同。同学们在学习时应抓住重点和难点，采用列表、绘图等多种学习方法，注意化脓性感染病灶特点的不同及其原因。

直通考证

简述葡萄球菌的致病物质和所致疾病。

（孙小华）

主题十三

肠道杆菌

💬 **思政领域**

熟知职业规范和职业纪律，学习无菌操作技术，树立无菌意识。

💬 **学习目标**

素质	遵守职业规范和职业纪律，具备无菌操作意识和技术，培养职业责任心。
知识	1.掌握大肠埃希菌、志贺菌属、沙门菌属的生化反应特点和致病性；肥达反应的原理及临床应用。 2.熟悉肠道杆菌科共同生物学特征；大肠埃希菌与水、食品等卫生细菌学检查的关系。 3.了解埃希菌属、志贺菌属、沙门菌属的抗原构造及其与分型、分类的关系。
能力	能够通过肠道杆菌的致病性和生化反应特点初步推断肠道感染性疾病的致病菌类型。

🖱 **学习导入**

一名4岁女孩在随母亲旅游中，吃小店出售的汉堡包，回家3天后，出现剧烈腹部痉挛疼痛和多次血便，伴发热、呕吐。入院后检查有溶血性贫血及血小板减少等溶血性尿毒综合征。常规粪便培养发现有革兰氏阴性杆菌，有动力。

请思考：引起女孩患病的病原体是什么？

肠道杆菌 PPT　　肠道杆菌思维导图

学习项目一 概述

肠道杆菌属于肠杆菌科，目前至少有 44 个菌属，170 多个菌种，其大小相似，具有下列共同特征：

1. 革兰氏阴性杆菌，无芽孢，多数有周鞭毛，少数有荚膜，致病菌多数有菌毛。

2. 兼性厌氧或需氧，营养要求不高。能在普通培养基中生长良好，形成光滑型菌落，液体中呈均匀混浊生长。

3. 活泼，能分解多种糖类和蛋白质。在肠道鉴别培养基上，肠道非致病菌能分解乳糖，而致病菌一般不分解乳糖，此特征可作为两者的初步鉴别。

4. 抗原构造

（1）O 抗原 为菌体抗原，是细胞壁的脂多糖成分，耐热，100 ℃数小时不被破坏。

（2）H 抗原 为鞭毛抗原，是鞭毛中的蛋白质。不耐热，60 ℃经 30 分钟被破坏。

（3）K 抗原 为多糖类物质，位于 O 抗原外围，与毒力有关。重要的 K 抗原有伤寒沙门菌的 Vi 抗原、大肠埃希菌的 K 抗原等。

5. 抵抗力 易被一般消毒剂杀灭，加热 60 ℃经 30 分钟死亡，但在自然环境中生存时间较长。

任务拓展

学习项目二 埃希菌属

一、生物学特性

革兰氏阴性杆菌，多数有周鞭毛，有菌毛，有些菌株有多糖包膜（图 13-1）。在中国蓝或 SS 琼脂培养基上形成有色菌落。生化反应活跃，能发酵乳糖等多种糖类，产酸产气。本菌主要有 O 抗原、H 抗原和 K 抗原三种。

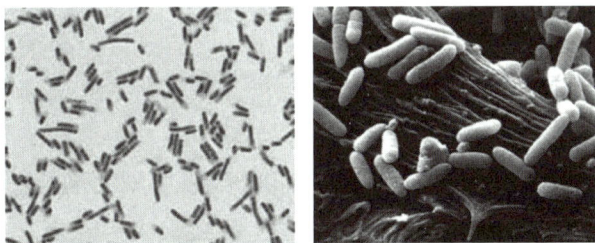

图 13-1 埃希菌

二、致病性

（一）致病物质

1. 定居因子 又称黏附素，是普通菌毛，具有凝聚红细胞和粘附在黏膜上皮细胞的作用。

2. 外毒素 大肠埃希菌产生的外毒素如下：

（1）不耐热肠毒素（LT） 为蛋白质，对热不稳定，65 ℃经 30 分钟可灭活。LT 由一个 A 亚单位和 5 个 B 亚单位组成。A 亚单位是毒素的活性部分，B 亚单位是能与肠黏膜上皮细胞表面的受体结合的部分。当 B 亚单位与黏膜上皮细胞上的受体结合后，促使 A 亚单位进入细胞内，激活细胞内的腺苷环化酶，使 ATP 转化为 cAMP，引起肠黏膜细胞分泌亢进，导致腹泻。

（2）耐热肠毒素（ST） 为低分子多肽，对热稳定，100 ℃经 20 分钟仍不失活性。ST 引起腹泻是通过激活小肠黏膜上的鸟苷环化酶，使 cGMP 浓度增高，导致肠液分泌增加发生腹泻。

此外还有 K 抗原、溶血素、内毒素、载铁蛋白等。

（二）所致疾病

1.肠外感染　大肠埃希菌多为条件致病，在肠外感染中以泌尿系统感染为主，多见于女性，如尿道炎、膀胱炎、肾盂肾炎等，也可引起腹膜炎、胆囊炎和手术创口感染等化脓性炎症。

2.肠内感染　某些血清型菌株可引起人类腹泻，称致病性大肠杆菌。根据其毒力和致病机制不同，将致腹泻的大肠杆菌分为 5 种类型。

（1）肠出血型大肠埃希菌（EHEC） 是出血性结肠炎和溶血性尿毒综合征的病原菌。EHEC 的致病因子主要有菌毛和志贺样毒素。该菌侵入消化道后，黏附于回肠末端、盲肠和结肠上皮细胞，生长繁殖并释放毒素，引起血性腹泻。

（2）肠致病型大肠埃希菌（EPEC） 不产肠毒素，无侵袭力。该菌黏附在小肠黏膜表面上并大量繁殖，导致黏膜上皮细胞结构和功能受损，主要引起婴幼儿腹泻，严重者可导致死亡。

（3）肠侵袭型大肠埃希菌（EIEC） 主要侵犯较大的儿童和成人。EIEC 不产生肠毒素，能侵袭肠黏膜上皮细胞并在其中生长繁殖，产生内毒素，导致肠黏膜局部炎症和溃疡。患者症状有腹泻、脓血便、里急后重等，在临床上易误诊为细菌性痢疾。

（4）肠产毒型大肠埃希菌（ETEC） 致病物质有 ST、LT 和定植因子，是婴儿和旅游者腹泻的常见病原菌，临床上表现为轻度腹泻或严重的霍乱样腹泻。

（5）肠集聚型大肠埃希菌（EAEC） 不侵袭细胞，可产生毒素和黏附素，引起婴儿持续性腹泻、脱水，偶有血便。

三、实验室检查

（一）标本采集

根据患者病情，肠外感染可采集尿液、血液、脓汁等标本。腹泻患者可采集脓血便、水样便标本。

（二）细菌学检查

1.直接涂片　脓汁、脊髓液等标本可直接涂片，进行革兰氏染色，尿液离心沉淀后取沉淀物涂片进行革兰氏染色。

2.分离培养与鉴定　将采集的标本接种肠道选择培养基，挑取无色半透明的可疑菌落后，染色显示为革兰氏阴性杆菌，再用生化反应、血清学方法进行鉴定。

（三）卫生细菌学检查

大肠埃希菌寄生在人体肠道，随粪便污染周围环境、水源及食品等。受检样品中大肠埃希菌越多，表示被粪便污染程度越严重，并间接表明可能有致病菌污染。因此，卫生学上常检测样品中细菌总数和大肠菌群数，作为食品、饮水是否被污染的指标。我国卫生标准：每毫升饮用水中细菌总数不得超过 100 个；每 1 000 mL 饮用水中大肠菌群数不得超过 3 个，瓶装汽水、果汁等每 100 mL 中大肠菌群数不能超过 5 个。

四、防治原则

严格无菌操作可防止院内感染，注意个人卫生可防止尿路感染，加强饮食卫生可防止肠道感染。致病性大肠埃希菌耐药性非常普遍，抗生素治疗应做药物敏感试验。

学习项目三　志贺菌属

一、生物学特性

志贺菌是革兰氏阴性短小杆菌，无鞭毛、无荚膜，不形成芽孢，有菌毛（图 13-2）。在 SS 等选择培养基上形成无色半透明菌落。分解葡萄糖产酸不产气，甲基红试验阳性。不分解尿素，不产生 H_2S，除宋内志贺菌迟缓发酵乳糖外，均不分解乳糖。

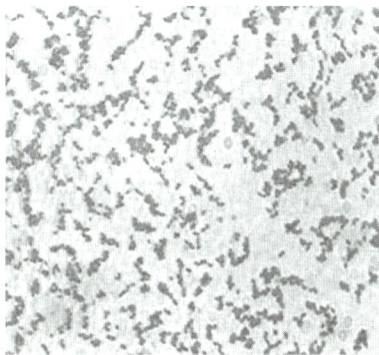

图 13-2　志贺菌

志贺菌有 O 抗原和 K 抗原。O 抗原是分类的依据。K 抗原可阻止 O 抗原与相应 O 抗体发生凝集，但加热后这种阻抑作用被消除。根据 O 抗原不同，将志贺菌分为 A、B、C、D 四群，40 余血清型。我国以 B 群福氏志贺菌最为常见。

志贺菌抵抗力较弱。在粪便中受其他细菌及酸性产物影响，可于数小时内死亡。加热 60 ℃ 10 分钟可被杀死，在 1% 石炭酸中 15 分钟即可灭活。志贺菌易产生抗耐药性变异，如对氯霉素、链霉素和磺胺类的耐药率达 80%。

二、致病性

（一）致病物质

1.侵袭力　志贺菌菌毛黏附在回肠末端和结肠黏膜表面，侵入上皮细胞内生长，继而扩散到黏膜固有层繁殖，造成上皮细胞死亡，引起局部炎症反应。

2.内毒素　志贺菌所有菌株都具有强烈的内毒素，内毒素作用于肠黏膜，使其通透性增加，促进内毒素进一步吸收，可导致机体发热、神志障碍，甚至中毒性休克等；内毒素能直接破坏肠黏膜，形成炎症、溃疡、出血，出现典型的脓血黏液便；内毒素还作用于肠壁植物神经，引起肠道功能紊乱、平滑肌痉挛，尤其是直肠括约肌痉挛最明显，可出现腹痛、腹泻及里急后重等症状。

3.外毒素　A 群志贺菌 I 型和 II 型能产生外毒素，称志贺毒素。该毒素具有细胞毒性、神经毒性和肠毒素性，可引起细胞坏死、神经麻痹和水样腹泻。

（二）所致疾病

志贺菌通过污染的食物和饮水经消化道感染，引起细菌性痢疾（菌痢）。传染源是病人和带菌者。细菌性痢疾临床分为3种类型：

1.急性细菌性痢疾　起病急促，常有发热、腹痛、腹泻、排出脓血黏液便和里急后重等典型的症状，如及时治疗愈后良好。

2.中毒型细菌性痢疾　以儿童常见。各型志贺菌均可引起，一般在肠道症状出现前即表现为高热、惊厥、昏迷、休克、DIC、多器官功能衰竭等，病情凶险，病死率高。

3.慢性细菌性痢疾　急性菌痢治疗不彻底、营养不良或伴有肠道其他疾病及机体免疫力低下者易转为慢性菌痢。病程持续两个月以上，常反复发作。部分患者可成为带菌者。

（三）免疫性

志贺菌的免疫主要依赖肠黏膜表面 SIgA 的作用，各型之间无交叉免疫，故病后免疫时间短，不能防止再感染。

三、实验室检查

（一）标本采集

挑取脓血便或黏液便，立即送检。若不能及时送检，可将标本保存于 30% 的甘油盐水或增菌肉汤中。中毒型细菌性痢疾患者，可用直肠拭子法采集标本。

（二）培养与鉴定

标本接种于选择培养基内，37 ℃培养 18 ～ 24 小时，取可疑菌落作生化反应和血清学试验确定菌群和菌型，同时作药物敏感试验。

（三）免疫学检查

可选用 SPA 协同凝集试验、荧光抗体试验和乳胶凝集试验等方法。

此外，PCR 技术可直接检测其产毒基因。

四、防治原则

病人及带菌者要早发现、早治疗，加强食品卫生管理。治疗可选用庆大霉素、吡哌酸等药物。近年来，试用口服依赖链霉素变异株制成的多价活疫苗有一定的保护作用。治疗志贺菌感染的药物很多，但此菌很易出现多重耐药菌株。

学习项目四　沙门菌属

一、生物学特性

（一）形态与染色

沙门菌是革兰氏阴性杆菌。无荚膜，不形成芽孢，绝大多数都有周鞭毛，致病菌有菌毛（图13-3）。

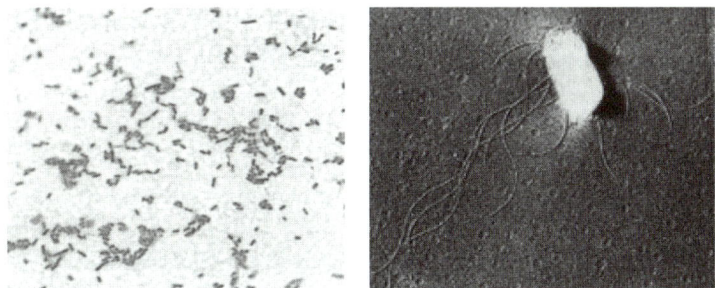

图 13-3　沙门菌

（二）培养特性与生化反应

沙门菌兼性厌氧，对营养要求不高。在普通琼脂培养基上形成中等大小、圆形、无色半透明光滑型菌落。在肠道选择培养基上形成无色菌落。不分解乳糖。发酵葡萄糖和甘露醇，除伤寒沙门菌产酸不产气外，其他沙门菌都产酸产气。甲基红试验阳性，大多数产生 H_2S。不分解尿素，VP 试验阴性。

（三）抗原构造与分类

沙门菌抗原主要有 O 抗原和 H 抗原，少数菌株有 Vi 抗原、M 抗原。

1.O 抗原　为细菌细胞壁上的脂多糖，耐热。与人类致病有关的沙门菌大多数属于 A～F 组。O 抗原能刺激机体产生 IgM 型抗体。

2.H 抗原　是存在于细菌鞭毛中的蛋白质，不耐热，且易被乙醇所破坏。根据 H 抗原的差异，可将每群沙门菌进一步分成不同的血清型。H 抗原刺激机体产生 IgG 类抗体，此抗体在体内持续时间较长。

3.Vi 抗原　是一种表面抗原。因与细菌的毒力有关，故又称为毒力抗原。此抗原不稳定，60 ℃被破坏。免疫原性较弱，刺激机体产生 Vi 抗体效价低，当细菌被清除后，Vi 抗体随之消失。

4.M 抗原　一种表面抗原，多种沙门菌可产生，又称为黏液抗原，可阻止 O 抗原与相应抗体的凝集反应。

（四）抵抗力

沙门菌对理化因素抵抗力不强。65 ℃经 15 分钟、70% 乙醇或 5% 石炭酸 5 分钟可杀死。在粪便中存活 1～2 个月，水中可存活 2 周。对氯霉素等敏感。

二、致病性

（一）致病物质

1.侵袭力　有毒菌株能借助菌毛吸附于肠黏膜上，并穿过上皮细胞层至黏膜下组织。细菌在此部位常被吞噬细胞吞噬，但因 Vi 抗原的抗吞噬作用，使得细菌不被杀灭，而在吞噬细胞中生长繁殖并随其游走至机体的其他部位。

2.内毒素　沙门菌产生较强的内毒素，能激活补体系统，吸引白细胞，引起肠道局部炎症。吸收入血后会引起机体发热、白细胞减少、中毒性休克。

3.肠毒素　某些沙门菌株如鼠伤寒沙门菌，可产生肠毒素导致水样腹泻。

（二）所致疾病

1.败血症　多由猪霍乱沙门菌、希氏沙门菌、鼠伤寒沙门菌等引起。多见于儿童和免疫力低下的成人。病菌进入肠道后侵入血流大量繁殖，肠道症状不明显，但败血症症状严重。主要表现为高热、寒战、贫血等，常伴有脑膜炎、脊髓炎、心内膜炎等。

2.食物中毒（急性胃肠炎）　多由鼠伤寒沙门菌、猪霍乱沙门菌、肠炎沙门菌等引起。当食入被病菌污染的食物 4～24 小时后可发病，表现为恶心、呕吐、腹痛、腹泻和发热等症状，一般 2～3 天可恢复。

3.伤寒与副伤寒　又称肠热症，是由伤寒沙门菌和甲型副伤寒沙门菌、肖氏沙门菌、希氏沙门菌所引起。典型伤寒症状较重，病程长，一般3～4周；副伤寒症状稍轻，病程略短，一般1～3周。

（三）免疫性

伤寒和副伤寒病后可获得牢固的免疫力，再次感染少见。机体免疫主要以细胞免疫为主，杀伤胞内病菌。体液免疫中，SIgA在局部发挥作用。检查血中抗体对诊断伤寒感染有意义。

知识拓展

> **"伤寒玛丽"的启示**
>
> 20世纪初，美国一位女佣人叫玛丽，她得过伤寒病，痊愈后在10年间给8个东家做厨师，前后使56人感染伤寒，被人称为"伤寒玛丽"。这个健康的病菌携带者于1915年被隔离在岛上的传染病房。"伤寒玛丽"提示我们，健康带菌者传播疾病比病人更具有隐蔽性，更危险。

三、实验室检查

（一）标本采集

伤寒与副伤寒病人应根据病程不同采集标本。通常第一周采取血，第二周起采取粪便和尿液，骨髓中的细菌消失最晚，可全程采取，败血症取血液。食物中毒取粪便、呕吐物和可疑食物。

（二）病原检查

血液和骨髓标本先用胆汁肉汤增菌；粪便及尿液沉渣可直接接种于肠道，选择培养基经37℃培养24小时培养，挑取可疑菌落涂片染色镜检，并接种于双糖含铁半固体培养基，最后做生化反应和玻片凝集试验鉴定。

（三）免疫检查

1.快速诊断试验　常用的方法有SPA协同凝集试验、乳胶凝集试验和ELISA法等检查患者血清或尿液中伤寒沙门菌、副伤寒沙门菌的可溶性抗原，协助早期诊断伤寒或副伤寒。

2.血清学试验（肥达试验）　用已知伤寒沙门菌O、H抗原和甲型副伤寒沙门菌、肖氏沙门菌、希氏沙门菌H抗原与患者血清做定量凝集试验，以测定其血清中相应抗体的含量，协助诊断伤寒或副伤寒。判断结果时，需要考虑下列情况：

（1）正常人抗体水平　由于预防接种或隐性感染等原因，正常人血清中可含有一定的抗体，其效价随地区不同而有差异。一般来说，O凝集价≥1:80，H凝集价≥1:160，副伤寒H凝集价≥1:80，才有诊断意义。

（2）动态观察　在病程中应每周进行复查。若抗体效价随病程延长而上升4倍以上才有诊断意义。

（3）H与O抗体的诊断意义　机体患伤寒后，O抗体（IgM）出现较早，维持时间短（几个月）；H抗体（IgG）出现较晚，维持时间长（数年）。若O、H凝集价均超过正常值，则患伤寒或副伤寒的可能性大；若二者均低，则可能性甚小；若O效价高而H不高，可能是感染早期；若H效价高而O不高，则可能是预防接种或非特异性回忆反应。另外，极少数伤寒患者在整个病程中肥达试验始终呈阴性，这种现象与免疫功能低下或感染早期大量应用抗生素有关。

四、防治原则

加强饮水、食品卫生管理，发现病人和带菌者及早隔离治疗。对于伤寒与副伤寒的特异预防，目前使用的Vi荚膜多糖疫苗效果较好，且副作用小。伤寒的治疗选用氯霉素，耐药者可选用氨苄青霉素。

学习项目五　其他肠道杆菌

一、变形杆菌属

变形杆菌属有普通变形杆菌、奇异变形杆菌、产黏变形杆菌、潘氏变形杆菌四个种，其中普通变形杆菌在临床分离标本中最为常见。

变形杆菌是革兰氏阴性杆菌。呈明显多形性，如杆状、球状、丝状等，有周身鞭毛，运动活泼。需氧或兼性厌氧，对营养要求不高。在普通琼脂平板或血琼脂平板上培养，呈扩散生长，形成以接种部位为中心的厚薄交替、同心圆型分层的波纹状菌苔，称迁徙生长现象。

变形杆菌属有 O 和 H 两种抗原，是分群和型的依据。普通变形杆菌 X_{19}、X_2、X_K 菌株的 O 抗原，与某些立克次氏体有共同抗原成分，故常用这些变形杆菌菌株代替立克次氏体作为抗原与斑疹伤寒、恙虫病患者血清做凝集试验，称外斐试验，以辅助诊断立克次氏体病。

变形杆菌广泛分布于自然界和人及动物肠道中，为条件致病菌。可引起创伤感染、泌尿系统感染，某些菌株可引起慢性中耳炎、脑膜炎、腹膜炎、败血症和食物中毒等。

二、克雷伯菌属

克雷伯菌属中常见的是肺炎克雷伯菌、臭鼻克雷伯菌、鼻硬节克雷伯菌等 7 种，革兰氏染色阴性。菌体外有明显荚膜，多数有菌毛。对营养要求不高，在普通琼脂培养基形成较大的灰白色黏液型菌落，用接种环挑取菌落易拉成丝状为特征。具有 O 抗原和 K 抗原。

肺炎克雷伯菌，简称肺炎杆菌。存在于人的肠道、呼吸道等。当机体免疫力降低或长期使用大量抗生素导致菌群失调时引起感染，常见有肺炎、支气管炎、泌尿道和创伤感染。有时引起严重的脑膜炎、腹膜炎、败血症等。

臭鼻克雷伯菌，俗称臭鼻杆菌，主要引起慢性萎缩性鼻炎，有恶臭。肺炎克雷伯鼻硬节亚种引起鼻腔、咽喉和其他呼吸道硬节病。鼻硬节克雷伯菌，俗称鼻硬节杆菌，主要侵犯鼻咽部，引起慢性肉芽肿病变。

学习小结

肠道杆菌是人类肠道中一大类革兰氏阴性无芽孢、多数有鞭毛的杆菌。生化反应活跃，抗原结构复杂。大肠埃希菌是肠道正常菌群，多数为条件致病菌，某些抗原型能致人类腹泻。在卫生学上常以检测大肠菌群指数和细菌总数作为饮水、食品等被污染的指标。

志贺菌是引起人类细菌性痢疾的病原菌。分为四群：A 群（痢疾志贺菌），B 群（福氏志贺菌），C 群（鲍氏志贺菌），D 群（宋内志贺菌）。致病物质有菌毛、内毒素、外毒素。引起人类急性菌痢、慢性菌痢、中毒性菌痢等。

与人类关系密切的沙门菌有伤寒、副伤寒、肠炎、猪霍乱、鼠伤寒沙门菌等。可引起伤寒、副伤寒、食物中毒及败血症等。带菌者对伤寒、副伤寒的发生及流行病学有一定的意义。伤寒痊愈后可获得牢固免疫力。肥达反应可作为伤寒、副伤寒的辅助诊断。对肥达反应结果，要根据免疫反应特点、人群免疫状态及临床表现等进行综合分析，作出准确判断。

变形杆菌为条件致病菌，某些菌株的菌体抗原与某些立克次氏体有共同抗原成分，通过外斐反应，可辅助诊断立克次氏体病。克雷伯菌属有 7 个种，对人致病的主要是肺炎克雷伯菌。

直通考证

简述肥达反应 O 和 H 抗体在诊断上的意义。

（孙小华）

厌氧性细菌

📺 思政领域

体验科学精神，体会专业自豪感，增强职业责任心。

📺 学习目标

素质	激发科学精神，增强学生专业自豪感，培养职业责任心。
知识	1. 掌握破伤风梭菌的感染条件、致病物质与致病机制、防治原则；无芽孢细菌特征。 2. 熟悉产气荚膜梭菌的致病物质、所致疾病、微生物学检查和防治原则；肉毒梭菌的致病物质和所致疾病。 3. 了解艰难梭菌的致病性；无芽孢厌氧菌的致病条件、所致疾病种类。
能力	能够通过厌氧菌的生物学特性理解厌氧性细菌的致病条件、致病机制及防治原则。

🖱 学习导入

2014 年，村民罗某夫妻与其父母、岳父、儿子一行 6 人共进晚餐，食用了腌制 4 个月左右的自制腌猪肉，而食用时未经加热。食后 12～24 小时，6 人相继出现头昏、眼花、腹胀、乏力、大便不通等症状。

请思考：1. 村民罗某一家食物中毒的原因是什么？

2. 应如何进行治疗和预防？

厌氧性细菌
PPT

厌氧性细菌
思维导图

　　厌氧性细菌是指必须在无氧条件下才能生长繁殖的细菌。厌氧性细菌广泛分布于自然界、人及动物体表以及与外界相通的腔道内，是人体正常菌群中的重要组成部分。根据菌体是否形成芽孢，可将厌氧菌分为厌氧芽孢梭菌属和无芽孢厌氧菌两大类，前者主要引起外源性创伤感染，后者为人体正常菌群，可引起内源性感染。

学习项目一　厌氧芽孢梭菌属

一、破伤风梭菌

　　破伤风梭菌又称破伤风杆菌，是人类破伤风的病原菌，大量存在于人及动物的肠道及被粪便污染的土壤中，经伤口感染。

（一）生物学特性

　　1. 形态与染色　菌体细长，有周鞭毛，无荚膜，芽孢呈圆形，直径大于菌体，位于菌体顶端，似鼓槌状（图 14-1），是该菌的典型特征。革兰染色阳性。

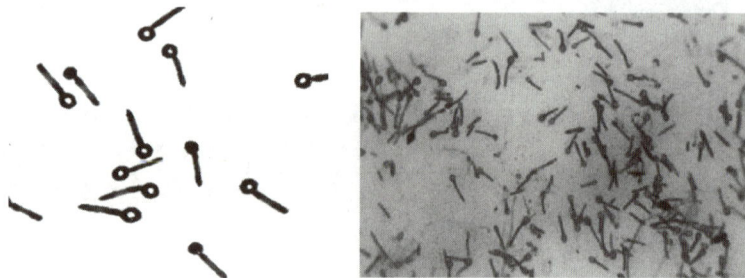

图 14-1　破伤风梭菌

　　2. 培养特性　本菌为专性厌氧菌，常用肉渣培养基（庖肉培养基）培养，生长后肉汤部分微混、肉渣部分微变黑，有腐败臭味。细菌经厌氧环境培养后，在血平板上形成无色透明不规则的菌落，边缘不整齐，周边疏松呈羽毛状，有明显溶血环。

　　3. 抵抗力　本菌形成芽孢后，对外界理化因素抵抗力强，在土壤中可存活数十年。高压蒸汽 121.3 ℃经 15～30 分钟可将其杀死。其繁殖体对青霉素敏感。

（二）致病性与免疫性

　　1. 感染条件　破伤风梭菌的芽孢主要通过皮肤创伤、外科切口缝合、脐带残端等污染侵入机体。伤口的厌氧微环境是此菌感染的重要条件：①伤口深而狭窄，并有泥土或异物污染。②伤口坏死组织多，局部组织缺血。③同时伴有需氧菌或兼性厌氧菌混合感染。

　　2. 致病物质　破伤风痉挛毒素，是引起破伤风的主要致病物质。该毒素是外毒素，属神经毒素，不耐热，可被蛋白酶破坏，毒性极强，对人的致死量小于 1 μg。

　　3. 致病机制　破伤风梭菌无侵袭力，芽孢污染伤口，在无氧环境下，芽孢萌发形成繁殖体在局部繁殖，繁殖体合成并释放破伤风痉挛毒素，毒素进入血液后形成毒血症。该毒素对脑干神经和脊髓前角神经细胞有高度亲和力，经过末梢神经沿神经纤维上行或通过淋巴和血液途径到达中枢神经，与脊髓及脑干组织中的神经节苷脂结合，封闭脊髓抑制性突触，阻止抑制性神经介质的释放，干扰其调节功能，结果使屈肌与伸肌同时强烈地收缩（图 14-2），兴奋性异常增高，骨骼肌强直性痉挛。

　　4. 所致疾病　典型症状是咀嚼肌痉挛，出现张口困难，牙关紧闭，苦笑面容；继而颈部、背部、肢体肌肉发生强直性痉挛导致角弓反张。肋间肌及膈肌痉挛可出现呼吸困难，甚至窒息死亡。新生儿多因脐带感染而引起破伤风。

5. 免疫性　机体对破伤风的免疫属体液免疫，主要是抗毒素的中和作用。抗毒素能结合游离毒素而阻断毒素入侵易感细胞，但对已与受体结合的毒素无中和作用。由于痉挛毒素毒性极强，微量毒素即可使人致病，但不足以引起机体免疫应答，故病后免疫力不强。

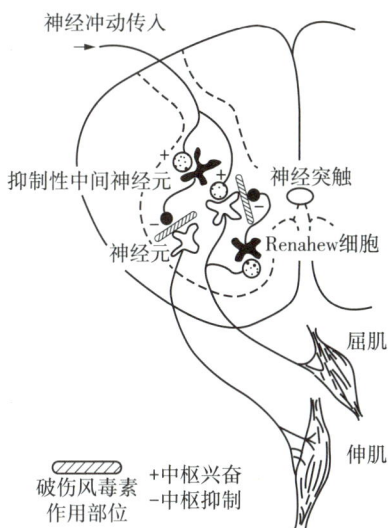

图 14-2　破伤风痉挛毒素作用机制

（三）实验室检查

根据破伤风的典型临床表现即可作出诊断，故一般不作细菌学检查。特殊情况可取伤口坏死组织或渗出液涂片染色镜检，同时接种庖肉培养基培养，并用培养物滤液作动物毒力试验。

（四）防治原则

破伤风一旦发病，其疗效不佳，故预防特别重要。伤口及时进行清创、扩创，防止厌氧环境的形成，是重要的非特异性防治措施。注射类毒素进行主动免疫，可有效预防破伤风的发生。目前我国采用白百破三联疫苗制剂，对 3～6 个月的婴儿进行计划免疫，可同时获得对白喉、百日咳和破伤风这三种疾病的免疫力。伤口污染严重，又未进行过计划免疫者，应立即注射破伤风抗毒素，作为紧急预防，同时可注射类毒素进行主动免疫。特异性治疗包括使用抗毒素和抗生素两个方面。对病人应早期足量使用抗毒素。在使用抗毒素前，无论是用于治疗或紧急预防，应先做皮肤过敏试验，防止超敏反应的发生，必要时可采用脱敏疗法。抗生素治疗可选用青霉素、红霉素等。

二、产气荚膜梭菌

产气荚膜梭菌亦称产气荚膜杆菌，广泛分布于自然界及人和动物肠道中，其芽孢常存在于土壤中，是气性坏疽的主要病原菌，也能引起人类食物中毒及坏死性肠炎等疾病。

（一）生物学特性

1. 形态与染色　革兰氏阳性粗大杆菌，两端钝圆。组织中常呈链状排列，无鞭毛，在人或动物创伤组织中产生明显荚膜。芽孢呈卵圆形，位于菌体中央或次极端，直径小于菌体（图 14-3）。

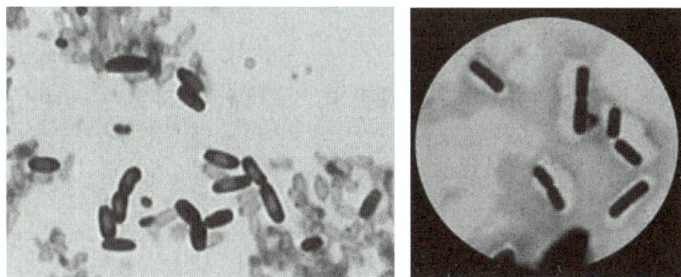

图 14-3　产气荚膜梭菌

2. 培养特性　专性厌氧，但不很严格。在血平板上形成中等大小、圆形、表面光滑的菌落，多数菌株有双层溶血环，内环完全溶血，外环不完全溶血，为两种溶血素作用的结果，又称靶形溶血环。在庖肉培养基中，肉渣呈粉红色，肉汤浑浊，并产生大量气体。

生化反应活泼，能分解多种糖类，产酸产气。在牛乳培养基中因分解乳糖产酸而使酪蛋白凝固，并产生大量气体将凝固的酪蛋白冲成蜂窝状，将液面封固的凡士林层上推，甚至冲走试管口棉塞，气势凶猛，此现象称为"汹涌发酵"，为本菌鉴别的主要特征。

（二）致病性

1. 致病物质　产气荚膜梭菌能产生多种外毒素和侵袭性酶。包括 β 毒素、卵磷脂酶（α 毒素）、胶原酶（k 毒素）、透明质酸酶（μ 毒素）、DNA 酶、肠毒素。

2. 所致疾病　产气荚膜梭菌所致病包括气性坏疽、食物中毒和坏死性肠炎等。

（三）实验室检查

取伤口坏死组织或分泌物涂片革兰氏染色镜检。必要时做厌氧培养，如用注射器采集标本后，应迅速将针头封闭。取可疑菌落进一步鉴定，根据汹涌发酵现象、动物试验作细菌镜检等最后鉴定。

（四）防治原则

目前尚无有效疫苗预防。气性坏疽起病急、进展快、后果严重，应及时对伤口进行清创、扩创，防止微厌氧环境的形成。使用大剂量青霉素，杀灭病原菌和其他混合感染的细菌。有条件的可使用 α 抗毒素和高压氧舱疗法，能抑制部分厌氧菌的生长，要注意医院内交叉感染。

三、肉毒梭菌

肉毒梭菌是一种厌氧性腐物寄生菌，广泛分布于土壤、海洋沉积物以及动物粪便中。污染本菌的食品在厌氧条件下产生肉毒毒素，食后即引起肉毒毒素中毒，出现独特的神经中毒症状。死亡率极高。

（一）生物学特性

1. 形态与染色　革兰氏阳性粗大杆菌。两端钝圆，无荚膜，有周鞭毛，芽孢呈卵圆形，大于菌体宽度，位于菌体次极端，使菌体呈网球拍状（图 14-4）。

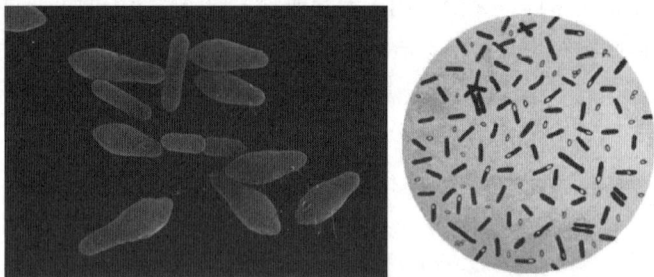

图 14-4　肉毒梭菌

2. 培养特性　本菌严格厌氧，对营养要求不高，在血琼脂平板上形成白色、较大、粗糙的菌落，有 β 溶血环。在庖肉培养基中可消化肉渣，使肉渣变黑，有腐败恶臭。

3. 抵抗力　本菌芽孢抵抗力强，可耐煮沸 1 天以上，高压蒸汽 121 ℃经 30 分钟或干热 180 ℃经 2 小时才能将本菌芽孢杀死。肉毒毒素不耐热，煮沸 1 分钟或 56 ℃经 30 分钟即可破坏。

（二）致病性与免疫性

1. 致病物质　肉毒毒素是一种强烈的嗜神经外毒素，是已知毒素中毒性最强的，其毒性比氰化钾强 1 万倍。纯结晶肉毒毒素 1 mg 能杀死 2 亿只小鼠，对人的致死量约为 0.1 μg。当人食入后，毒素经肠道吸收入血并扩散至全身，主要作用于外周胆碱能神经，抑制神经肌肉接头处神经介质乙酰胆碱的释放，影响神经冲动传递，导致肌肉松弛性麻痹。

2. 所致疾病　可导致食物中毒、婴儿肉毒中毒等疾病。

（1）肉毒中毒　肉毒梭菌一般存在于封闭保存或腌制食品中，如罐头、腊肠、火腿、发酵豆制品等。人因食用未经加热含有该毒素的食品而引起食物中毒。食入含肉毒毒素食品后，数小时或数十小时可出现相应症状。以神经末梢麻痹为主要症状（头痛、头晕），胃肠道症状少见。从眼肌麻痹开始，出现视力模糊、斜视、复视、眼睑下垂等症状；严重者出现吞咽、咀嚼困难、口齿不清等咽部肌肉和膈肌麻痹等症状，进而因呼吸肌麻痹、心肌麻痹而死亡。

肉毒毒素的临床应用

　　毒素有其消极的一面，是人类安全的大敌，但是，以毒攻毒，自古有之。最明显的例子是肉毒毒素的临床应用。1980年，Scott首次将肉毒毒素注射入人眼肌，治疗斜视，代替了以前的手术治疗，成功纠正了眼位，开始了将其用于治疗人类疾病的探索。1989年，美国食品药品监督管理局批准A型肉毒毒素作为新药投产，用于治疗12岁以上人的肌肉紊乱性斜视、偏侧面肌痉挛和眼睑痉挛，还可用于许多其他肌张力障碍和运动失调等疾病的实验性治疗。

　　（2）婴儿肉毒中毒　多见于2周至8个月的婴儿。由于婴儿肠道的特殊环境及缺乏拮抗肉毒梭菌的正常菌群，食入被肉毒梭菌污染的食品后，该菌在肠道内生长繁殖产生毒素被吸收而致病。临床表现为便秘，吸乳、啼哭无力，吞咽困难，眼睑下垂，全身肌张力减退，进行性呼吸困难，甚至窒息死亡。

（三）实验室检查

　　1.病原检查　从患者粪便、呕吐物或残留食物中取标本，经煮沸1小时后，接种于庖肉培养基进行病原菌分离。

　　2.毒素检查　检查患者粪便、呕吐物或残留食物中毒素活性。用生理盐水将标本制成悬液，沉淀后取上清液注入小鼠腹腔，1～2天观察是否有眼睑下垂、四肢麻痹现象。

（四）防治原则

　　加强有关食品特别是罐头制品的卫生监督和管理。食品加热是预防本病的关键。治疗患者应尽早注射多价肉毒毒素抗血清，同时应加强临床护理，注意预防呼吸肌麻痹和窒息发生，以降低病死率。

学习项目二　其他厌氧菌

一、其他厌氧菌

（一）生物学特性

无芽孢厌氧菌种类繁多，生物学特性各异。

（二）致病性与免疫性

　　1.致病条件　厌氧菌是寄生于皮肤和黏膜上的正常菌群，成为条件致病菌，引起的感染都为内源性感染。其致病条件主要包括以下几种：①机体免疫力减退；②寄居部位改变；③正常菌群失调；④局部形成厌氧微环境。

　　2.致病物质　无芽孢厌氧菌致病力弱，致病物质因细菌种类不同而不同。

　　3.感染特征　多为慢性感染。

　　4.所致疾病　为内源性感染，无特定临床表现，大多为化脓性感染，形成局部炎症、脓肿、组织坏死，亦可侵入血流引起菌血症、败血症。

（三）实验室检查

　　1.标本采集　从正常无菌部位采集标本，如血液、胸腔液、腹腔液、心包液、深部脓肿和手术切除的组织。因该菌对氧敏感，如用注射器采集标本后，应迅速将针头封闭。粪便等可立即储存于厌氧的容器中。

2. 病原检查　脓汁标本可直接涂片染色后镜检，根据细菌的形态特征、染色性及菌量多少，结合临床症状作出初步诊断。必要时进行微生物的分离培养与鉴定。

3. 其他检查　核酸杂交、PCR 等分子生物学检查，可迅速作出特异性诊断。

（四）防治原则

目前无特异性预防方法。主要是避免正常菌群侵入非正常寄居部位；防止局部出现厌氧微环境；对外科病人特别要注意清洗伤口，去除坏死组织和异物；引流、维持和重建局部良好的血液循环等。95% 以上临床厌氧菌对包括脆弱类杆菌对青霉素、林可霉素、头孢菌素敏感。万古霉素适用于所有革兰阳性厌氧菌感染。甲硝唑对厌氧菌感染有很好的疗效。但越来越多耐药菌株的产生增加了治疗的难度。

学习小结

本主题主要介绍了破伤风梭菌、产气荚膜梭菌、肉毒梭菌、无芽孢厌氧菌的生物学特性、致病性及防治原则。重点内容包括破伤风梭菌、产气荚膜梭菌的典型生物学特征、致病条件、致病物质、典型临床表现及防治原则，难点是破伤风梭菌的致病机制。在学习时应抓住重点和难点，采用对比、列表等多种学习方法，注意破伤风梭菌、产气荚膜梭菌的鉴定区别和致病区别。

直通考证

1. 简述破伤风梭菌的致病条件。
2. 简述破伤风的防治原则。

（孙小华）

其他常见致病菌

思政领域

体验关怀和善待患者生命的情感，增强救死扶伤责任感和使命感。

学习目标

素质	把握无菌操作意识，培养职业责任心，遵守职业规范。
知识	1.掌握结核分枝杆菌主要生物学特性、致病物质及致病特点；结核菌素试验的原理、方法、结果分析与临床应用。 2.熟悉机体对结核分枝杆菌的免疫特点、检查方法和防治原则；铜绿假单胞菌、白喉棒状杆菌主要生物学特性、致病性及特异性防治原则；霍乱弧菌生物学特性、致病物质及致病特点、实验室检查、防治原则。 3.了解流感嗜血杆菌、百日咳鲍特菌、军团菌属、布鲁菌属、鼠疫耶氏菌主要生物学特性、致病性及特异性防治原则。
能力	学会细菌抗酸染色方法及结果判断。

其他常见致病菌
PPT

其他常见致病菌
思维导图

学习项目一　结核分枝杆菌

任务拓展

学习导入

　　患者，男性，67岁，咳嗽、咯痰、发热20余天，近日又有腹泻。因血压下降入院。入院前20余天咳嗽、咯痰并发热（38℃），痰量不多，黄色脓性，当地诊断为"气管炎"，肌注青霉素无效，近日因出现腹泻，一天5～6次，含黏液，无脓血，无里急后重。入院后，X线、超声检查示"左侧胸腔积液"，予穿刺抽液，为粉红色乳糜样液体。考虑为"结核性胸腔积液"，采样标本抗酸染色阳性。

　　请思考：1. 结核分枝杆菌的传播途径有哪些？

　　　　　　　2. 如何预防结核病？

一、生物学特性

（一）形态结构与染色

　　结核分枝杆菌细长略弯曲，大小为（1～4）μm×0.4 μm，呈分枝或索状排列，无芽孢、无鞭毛，近年发现该菌有较厚的荚膜，在陈旧的病灶和培养物中，形态常不典型，可呈颗粒状，串球状，短棒状，长丝形等。革兰氏染色不易着色。抗酸染色法染色呈红色，为抗酸阳性菌。其抗酸性与细胞壁脂质成分有关，特别是其中的分枝菌酸，能与碱性复红结合成牢固的复红 - 分枝菌酸复合物，盐酸乙醇不易将其脱色，因此抗酸杆菌呈红色，其他非抗酸菌经美蓝复染呈蓝色（图 15-1）。

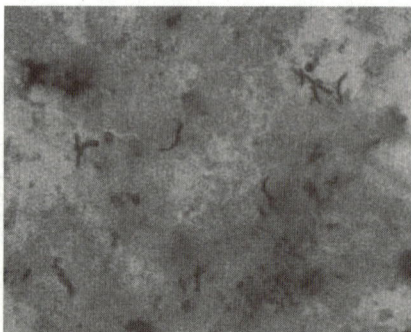

图 15-1　结核分枝杆菌

（二）培养特性

　　本菌营养要求高，在含有蛋黄、马铃薯、甘油和天门冬素等的罗氏培养基上才能生长。专性需氧，最适温度为37 ℃，最适 pH 值为6.5～6.8。生长缓慢，约18 小时分裂一次，故在固体培养基上经2～4周才出现肉眼可见的菌落。菌落为乳白色或淡黄色，干而粗糙，不透明，呈菜花状。在液体培养内生长较快，1～2周液体表面即可形成粗糙皱纹状菌膜，有毒菌株在液体培养基中呈索状生长。结核分枝杆菌不发酵糖类，可还原硝酸盐。

（三）抵抗力

　　本菌对理化因素抵抗力较强，耐干燥。粘附于尘埃上保持传染性8～10天，在干燥痰内可存活6～8个月。对酸碱有较强的抵抗力，3%HCl、6%H_2SO_4、4%NaOH 15分钟不受影响，故实验室常用此浓度的酸碱处理有杂菌污染的标本和消化标本中的黏稠物质。对湿热敏感，在液体中加热63 ℃经

15 分钟或煮沸即被杀死。对紫外线敏感，直接日光照射数小时可杀死。在 70% ～ 75% 乙醇中数分钟死亡。对常规抗生素不敏感。

（四）变异性

结核分枝杆菌可发生形态、菌落、毒力和耐药性等多种变异。

二、致病性与免疫性

结核分枝杆菌不产生内外毒素和侵袭性酶，其致病性与细菌在组织细胞内大量繁殖引起的炎症、菌体成分和代谢物质的毒性以及机体对菌体成分产生的免疫损伤有关。近年来发现结核分枝杆菌具有荚膜，这与其致病性有关。

（一）致病物质

1. 脂质　主要是磷脂、脂肪酸和蜡质，它们大多与蛋白质或多糖结合成复合物存在，与细菌毒力密切相关。

2. 蛋白质　结核分枝杆菌有多种蛋白成分，其中主要成分是结核菌素，与蜡质 D 结合后能使机体发生迟发型超敏反应，引起组织坏死和全身中毒症状，并在结核结节形成中发挥一定的作用。

3. 荚膜　荚膜的主要成分为多糖，部分为脂质和蛋白质。其致病作用包括：①抗吞噬作用，可抑制吞噬体与溶酶体的结合。②荚膜能与吞噬细胞表面的补体受体结合，有助于结核分枝杆菌在宿主细胞上粘附与入侵。③荚膜可阻止药物和化学物质等渗透入菌体内。

（二）所致疾病

结核分枝杆菌可通过多种途径进行传播，如呼吸道、消化道和损伤的皮肤侵入机体，引起多种组织器官的感染，但以肺部感染的肺结核最多见。传染源主要是结核病患者，尤其是痰涂片阳性、未治疗又向体外排菌的肺结核患者；飞沫微滴经呼吸道传播是主要传染途径。

1. 肺部感染　由于感染结核分枝杆菌的毒力、数量、机体免疫状态不同，肺部感染分为原发感染和原发后感染。

（1）原发感染　原发病灶引起淋巴管炎和淋巴结肿大，X 线胸片显示哑铃状阴影，称为原发综合征。90% 以上的原发感染形成纤维化或钙化，不治而愈，但原发灶内可长期潜伏少量结核分枝杆菌，也可作为以后内源性感染的来源。

（2）继发感染　多发生于成年人，为再次感染。继发感染是肺结核最常见的一种类型，表现为慢性肉芽肿炎症，并形成结核结节，发生纤维化或干酪样坏死。如感染未能及时治疗或治疗不当，可形成慢性纤维空洞型肺结核，痰菌持续阳性，成为结核病的重要传染源。

2. 肺外感染　部分患者结核分枝杆菌可进入血液循环引起肺内、外播散，如脑、肾结核；被咽入消化道也可引起肠结核、结核性腹膜炎等。极少数原发感染患儿或免疫力极其低下的个体，可引起全身粟粒性肺结核。

（三）免疫性与超敏反应

1. 免疫性　机体感染结核分枝杆菌后，虽能产生多种抗体，但无保护作用。结核分枝杆菌是胞内寄生菌，其免疫主要是以 T 细胞为主的细胞免疫。结核的免疫属于感染免疫，又称带菌免疫，即只有当结核分枝杆菌在体内存在时才有免疫力，一旦体内的结核分枝杆菌全部消失，抗结核免疫也随之消失。

2. 免疫与超敏反应　机体对结核分枝杆菌产生特异性免疫的同时，也产生了迟发型超敏反应，二者均为 T 细胞介导的结果。近年来实验表明结核分枝杆菌感染后免疫和超敏反应同时出现。

3. 结核菌素试验　在结核分枝杆菌的感染中，感染、免疫、超敏反应三者同时存在，因而可以通过检测机体对结核菌素的超敏反应来了解机体对结核分枝杆菌的细胞免疫水平。结核菌素试验是应用结核菌素进行皮肤试验，以检测受试者对结核分枝杆菌是否存在迟发型超敏反应的一种体内试验。

（1）结核菌素试剂　以往使用较广的是旧结核菌素（OT），是结核分枝杆菌肉汤培养物经杀菌、过滤、浓缩而成。目前都用纯蛋白衍生物（PPD）。

（2）试验方法与意义　常规试验取 PPD5 个单位（0.1 mL）注入受试者前臂屈侧皮内，48～72 小时观察结果，测量注射局部皮肤出现红肿硬结反应直径的大小。局部出现红肿硬结直径 >5 mm 者为阳性，表明机体曾感染过结核分枝杆菌或已建立迟发型超敏反应，但不一定发病，接种过卡介苗者也可呈阳性。局部无红肿硬结或红肿硬结 <5 mm 者为阴性，表明机体未曾感染过结核分枝杆菌，无免疫力，但应考虑以下情况：①感染初期。②老年人反应低下。③严重结核病患者或正患有其他传染病，如麻疹等。④继发性细胞免疫功能低下，如艾滋病或肿瘤等用过免疫抑制剂者。如局部红肿硬结 >15 mm 者为强阳性反应，表明可能有活动性结核，应进一步追查病灶。

（3）实际应用　①选择卡介苗接种对象及免疫效果的测定，若结核菌素试验阴性则应接种卡介苗，接种后若结核菌素试验已转阳，表明已产生免疫力。②作为婴幼儿结核病的辅助诊断。③在未接种卡介苗的人群中作结核分枝杆菌感染的流行病学调查。④用于测定肿瘤患者等的细胞免疫功能。

三、实验室检查

1. 标本采集　根据感染的类型，采集不同的标本。采集标本应使用一次性无菌容器。肺结核应采集痰液标本；肾或膀胱结核取中段尿液；肠结核采集粪便；结核性脑膜炎采集脑脊液；脓胸、肋膜炎、腹膜炎或骨髓结核等则穿刺采集脓汁。

2. 病原检查　痰液标本可直接涂片，抗酸染色镜检，若找到抗酸阳性杆菌，结合临床症状即可初步诊断。如标本中结核分枝杆菌量少，杂菌和杂质多时，应浓缩集菌后，再涂片染色镜检，以提高检出阳性率。必要时将集菌并经处理后的标本接种罗氏培养基。根据细菌生长繁殖速度、菌落特征及菌落涂片抗酸染色结果，进一步鉴定及进行药敏试验。

3. 免疫检查　用结核分枝杆菌抗原采用 ELISA 等方法检测患者血清中的抗体，进行辅助诊断。

4. 分子生物学检查　PCR 检测结核分枝杆菌的 DNA，可用于结核病的早期和快速诊断，对因菌量少或 L 型变异而不易分离培养成功的标本更有实用价值。

四、防治原则

（一）预防

接种卡介苗是预防结核病的有效措施之一，广泛接种卡介苗能大大地降低结核病的发病率。目前，我国规定出生后即接种卡介苗，6 个月以内健康儿童可直接接种，较大儿童应先作结核菌素试验，阴性者接种。卡介苗接种后 2～3 个月内再做结核菌素试验，如仍为阴性说明接种失败，需再次接种。皮内接种卡介苗后，结核菌素试验转阳率可达 96%～99%，免疫力可维持 3～5 年。

（二）治疗

结核病的治疗在于控制疾病，促使病灶愈合，消除症状和防止复发。抗结核药物的治疗，应着重以下原则：早期发现和早期治疗；联合用药，彻底治愈。结核分枝杆菌耐药菌株较多，故对久治不愈的病人，应分离菌株，进行药敏试验，测定其耐药性，以指导临床合理用药。

学习项目二 动物源性细菌

学习导入

某大学多名学生在实验室进行"羊活体解剖学实验",实验结束后,没有任何人感觉到异常。寒假期间,有少许同学出现高烧,以感冒诊治,情况有所好转。待3月份学校开学时,多名同学出现相同症状,有的已经因关节疼痛而无法行走。事情引起学校的高度重视,调查发现这些学生感染了布鲁氏菌病。

请思考:1. 布鲁氏菌的传播途径有哪些?
         2. 布鲁氏菌对人体有哪些危害?

一、炭疽芽孢杆菌

炭疽芽孢杆菌属于需氧芽孢杆菌属,俗称炭疽杆菌,为人畜共患病原菌,能引起羊、牛、马等动物及人类的炭疽病。

(一)生物学特性

炭疽芽孢杆菌是革兰氏阳性粗大杆菌,两端平齐,呈竹节状排列。无鞭毛,在人和动物体内或在含血清和 $NaHCO_3$ 的培养基中于 CO_2 环境下孵育,能形成荚膜。在氧气充足条件下易形成芽孢,呈椭圆形,位于菌体中央,其宽度小于菌体(图15-2)。

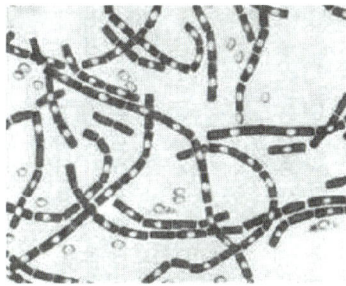

图15-2 炭疽芽孢杆菌

本菌专性需氧,对营养要求不高,在琼脂平板上形成灰白色、边缘不整齐、扁平粗糙型菌落,低倍镜观察边缘呈卷发状。有毒菌株在血平板上培养可产生荚膜,菌落具有黏性,可出现拉丝现象。液体培养基中呈沉淀生长。本菌繁殖体的抵抗力不强,而芽孢抵抗力强,在干燥土壤或皮毛中能存活数年至20余年。炭疽芽孢杆菌对碘特别敏感,对青霉素、头孢菌素、链霉素、卡那霉素等高度敏感。

(二)致病性与免疫性

1. 致病物质 荚膜和炭疽毒素是本菌的主要致病物质。荚膜有抗吞噬作用,有利于细菌在宿主组织内繁殖扩散。炭疽毒素主要是损害微血管内皮细胞,增加血管通透性,使有效血容量不足致微循环障碍,易发生 DIC 和感染性休克而导致死亡。

2. 所致疾病 炭疽芽孢杆菌主要是牛、马、羊等草食动物炭疽病的病原菌。人因接触患病动物或受染皮毛而引起皮肤炭疽;食入未煮熟的病畜肉或污染食物引起肠炭疽;吸入含有病菌芽孢的尘埃可发生肺炭疽。

3. 免疫性　病后可获得持久免疫力，再次感染者甚少。主要是由于产生特异性抗体和吞噬细胞作用的加强。

（三）实验室检查

1. 标本采集　根据疾病类型，可分别采集渗出液、脓液、痰液、粪便及血液等标本送检。病畜尸体严禁室外剖检，必要时可割取耳尖或舌尖送检。

2. 病原检查　取标本涂片进行革兰染色、镜检，若发现有荚膜的呈竹节状排列的革兰氏阳性大杆菌，结合临床症状即可初步诊断。确诊应进行血平板分离培养，取可疑菌落，进一步做青霉素串珠试验或动物试验等进行鉴定。

3. 免疫检查　采用免疫荧光技术检测荚膜抗体，ELISA 方法检查炭疽毒素等。

（四）防治原则

预防炭疽病根本措施是加强病畜的管制。病畜的尸体必须焚毁或深埋于 2 米以下。在流行地区对受感染威胁的人员及易感家畜进行炭疽杆菌减毒活疫苗的预防接种。青霉素是治疗炭疽的首选药物，应早期应用；也可采用抗生素、磺胺类药及抗炭疽血清的综合疗法。

二、布鲁菌属

布鲁菌属是一类革兰氏阴性的短小杆菌，牛、羊、猪等动物最易感染，常引起母畜传染性流产。人类接触带菌动物或食用病畜及其乳制品，均可被感染，临床上称为布鲁菌病。布鲁菌病在世界上分布很广，我国流行的主要是羊布鲁菌、牛布鲁菌、猪布鲁菌三种，其中以羊布鲁菌病最为多见。

（一）生物学特性

本菌是革兰氏阴性小球杆菌或短杆菌，无芽孢，无鞭毛，光滑型菌株有微荚膜（图 15-3）。严格需氧菌，营养要求高。实验室常用肝浸液培养基或改良厚氏培养基。此菌生长缓慢，培养 48 小时才出现无色、透明的光滑型细小菌落，经人工传代培养后可转变为粗糙型菌落。

本菌在自然界中有较强抵抗力，在土壤、皮毛、病畜的脏器和分泌物、乳制品中可生存数周至数月。但在湿热 60 ℃经 20 分钟、日光照射 10～20 分钟可死亡。对常用消毒剂均较敏感。对链霉素、氯霉素等均敏感。

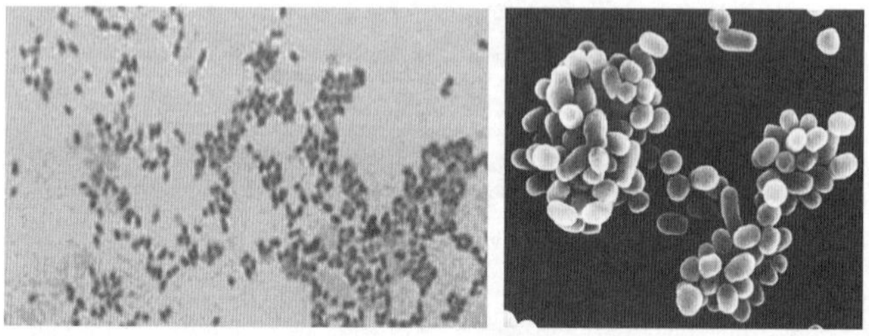

图 15-3　布鲁菌

（二）致病性与免疫性

布鲁菌主要致病物质是内毒素。荚膜与侵袭酶增强了该菌的侵袭力，使细菌能通过完整的皮肤黏膜侵入机体。人类的感染多来自病畜的乳汁、子宫分泌物、尿和粪便等。布鲁菌感染后，机体可形成以细胞免疫为主的带菌免疫，对再感染有较强的免疫力。血液中也有抗体产生，并发挥调理作用。本菌感染后还可引起Ⅳ型超敏反应，故病程中免疫保护和病理损伤往往交织存在。

（三）实验室检查

1. 标本采集　急性期采集血液，慢性期采集骨髓。

2. 病原检查　将标本接种于双相培养基中培养，根据菌落特点、涂片镜检、生物化学试验等进行鉴定。

3. 免疫检查　采用试管凝集试验进行测定特异性抗体，抗体凝集效价达到 1∶160 以上，则具有诊断价值。对慢性病患者可进行补体结合试验，试验结果以 1：10 为阳性。

（四）防治原则

控制消灭传染源、切断传播途径和免疫接种是三项主要的预防措施。疫区人群应皮上划痕接种104 M 株减毒活疫苗，有效期约 1 年。

急性期患者以抗生素治疗为主，需彻底治疗，防止转为慢性。慢性者除继续用抗生素外，尚需采取综合治疗方法。

三、耶尔森菌属

鼠疫耶尔森菌简称鼠疫杆菌，是鼠疫的病原菌。鼠疫是一种自然疫源性烈性传染病，人类鼠疫是鼠疫耶尔森菌通过带菌鼠蚤叮咬传播给人，历史上曾发生过 3 次世界性大流行。1949 年前我国也曾发生过多次流行，病死率很高。

（一）生物学特性

本菌是革兰氏阴性球杆菌，卵圆形，两端钝圆并浓染。散在，偶成双或短链状。在陈旧培养物或含高盐的培养基中培养后呈明显的多形性，有球形、杆形、丝状、哑铃状等。有荚膜，无鞭毛，无芽孢（图 15-4）。

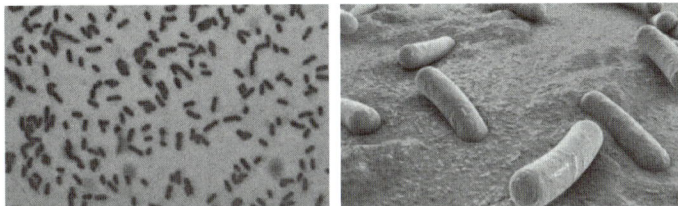

图 15-4 鼠疫耶尔森菌

本菌营养要求不高，需氧或兼性厌氧。在血平板上形成无色透明、中央隆起、不溶血的圆形细小菌落。液体培养基上呈菌膜生长现象，菌膜向下延伸形成钟乳石状，此特征有一定鉴别意义。鼠疫耶尔森菌对外界抵抗力强，可耐直射日光 1～4 小时，在干燥咯痰和蚤粪中存活数周，在冻尸中能存活4～5 个月，对链霉素及卡那霉素敏感。

（二）致病性与免疫性

鼠疫是自然疫源性传染病，一般先在鼠类间发病和流行，通过鼠蚤的叮咬而传染人类，尤其当大批病鼠死亡后，失去宿主的鼠蚤转向人群。人患鼠疫后，又可通过人蚤或呼吸道等途径在人群中传播。

最常见的腺鼠疫，好发于腹股沟、腋下及颈部。人通过呼吸道感染可致肺鼠疫，常因缺氧、休克、心力衰竭于 2～3 天内死亡，死前病人皮肤因高度发绀而呈紫黑色，故有"黑死病"之称。腺型和肺型的鼠疫耶尔森菌可侵入血流导致败血症，伴有内脏组织广泛坏死，此型最严重，若无抢救措施可在数小时至 2～3 天内死亡。鼠疫病后可获得持久免疫力，很少再次感染。病后体内可出现多种抗体，发挥中和毒素、去除荚膜的抗吞噬等作用。病菌的清除主要依赖吞噬细胞的吞噬功能。

（三）实验室检查

鼠疫耶尔森菌的检查必须严格执行甲类传染病的病原菌管理规则。应由专人在专门实验室内进行，做好防鼠、防蚤、防感染工作。根据病情取患者淋巴结穿刺液、痰、血液，人或动物尸体取肝、脾、肺、病变淋巴结等标本，直接涂片革兰染色镜检，观察形态及染色特点进行初步诊断。免疫荧光染色可作为快速诊断。将检材接种于血琼脂平板上，28 ℃孵育 48 小时后观察菌落特征，挑取可疑菌落，根据涂片染色、血清凝集试验等进一步鉴定。

（四）防治原则

灭鼠灭蚤是切断鼠疫传播环节、消灭鼠疫的根本措施。加强检疫，对鼠疫患者要进行及时隔离并立即向卫生防疫部门报告。流行地区可接种鼠疫减毒活菌苗，增强人群免疫力。治疗必须早期足量用药，采用磺胺类、链霉素、氨基糖甙类抗生素等均有效。

学习项目三　其他细菌

一、铜绿假单胞菌

铜绿假单胞菌，广泛分布于自然界，是一种常见的条件致病菌。由于其在生长过程中产生绿色水溶性色素，使感染后的脓汁和敷料呈绿色而得名。

（一）生物学特性

本菌是革兰氏阴性杆菌，一端有 1～3 根鞭毛，运动活泼。有荚膜，有菌毛，无芽孢，专性需氧（图 15-5）。在普通琼脂平板上 35 ℃培养 24 小时，可形成圆形、大小不一、扁平湿润、边缘不齐的菌落。产生带荧光的水溶性色素，使培养基呈亮绿色、灰色或棕色等，有些菌株可无色素。在血平板上产生透明溶血环。在液体培养基中均匀混浊生长并形成菌膜。能分解葡萄糖，产酸不产气，氧化酶阳性，分解尿素。铜绿假单胞菌抵抗力较其他革兰氏阴性菌强，56 ℃作用 1 小时可被杀灭，临床分离菌株对许多化学消毒剂及多种抗生素耐药。

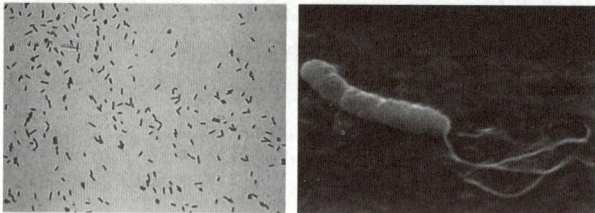

图 15-5　铜绿假单胞菌

（二）致病性与免疫性

本菌主要致病物质是内毒素，铜绿假单胞菌为正常菌群。广泛分布于皮肤、肠道和医院环境中，在医院感染中由该菌引起者约占 10%，常见于外伤、烧伤、中耳炎、脓肿和气管插管等化脓性感染，也见于长期化疗或使用免疫抑制剂的患者。某些特殊病房，如烧伤病房、肿瘤病房、各种导管和内窥镜检查室，感染率可高达 30%。局部感染可引起菌血症、败血症。

（三）微生物学检查

1. 标本采集　根据病情采集相应的标本，如血液、胸水、腹水、尿液、脓液或分泌物送检。

2. 检查方法　①标本直接涂片可查见革兰氏阴性杆菌。②分离培养与鉴定：将标本接种于血液琼脂平板上，有氧条件下培养。可根据菌落、色素、氧化酶试验和生化反应作出鉴定。

（四）防治原则

铜绿假单胞菌分布广泛，可通过多种途径传播，故必须加强医疗器械的消毒，防止医院感染。在临床工作中应严格进行无菌操作，定期对病房进行消毒。注意预防医护人员与患者之间的交叉感染。治疗时可选用庆大霉素、多黏菌素 B 等。

二、流感嗜血杆菌

流感嗜血杆菌俗称流感杆菌。本菌最先从流感病人鼻咽部分离出，曾被误认为是流行性感冒的病原菌。现已确定流行性感冒由病毒引起，本菌只是流行性感冒发生时引起继发性感染的细菌。该菌可引起鼻窦炎、中耳炎等化脓性炎症，也是流感患者继发感染的病原菌。

（一）生物学特性

本菌是革兰氏阴性小杆菌，可呈球杆状、长杆状和丝状等多形态。无芽孢，无鞭毛，多数菌株有菌毛（图 15-6）。需氧或兼性厌氧。在巧克力平板上可出现无色透明的露珠状细小菌落，48 小时后可形成灰白色、光滑、边缘整齐的较大菌落。若将流感嗜血杆菌与金黄色葡萄球菌在血平板上共同培养，出现卫星现象。该菌抵抗力较弱，对热、干燥和一般消毒剂敏感。

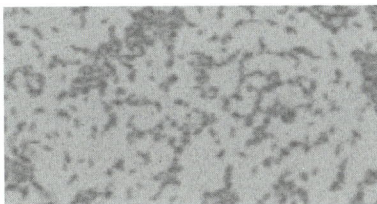

图 15-6　流感嗜血杆菌

（二）致病性与免疫性

流感嗜血杆菌主要致病物质是内毒素、荚膜和菌毛，还可产生 IgA 蛋白酶，能水解分泌型 IgA，降低局部免疫力。流感嗜血杆菌主要通过呼吸道在人群中传播。所致疾病分为原发性与继发性感染两类。原发性感染多为有荚膜菌株所致，引起急性化脓性感染，如鼻咽炎、喉炎、脑膜炎、支气管炎等，以小儿多见；继发性感染常继发于流感、麻疹、百日咳、结核病等，临床类型有鼻窦炎、中耳炎、慢性支气管炎等，多见于成年人，多由无荚膜的菌株引起。感染后可产生多种抗体，如抗荚膜多糖抗体、抗外膜蛋白抗体等。

（三）实验室检查

标本有痰液、脑脊液、鼻咽分泌物、脓液等。脑脊液和脓汁可直接涂片镜检，结合临床症状可作出初步诊断。分离培养可将检材接种于巧克力色平板或血平板上，根据菌落特征、卫星现象等进行鉴定。

（四）防治原则

荚膜多糖疫苗对 18 个月以上的儿童有较好的保护作用，1 年内的保护率可达 90% 以上。治疗可选用氨苄青霉素等。

三、百日咳鲍特菌

百日咳鲍特菌简称百日咳杆菌，是引起人类百日咳的病原菌。百日咳是儿童常见的急性呼吸道传染病。

（一）生物学特性

百日咳鲍特菌为革兰氏阴性小杆菌，有荚膜，有菌毛（图 15-7）。营养需求高，初次分离培养常用含甘油、马铃薯、血液的鲍 - 金培养基。35 ～ 37 ℃培养 3 ～ 5 天后，可形成细小、光滑、凸起、银灰色、不透明水银珠状菌落。不发酵糖类。百日咳鲍特菌具有两种抗原：耐热的菌体（O）抗原和不耐热的荚膜（K）抗原。百日咳鲍特菌抵抗力不强，对热、干燥、化学消毒剂敏感。

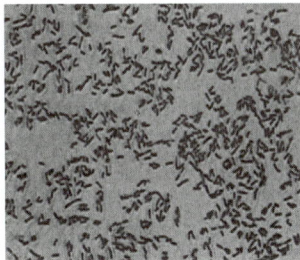

图 15-7　百日咳鲍特菌

（二）致病性与免疫性

致病物质主要包括荚膜、菌毛、内毒素及百日咳毒素、腺苷酸环化酶毒素、血凝素等多种生物活性物质。百日咳毒素为外毒素，是该菌的主要致病因子，能引起纤毛上皮的炎症和坏死，与痉挛性咳嗽有关。传染源是早期患者和带菌者，病原菌经呼吸道感染，潜伏期 7 ～ 10 天。百日咳典型的症状是阵发性痉挛性咳嗽，带有鸡鸣样吸气尾声和呕吐。由于其阵发性痉挛性咳嗽持续时间较长，故名百日咳。百日咳患者康复后体内可出现多种特异性抗体，免疫力较为持久。仅少数病人可再次感染，再发的病情亦较轻。

（三）实验室检查

实验室检查以分离百日咳鲍特菌为主。卡他期取鼻咽拭或痉咳期用咳碟法将标本接种于鲍 - 金培养基上，根据菌落特征、生化反应或用免疫荧光法进行鉴定。

（四）防治原则

目前常用白百破三联疫苗进行人工自动免疫，效果好。必要时，以高效价百日咳免疫球蛋白进行被动免疫。治疗可选用红霉素、氨苄青霉素。

四、军团菌属

1976 年 7 月在美国费城召开全美退伍军人协会会议时，暴发流行了一种严重肺炎，与会者有 149 人发病，有 34 人死亡。从死亡者肺组织中分离到一种新的病原菌，命名为军团菌。本属包括 39 个种和 61 个血清型，从人体分离的已有 19 种，其中主要致病菌为嗜肺军团菌。

（一）生物学特性

嗜肺军团菌为粗短革兰氏阴性杆菌，有鞭毛，无荚膜和芽孢（图 15-8）。专性需氧，营养要求高，须用含半胱氨酸和铁离子的培养基培养。生长缓慢，在合适的培养基上需 3 ～ 5 天才能形成圆形、有凸起、针尖大小的菌落。触酶阳性，氧化酶阳性，能分解马尿酸盐。军团菌在自然界中抵抗力很强，在自来水中可生存一年左右，对热和一般化学消毒剂敏感。

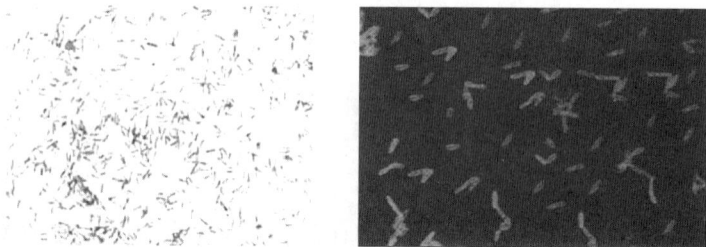

图 15-8 嗜肺军团菌

（二）致病性与免疫性

军团菌主要致病物质是微荚膜、菌毛、毒素和多种酶类。该菌通过呼吸道侵入机体，粘附于肺泡和支气管，被吞噬细胞吞噬，而在其中生长繁殖，导致细胞裂解死亡。军团病有流感样型（轻症型）、肺炎型（重症型）和肺外感染三种类型。嗜肺军团菌是细胞内寄生菌，主要以细胞免疫为主，病后也可获得保护性抗体。

（三）实验室检查

根据病情采集痰液、气管分泌物、血液及病理组织标本等。用荧光抗体染色镜检，有诊断意义。将标本接种于含 L- 半胱氨酸和铁离子的 BCYE 培养基上，依据菌落形态、生化反应结合其他检测指标作出鉴定。

（四）防治原则

目前尚无特异性疫苗预防。加强水源监测和消毒对预防该病具一定意义。治疗可用红霉素、庆大霉素、利福平等。

五、白喉棒状杆菌

白喉棒状杆菌俗称白喉杆菌，是引起人类白喉的病原菌。白喉是一种急性呼吸道传染病，多发生于儿童。

（一）生物学特性

本菌菌体细长微弯，一端或两端膨大呈棒状，排列不规则，多单个存在或排列呈 V、L 状（图 15-9）。革兰氏染色阳性，美蓝染色菌体着色不均匀，可见浓染的颗粒。这些颗粒与菌体着色不同，称异染颗粒，具有重要的鉴别意义。需氧或兼性厌氧，对营养要求高，在吕氏血清斜面或鸡蛋斜面培养基上生长良好，形成灰白色、有圆形突起的光滑菌落。在亚碲酸钾血平板上培养因细菌能还原碲元素而使菌落呈黑色。分解葡萄糖、麦芽糖、果糖等，产酸不产气。白喉棒状杆菌对湿热和消毒剂的抵抗力较弱，煮沸 1 分钟或 60 ℃经 10 分钟即死亡。5% 石炭酸作用 1 分钟、3% 来苏 10 分钟均可使之杀灭。但对干燥、寒冷和日光的抵抗力较强，在衣物、儿童玩具等物品中可存活数日至数周。对青霉素、红霉素及广谱抗生素敏感。

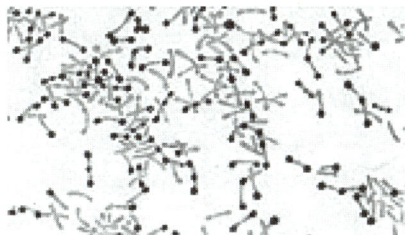

图 15-9　白喉棒状杆菌

（二）致病性与免疫性

本菌主要致病物质是白喉外毒素，可干扰细胞蛋白质的合成，导致细胞变性和坏死。

传染源是患者和带菌者，以气溶胶方式播散，易感者主要是儿童。感染后在鼻咽喉部生长繁殖并释放外毒素，形成灰白色膜状物，称假膜。假膜向气管内延伸易脱落，可引起呼吸道阻塞以致窒息。毒素与心肌、肝、肾、肾上腺和外周神经结合，引起细胞变性、坏死，内脏出血和神经麻痹等。约 2/3 患者的心肌受损，成为白喉晚期致死的主要原因。人对白喉棒状杆菌普遍易感，以体液免疫为主，在病后、隐性感染或预防接种后，体内产生的抗毒素抗体可中和毒素，均可获得牢固免疫力。

（三）实验室检查

用无菌棉拭子，擦拭病变部位假膜及炎症部位，以获得适合临床检查的标本。将棉拭子直接涂片，用美蓝或 Albert 法染色后镜检，若找到形态典型，并有异染颗粒者，即可初步诊断。将标本接种于吕氏血清斜面或亚碲酸钾血平板上，培养 18 ～ 24 小时，观察菌落。结合生化反应、毒力试验作出鉴定。

（四）防治原则

注射白喉类毒素是预防白喉的主要措施。目前国内外均采用白百破三联疫苗，有效率可达 97%。对密切接触白喉患者的儿童，应立即肌肉注射白喉抗毒素 1 000 ～ 3 000 单位作紧急预防。治疗白喉，应尽早注射足量的白喉抗毒素。注射抗毒素前应做皮肤过敏试验，阳性者进行脱敏治疗。同时应用抗生素，常用青霉素、红霉素等抗生素抑制白喉杆菌的生长。

六、弧菌属

弧菌属的细菌是一大群菌体短小、弯曲成弧形、一端有单鞭毛的革兰氏阴性菌。弧菌属与肠杆菌科的主要不同点是氧化酶试验阳性（麦契尼可夫弧菌除外）和有位于菌体一端的单鞭毛。弧菌属细菌广泛分布于自然界，以淡水和海水中最多。弧菌属目前已确定有 76 个种，至少有 12 个种与人类感染有关，主要致病菌有霍弧菌和副溶血弧菌，以肠道感染为主，可引起霍乱和食物中毒，偶尔引起浅部创伤感染。

（一）霍乱弧菌

霍乱弧菌菌体宽为 $0.5 \sim 0.8 \, \mu m$，长为 $1.5 \sim 3 \, \mu m$。从患者新分离出的细菌形态典型，呈弧形或逗点状（图 15-10）。但经人工培养后，细菌常呈杆状而不易与肠道杆菌区别。革兰氏染色阴性。特殊结构有菌毛，无芽孢，有些菌株（包括 O139）有荚膜，在菌体一端有一根单鞭毛。若取患者米泔水样粪便或培养物进行悬滴观察，细菌运动非常活跃，呈穿梭样或流星状。

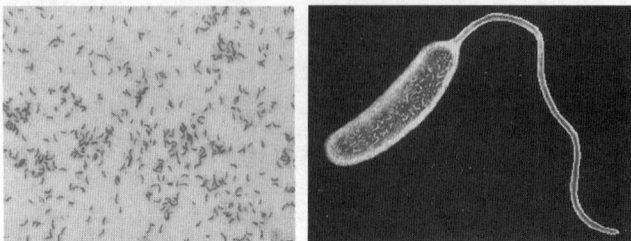

图 15-10　霍乱弧菌

本菌兼性厌氧，对营养要求不高。耐碱不耐酸，在 pH 值为 $8.8 \sim 9.0$ 的碱性蛋白胨水或碱性琼脂平板上生长良好。霍乱弧菌为过氧化氢酶试验阳性，氧化酶为阳性，能发酵很多常见的单糖、双糖和醇糖，产酸不产气；不分解阿拉伯胶糖；能还原硝酸盐，吲哚反应阳性。

霍乱弧菌有耐热的 O 抗原和不耐热的 H 抗原。根据 O 抗原不同，现分为 155 个血清群，其中 O1 群、O139 群引起霍乱，其余的血清群分布于地面水中，可引起人类胃肠炎等疾病，但从未引起霍乱的流行。H 抗原无特异性，为霍乱弧菌的共同抗原。

据此，O1 群霍乱弧菌又分为三个血清型：小川型、稻叶型、彦岛型。根据其表型差异，O1 群霍乱弧菌的每一个血清型还可分为两个生物型：古典生物型、EL Tor 生物型。

本菌不耐酸，在正常胃酸中仅能存活 4 分钟。55 ℃湿热 15 分钟，100 ℃煮沸 $1 \sim 2$ 分钟，0.5×10^{-6} 氯作用 15 分钟能杀死霍乱弧菌。25% 次氯酸钙处理患者排泄物或呕吐物，经 1 小时可达到消毒目的。霍乱肠毒素是目前已知的致泻性毒素中最强烈的毒素，导致肠液大量分泌，出现严重的腹泻与呕吐。引起的霍乱系烈性肠道传染病，属于我国的甲类法定传染病。在自然情况下，人类是霍乱弧菌的唯一易感者。在地方性流行区，除患者外，无症状感染者也是重要传染源。传播途径主要是通过污染的水源或食物经口摄入，人与人之间的直接传播不常见。在正常胃酸条件下，需要食入大量的细菌（10^{10} 个）方能引起感染。病菌到达小肠后，黏附于肠黏膜表面并迅速繁殖，不侵入肠上皮细胞和肠腺，细菌在繁殖过程中产生肠毒素而致病。霍乱是烈性传染病，对首例患者的病原学诊断应快速、准确，并及时做出疫情报告。微生物检查取患者新鲜粪便、肛拭子、呕吐物，流行病学调查还包括水样。霍乱弧菌不耐酸和干燥。为避免因粪便发酵产酸而使病菌灭活，标本应及时培养或放入碱性蛋白胨水保存液中运输；肠道病原菌常用的甘油盐水缓冲保存液不适用于霍乱弧菌。直接镜检时，用悬滴法观察到细菌呈穿梭样运动有助于诊断。常将标本首先接种至碱性蛋白胨水增菌。此外，还应该与 O139 群抗血清做凝集反应进行鉴定。

改善社区环境，加强水源粪便和垃圾管理；培养良好个人卫生习惯，不生食贝壳类海产品等是预防霍乱弧菌感染和流行的重要措施。快速、大量地补充液体和电解质以及抗生素治疗，是治疗霍乱的关键；抗生素的使用可减少持续腹泻和外毒素的产生，加速细菌的清除。用于治疗霍乱的抗菌药物有四环素、多西环素、呋喃唑酮等。但要注意目前带有多重耐药质粒的菌株在增加，且 O139 群的耐药性强于 O1 群，给治疗带来一定困难。

（二）副溶血性弧菌

本菌于 1950 年从日本一次暴发性食物中毒中分离得到。该菌存在于近海的海水、海底沉积物和鱼类、贝壳等海产品中。该菌主要引起食物中毒，与霍乱弧菌最显著差别是嗜盐，在培养基中以含 3.5% NaCl 最为适宜，无盐则不能生长。

由副溶血性弧菌引起的食物中毒系食用了烹饪不当的海产品或盐腌制品所传播。常见的有海蜇、海鱼、海虾及各种贝类，因食物容器或砧板生熟不分污染本菌后，也可发生食物中毒。该病常年均可发生，潜伏期为 5～72 小时，平均 24 小时，可从自限性腹泻至中度霍乱样病症，有腹痛、腹泻、呕吐和低热，粪便多为水样，少数为血水样，恢复较快，病后免疫力不强，可重复感染。采集患者粪便、肛拭或剩余食物，直接分离培养于 SS 琼脂平板或嗜盐菌选择平板。若出现可疑菌落，进一步做嗜盐性试验与生化反应，最后用诊断血清进行鉴定。基因探针杂交及 PCR 快速诊断法，可直接从原始食物标本或腹泻标本中检测耐热毒素基因。可用抗菌药物治疗，如庆大霉素或复方磺胺甲噁唑 / 甲氧苄啶（SMZ-TMP）。

学习小结

结核分枝杆菌是结核病的病原菌，可侵犯全身多个器官，以肺结核最多见。本菌抗酸染色阳性，不产生内、外毒素，也无侵袭性酶，其致病性主要与菌体成分和机体产生的免疫损伤有关。接种卡介苗是预防结核最有效的措施。

动物源性细菌是人畜共患病的病原菌，主要包括芽孢杆菌属、布鲁菌属和耶尔森菌属等。炭疽芽孢杆菌主要是牛、马、羊等草食动物炭疽病的病原菌，感染人类可引起皮肤炭疽、肠炭疽和肺炭疽。布鲁氏菌最易感染牛、羊、猪等动物，人类接触带菌动物或食用病畜及其乳制品引起布鲁氏菌病。鼠疫耶尔森菌是鼠疫的病原菌。鼠疫是一种自然疫源性烈性传染病，人类鼠疫是鼠疫耶尔森菌通过带菌鼠蚤叮咬传播给人。

铜绿假单胞菌广泛分布于皮肤、肠道和医院环境中，在医院感染中由该菌引起者约占 10%，某些特殊病房，如烧伤、肿瘤病房、各种导管和内窥镜检查室，感染率可高达 30%，局部感染可引起菌血症、败血症。百日咳鲍特菌通过呼吸道感染，可引起小儿百日咳。白喉棒状杆菌是白喉的病原菌，菌体内有着色较深的异染颗粒是其主要特征。该菌随飞沫经呼吸道感染，致病物质是白喉外毒素，对易感儿童接种白百破三联疫苗进行人工主动免疫，可同时预防白喉、百日咳和破伤风等传染性疾病。

弧菌属主要致病菌有霍弧菌和副溶血弧菌，以肠道感染为主，可引起霍乱和食物中毒，偶尔引起浅部创伤感染。

直通考证

1. 简述结核分枝杆菌的致病物质和所致疾病。
2. 简述霍乱的防治原则。

（孙小华）

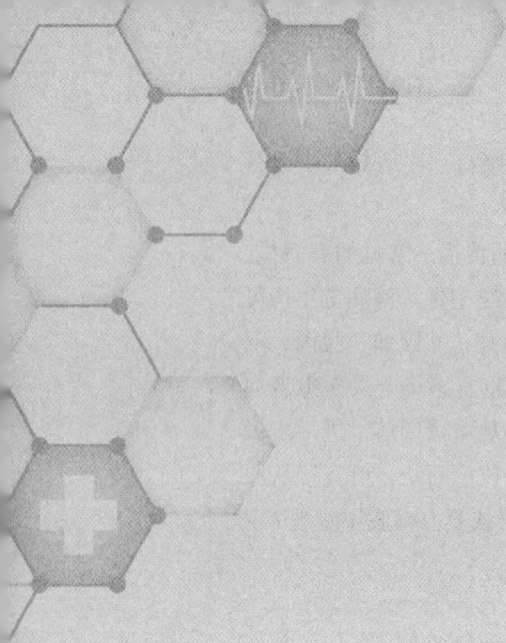

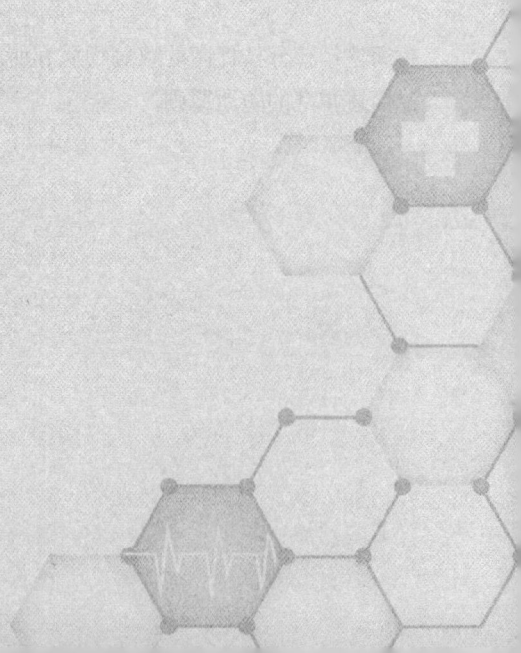

>>> 模块三

真菌及其他微生物

主题十六	真菌学总论
主题十七	主要病原性真菌
主题十八	其他原核细胞型病原体

真菌及其他微生物
思维导图

真菌学总论

💬 思政领域

通过对真菌的深入了解，做到"知己知彼，百战不殆"。让学生懂得敬佑生命、救死扶伤、甘于奉献、全心全意为患者服务的重要性。

💬 学习目标

素质	具有较好的人文素养、法治观念和科学探索精神。
知识	1. 掌握真菌的培养特性及致病性。 2. 熟悉真菌标本采集及防治原则。 3. 掌握真菌的微生物学检查方法。 4. 了解真菌的其他生物学性状。
能力	1. 学会观察真菌形态。 2. 掌握遵医嘱正确采集各类标本并及时送检的能力。

🖱 学习导入

患儿，2 岁时患了一场重感冒，后转变成大叶性肺炎，送到医院后，医生使用了当时顶级的抗生素为他治疗。大病初愈后，患儿父亲怕孩子治疗不彻底，特意从医院开了大量抗生素又喂儿子吃了两个月。此后，患儿变得弱不禁风，隔三岔五就伤风感冒，患儿父亲怕孩子发烧再引发肺炎，又买来大量抗生素喂给孩子吃，却没想到"越吃药越有病"。一年前，患儿父亲发现孩子的头发里有白花花的东西！仔细辨认，竟是一根根细小的"蘑菇"。半年后，患儿双手大拇指的指甲缝里，竟也各长出一个"蘑菇"。后患儿突发高烧，四肢抽搐，意识昏迷。最终患儿被诊断为真菌感染。而且，真菌已经入血，再拖延治疗患儿将性命难保。如今，患儿的病情趋于平稳，但仍需 3 个多月的治疗。

请思考：1. 列出你所接触到的抗生素的名称？

2. 患儿身上长出的"蘑菇"可能是什么？

3. 是什么原因导致患儿被真菌感染？

真菌学总论
PPT

真菌学总论
思维导图

学习项目 真菌学总论

一、生物学性状

（一）真菌的大小与形态

真菌一般比细菌大几倍至几十倍，用普通光学显微镜放大几百倍就能清晰地观察到。真菌结构比细菌复杂，其细胞壁不含肽聚糖，故真菌不受青霉素或头孢菌素的作用。真菌按形态可分为单细胞和多细胞两类。单细胞真菌呈圆形或卵圆形，如酵母菌或类酵母菌。对人致病的主要有新生隐球菌和白假丝酵母菌。这类真菌以出芽方式繁殖，芽生孢子成熟后脱落成独立个体。多细胞真菌由菌丝和孢子组成，因菌丝伸长分枝并交织成丝状体，故称丝状菌，又称霉菌。如皮肤癣菌。各种丝状菌长出的菌丝和孢子形态不同，是鉴别真菌的重要标志。

1. 菌丝（hypha） 真菌的孢子以出芽方式繁殖。在适宜的环境中，真菌的孢子长出芽管，逐渐延长呈丝状，称菌丝。菌丝又可长出许多分枝并交织成团，称菌丝体。有的菌丝伸入到培养基中吸取营养，称营养菌丝；部分菌丝向上生长，暴露于空气中则称气中菌丝；气中菌丝中能产生孢子的称生殖菌丝。菌丝有多种形态，如螺旋状、鹿角状、球拍状、结节状和梳状等（图 16-1）。

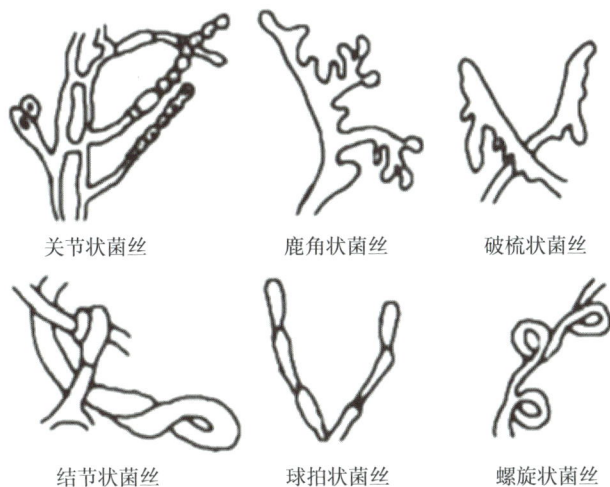

关节状菌丝　　　　鹿角状菌丝　　　　破梳状菌丝

结节状菌丝　　　　球拍状菌丝　　　　螺旋状菌丝

图 16-1　真菌的菌丝

2. 孢子（spore） 孢子是真菌的繁殖结构，与细菌芽孢不同，其抵抗力不强，加热 $60 \sim 70\ ℃$ 短时间即可将其杀死。根据繁殖方式，真菌孢子可分为有性孢子与无性孢子两类。有性孢子是由两个细胞融合经减数分裂形成，无性孢子是菌丝上的细胞分化或出芽生成。致病性真菌多为无性孢子。无性孢子根据形态可分为叶状孢子、分生孢子和孢子囊孢子三种。①分生孢子：是真菌中最常见的一种无性孢子。可分为大分生孢子和小分生孢子。②叶状孢子：由菌丝内细胞直接形成，包括芽生孢子、厚膜孢子和关节孢子，其中芽生孢子有细胞出芽生成，多数生长到一定大小即与母体脱离，若不脱离，形成菌丝状，被称为假菌丝。如假丝酵母菌易形成假菌丝。③孢子囊孢子：菌丝末端膨大形成孢子囊，内含许多孢子，成熟后则破囊而出。各种孢子的形态如图 16-2 所示。

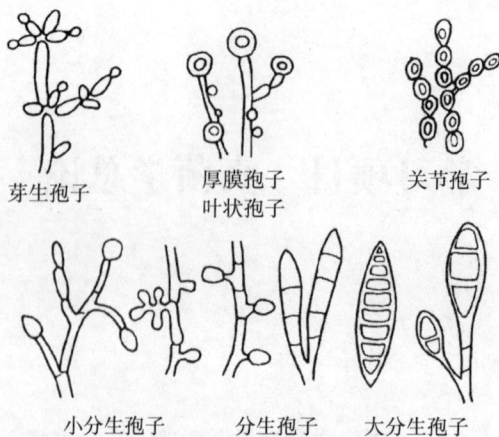

芽生孢子　　厚膜孢子　　关节孢子
　　　　　　叶状孢子

小分生孢子　　分生孢子　　大分生孢子

图 16-2　真菌的无性孢子

（二）培养特性和菌落特征

真菌对营养要求不高，实验室培养真菌常用沙保培养基（含 4% 葡萄糖、1% 蛋白胨、2% 琼脂、0.5% NaCl）。培养真菌的最适 pH 值为 4～6，一般最适温度为 22～28 ℃，但有些深部感染的真菌，其最适生长温度为 37 ℃。培养真菌还需较高的湿度和氧气。多数病原性真菌在沙保培养基上培养 1～4 周才能形成典型菌落。其菌落有 3 种类型：

1. 酵母型菌落　是单细胞真菌形成的菌落形式，与一般细菌菌落相似，不透明，一般为圆形，光滑湿润，柔软致密，多为乳白色，如新生隐球菌的菌落。

2. 类酵母型菌落　菌落外观性状与酵母型菌落相似，但由于有芽生孢子与母细胞连接形成的假菌丝伸入到培养基中，故称类酵母型菌落。如白假丝酵母菌的菌落。

3. 丝状菌落　也叫霉菌型菌落，是多细胞真菌的菌落形式，由疏松的菌丝体组成。菌落呈棉絮状、绒毛状或粉末状，菌落正背两面可呈现不同的颜色。丝状菌落的这些特征，有助于鉴别不同真菌。如皮肤癣菌形成的菌落。

（三）变异性与抵抗力

真菌易发生变异，在人工培养基上反复传代或培养时间过久，其形态、培养特性以及毒力均可发生变异。真菌对干燥、日光、紫外线及一般消毒剂有较强的抵抗力。但对热抵抗力不强，60 ℃经 1 小时菌丝与孢子均被杀死。对 2% 石炭酸、2.5% 碘酊、1% 升汞及 10% 甲醛等较敏感。对常用的抗细菌感染的抗生素均不敏感。灰黄霉素、制霉菌素、二性霉素 B、克霉唑、酮康唑、伊曲康唑等对多种真菌有较强的抑制作用。

二、致病性与免疫性

（一）致病性

真菌引起人体感染需要具有一定的毒力。不同的真菌可通过以下几种形式致病：

1. 致病性真菌感染　主要为外源性感染。浅部真菌如皮肤癣菌有嗜角质性，能产生角蛋白酶水解角蛋白，在感染的局部（表皮、毛发和指（趾）甲）大量繁殖，通过机械刺激和代谢产物作用，引起局部炎症和病变。深部真菌具有抗吞噬作用，感染后被吞噬细胞吞噬而不被杀死，反而能在细胞内繁殖，引起慢性肉芽肿或组织溃疡、坏死。

2. 条件致病性真菌感染　主要为内源性感染。如假丝酵母菌、隐球菌、曲霉、毛霉等。这些真菌的致病力不强，只有在机体免疫力降低时发生，接受放疗或化疗的肿瘤患者、糖尿病患者、艾滋病患者、长期使用广谱抗生素、皮质激素、免疫抑制剂及应用导管治疗的患者易继发感染。在临床上以导管、插管入口为入侵门户导致的真菌的全身感染屡见不鲜。

3.真菌性超敏反应　过敏体质者当吸入或食入某些真菌的菌丝或孢子时可发生各种类型的超敏反应。如荨麻疹、变应性皮炎、哮喘、过敏性鼻炎等。

📖 **知识拓展**

慎用抗生素

抗生素是"敌我不分"的药物，在杀死有害细菌的同时也会杀死人体内的有益菌群。专家介绍，儿童是滥用抗生素的最大受害者，可造成体内正常菌群破坏，即因细菌或病毒感染，大量使用抗生素后，出现真菌感染。专家提醒，孩子生病后，不要自作主张到药店购买抗生素给孩子喂服。而应带孩子去看医生，由医生根据诊断和病情决定是否使用抗生素。非用抗生素不可时，要从最小剂量开始，尽量用窄谱抗生素而不用广谱抗生素，一种抗生素能治好的病就没必要用两种。

4.真菌性中毒　某些真菌污染粮食、食品或饲料，并在其中生长繁殖产生毒素，人或动物食入后可引起急性或慢性中毒，称为真菌中毒症。病变多样，因毒素而异。

5.真菌毒素与肿瘤的关系　近年来不断发现有些真菌毒素与肿瘤的发生有关，其中研究得最深入的是黄曲霉毒素，其毒性很强，小剂量即有致癌作用。

（二）免疫性

1.非特异性免疫　真菌在自然界分布广泛，与人体接触的机会较多，而真菌病的发病率却很低，说明人体对真菌有较强的天然免疫力。主要的是皮肤黏膜屏障和吞噬细胞的作用。皮肤黏膜一旦破损、受伤或放置导管，真菌即易入侵。皮脂腺分泌的不饱和脂肪酸有抗真菌作用，学龄前儿童皮脂腺发育尚未完善，故易患头癣。成人因掌部缺乏皮脂腺且局部汗多潮湿，故易患手足癣。

2.特异性免疫　包括细胞免疫和体液免疫。一般认为，抗真菌免疫主要靠细胞免疫。

三、实验室检查

（一）标本采集和送检原则

1.采集的标本要适宜　不同真菌感染应采取不同的临床标本。怀疑为浅部真菌感染应取病变部位的毛发、指（趾）甲及皮屑等。深部真菌感染应根据临床症状和体征选取血液、脑脊液、痰液、阴道分泌物、排泄物等标本。

2.在用药前采集标本　一般真菌标本须在用药前采集，对已用药者则需停药一段时间后再采集标本。

3.严格无菌操作　进行消毒处理，尤其是采集血液和脑脊液标本时要避免污染杂菌。

4.采集标本立即送检　深部真菌标本最长不得超过2小时。

（二）检查方法

1.直接镜检　毛发、指（趾）甲及皮屑等浅部真菌感染的标本需先用10%KOH微加温处理后进行镜检。脓、痰、血、分泌物等可直接涂片镜检。疑为新生隐球菌感染时，标本要经墨汁负染后镜检，观察芽生菌体外包绕的宽厚荚膜即可诊断。

2.真菌的分离培养　直接镜检不能确诊时，可使用沙保培养基分离培养病原性真菌。皮肤、毛发标本先经消毒酒精浸泡2～3分钟杀死杂菌，无菌盐水洗净后，接种在含抗生素的（放线菌酮和氯霉素）的沙保培养基中25～28℃数天至数周，观察菌落特征。必要时做玻片小培养进行鉴定。阴道、口腔黏膜材料可用棉拭子直接在血平板上分离。若为血液标本，应先行增菌；脑脊液则取沉淀物接种于血平板上37℃培养。

3.血清学诊断　为辅助检查，可用 ELISA 夹心法检查患者血清中的抗原。

4.核酸检测　用于深部感染真菌的特异性鉴定。本方法需标本量少，且更节省时间。可用于丝状真菌或酵母型真菌的检查。

四、防治原则

（一）预防真菌性疾病

1.皮肤癣菌感染的预防　主要是避免直接或间接与患者接触，切断传播途径；注意皮肤卫生，保持鞋袜清洁、干燥；保持皮肤黏膜完整性。

2.深部真菌感染的预防　首要应提高机体免疫力，防止条件致病性真菌的大量繁殖；避免外源性真菌的感染。

3.真菌性食物中毒的预防　应严禁销售和食用发霉的食品。

（二）治疗

1.癣病治疗　以局部治疗为主，可用 5% 硫黄软膏、苯甲酸、水杨酸、十一烯酸、咪康唑霜、克霉唑软膏等外用药。

2.深部真菌感染的治疗　常用药物如两性霉素 B、咪康唑、酮康唑、氟康唑和伊曲康唑等。

学习小结

真菌属于真核细胞型微生物，可分单细胞和多细胞两类。单细胞真菌呈圆形或卵圆形，称酵母菌；多细胞真菌由菌丝和孢子组成，称丝状菌。真菌营养要求不高，培养真菌通常在 pH 值为 4～6，温度为 22～28 ℃或 37 ℃，需较高的湿度和氧气。在沙保培养基上培养可形成酵母型菌落、类酵母型菌落、丝状菌落。真菌可有下列致病形式：致病性真菌感染、条件致病性真菌感染、真菌性超敏反应、真菌性中毒或诱发肿瘤等。真菌的微生物检验标本的采集要适宜。真菌的预防可从传播途径入手，其治疗可选用制霉菌素、两性霉素 B、克霉唑、咪康唑、酮康唑、氟康唑、伊曲康唑等药物进行局部或全身用药。

直通考证

1.描述真菌的形态、结构与培养特性。

2.说出真菌的微生物检验标本的采集及送检原则。

3.试述真菌的致病。

（李梵英）

主要病原性真菌

思政领域

对病原性真菌进行深入了解，树立辩证唯物主义的生命观和整体观，刻苦学习，培养严谨认真的工作作风和团结协作的精神。

学习目标

素质	树立牢固的严谨认真的态度，养成良好的学习习惯。
知识	1. 掌握皮肤感染真菌、白假丝酵母菌和新生隐球菌的致病性。 2. 熟悉主要病原性真菌的最基本的生物学性状和防治原则。 3. 了解其他致病性真菌（曲霉、毛霉及卡氏肺孢菌）的致病性。
能力	1. 学会观察皮肤癣菌、白假丝酵母菌、新生隐球菌的形态。 2. 能根据真菌感染部位来采集不同的微生物检验标本。

学习导入

患者，男性，65岁，患有慢性支气管炎、支气管哮喘、阻塞性肺气肿。8月10日病情加重入院，住院治疗期间用了美罗培南、亚胺培南、左氧氟沙星、舒普生等抗生素；8月27日痰培养有白假丝酵母菌，加用大扶康（进口氟康唑）；9月3日，大扶康改为国产氟康唑，一直用到9月23日出院。10月2日晚又出现咳痰困难，痰量增加，呼吸困难；10月3日血常规检查白细胞正常，中性粒细胞75.5%，淋巴细胞12.7%，单核细胞10.0%。有医生建议用抗生素加氟康唑，有医生主张不用药。

请思考：1. 造成该患者白假丝酵母菌感染的可能原因有哪些？

2. 对深部真菌感染，常采用哪些防治措施？

主要病原性真菌
PPT

主要病原性真菌
思维导图

学习项目　主要病原性真菌

一、浅部感染真菌

（一）皮肤癣菌

皮肤癣菌（*Dermatophytes*）有嗜角质蛋白的特性，使其侵犯部位仅限于已角化的表皮、毛发和指（趾）甲，引起各种癣症，如手足癣、甲癣、体癣、股癣等。尤其是手、足癣是人类最常见的真菌病。皮肤癣菌分毛癣菌、表皮癣菌和小孢子癣菌三个属。

1. 生物学性状　皮肤癣菌可在沙保培养基上生长，形成丝状菌落。根据菌落的形态和颜色等特征、菌丝和孢子的形态，可对皮肤癣菌作出初步鉴定（图17-1）。

（1）毛癣菌　菌落为灰白色、红色、黄色、棕色。外观可呈羊毛状、绒毛状、粉末状或蜡状等。镜下可见细长棒状的薄壁大分生孢子或葡萄状、梨状的小分生孢子，菌丝可呈螺旋状、球拍状、鹿角状和结节状。

（2）表皮癣菌　菌落初期为白色鹅毛状，以后转为草绿色粉末状。镜下可见有卵圆形或粗棒状薄壁大分生孢子和球拍状菌丝，无小分生孢子，陈旧培养物中还可见有厚膜孢子。

（3）小孢子癣菌　菌落为灰色、橘红色或黄褐色。外观呈绒毛状或粉末状。有厚壁梭形大分生孢子和位于菌丝侧支末端的卵圆形小分生孢子。菌丝呈结节状、梳状或球拍状。

	大分生孢子	小分子孢子	菌丝体	侵害部位		
				皮肤	指甲	毛发
毛癣菌属	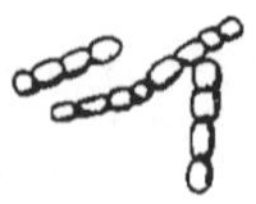	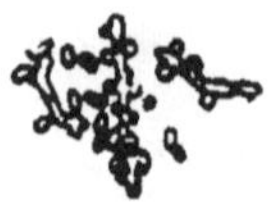	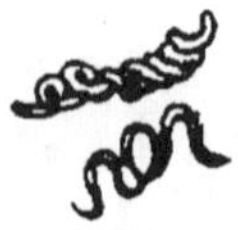	+	+	+
表皮癣菌属	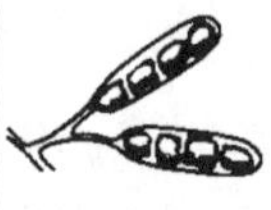		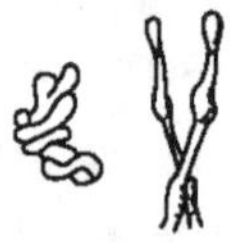	+	+	−
小孢子癣菌	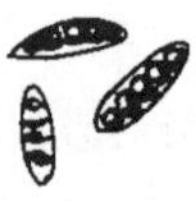	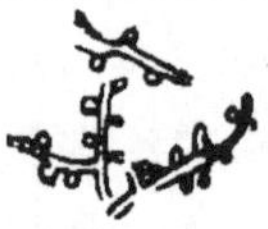	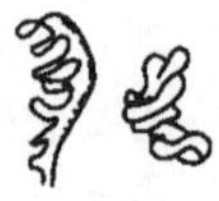	+	−	+

图17-1　皮肤癣菌的孢子、菌丝形态和侵害部位

2. 致病性

（1）传播途径　癣病主要经直接或间接接触传播，也可经猫、狗等动物或自体传播。

（2）致病机制　其病理变化主要是由真菌的增殖及其代谢产物刺激宿主引起的反应。各种皮肤癣菌的关节孢子能与人体角质细胞粘附，并在潮湿的条件下发芽形成菌丝，穿入角层，还能分泌多种蛋白酶、酯酶和核酸酶，其中角蛋白酶有助于菌丝对皮肤、毛发和指（趾）甲的侵入。

3. 所致疾病　一种皮肤癣菌可在不同部位引起病变，相同部位的病变也可由不同的皮肤癣菌引起。三种皮肤癣菌均可侵犯皮肤，引起手癣、足癣（俗称脚气）、体癣、股癣、叠瓦癣等。毛癣菌和

表皮癣菌还可侵犯指（趾）甲，引起甲癣（俗称灰指甲），患甲变色、变形、增厚并失去光泽。另外，毛癣菌和小孢子癣菌还可侵犯毛发，引起头癣和须癣。

4.实验室检查　取皮屑、指（趾）甲屑或病发置载玻片上，滴加 10% KOH 并加盖玻片，微加温后镜检。皮屑与甲屑中见有菌丝，病发内或外见有成串孢子，可初步诊断有皮肤癣菌感染。经沙保培养基培养，根据菌落的形态，菌丝和孢子的特点可确诊或进行菌种鉴定。

5.防治原则　皮肤癣菌感染的预防，目前尚无有效的疫苗，主要是注意清洁卫生，避免直接或间接与患者接触。预防足癣应经常保持鞋袜干燥，透气性好，以消除皮肤癣菌增殖的条件。治疗可用 5% 硫黄软膏、水杨酸、伊曲康唑、酮康唑、咪康唑（达克宁主要成分）等。

（二）角层癣菌

角层癣菌是指腐生于表皮角质或毛干表面，主要侵犯皮肤或毛干浅表的一些真菌。常见的角层癣菌有粃糠马拉癣菌和白吉利毛孢子菌等。粃糠马拉癣菌具嗜脂性，可侵犯颈、胸、腹、背等部位皮肤角质层，引起局部皮肤表面出现黄褐色的花斑癣如汗渍斑点，俗称"汗斑"。本病诱发因素为高温多汗。该菌经镜检可见成簇分布的圆形或卵形芽生孢子和腊肠样菌丝。

白吉利毛孢子菌可引起毛干感染，主要在毛发周围形成白色小结节。也可致侵袭性感染。

（三）申克孢子丝菌

申克孢子丝菌属于腐生性真菌，广泛存在于土壤、木材及植物表面等。人常因伤口接触被孢子丝菌污染的花草、腐殖和土壤等引起感染。在农艺师最为多见。本菌可经微小损伤侵入皮肤，然后沿淋巴管分布，引起皮肤、皮下组织及附近淋巴管慢性炎症，可致亚急性或慢性肉芽肿，使淋巴管形成链状硬结，称为孢子丝菌下疳。此菌还可经消化道或呼吸道侵入，随后经血行播散至其他组织器官导致深部感染。此病在我国传播较广，全国大部分地区均有发现。东北报道较多。申克孢子丝菌是一种两相性真菌，即可因生长条件的改变，酵母菌和丝状菌两种形态发生互变。

二、深部感染真菌

深部感染真菌是指能侵袭机体深部组织和内脏以及全身的真菌。深部感染真菌可分为致病性真菌和条件致病性真菌，前者多为外源性感染，后者多属内源性感染。我国常见的深部感染真菌有白假丝酵母菌（也叫白色念珠菌）、新生隐球菌、曲霉菌、毛霉菌和卡氏肺孢子菌等。

（一）白假丝酵母菌

白假丝酵母菌（*Candida albicans*）常存在于人体的皮肤、口腔、上呼吸道、肠道及阴道黏膜上，属于人体正常菌群。机体免疫力降低或菌群失调可引起机体皮肤、黏膜和内脏的急性和慢性炎症，是临床上最常见的条件致病性真菌。

1.生物学性状

（1）形态与染色　白假丝酵母菌菌体呈圆形或卵圆形，直径 2～4 μm。革兰氏染色阳性，着色不均匀。以出芽方式繁殖，形成芽生孢子。孢子伸长成芽管，不与母体脱离，形成较长的假菌丝（图 17-2）。

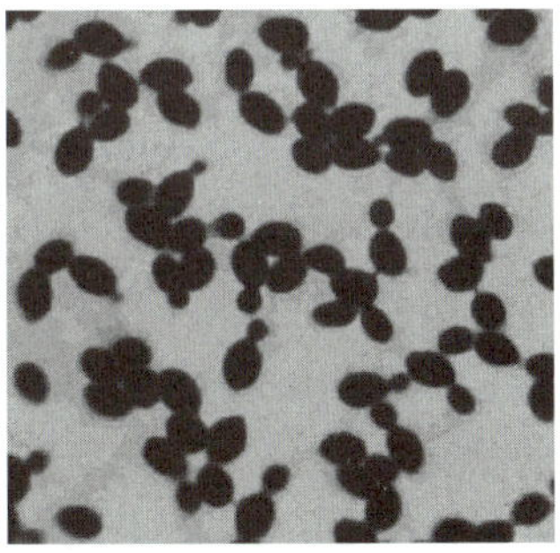

（2）培养特性　本菌在普通琼脂、血平板和沙保培养基上均能生长良好，需氧，室温或 37 ℃中培养 1～3 天，可形成灰白色或奶油色的类酵母型菌落。在玉米粉培养基上可长出厚膜孢子、临床标本中假菌丝和芽生孢子均有助于白假丝酵母菌的鉴定（图 17-3）。

图 17-2　白假丝酵母菌（革兰氏染色）

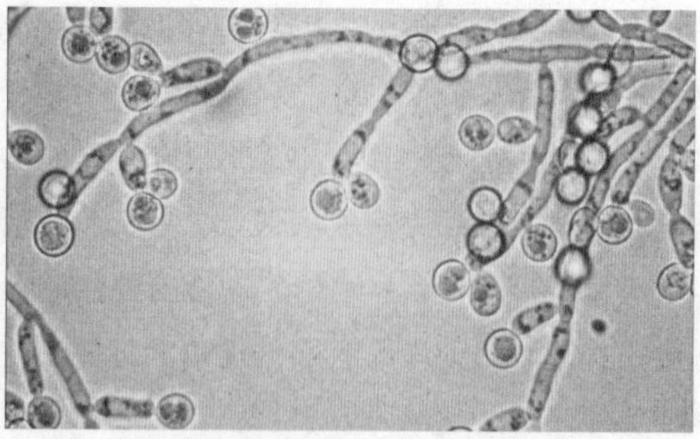

图 17-3　白假丝酵母菌

2. 致病性　白假丝酵母菌可侵犯人体多个部位，如口腔与阴道黏膜、皮肤、肺、肠、肾和脑。机体抵抗力降低是假丝酵母菌入侵的主要原因。近年来，由于抗生素、激素和免疫抑制剂在临床上的大量使用，白假丝酵母菌感染日益增多。血培养阳性率仅次于大肠埃希菌和金黄色葡萄球菌。常见白假丝酵母菌感染有以下几种常见临床类型：

（1）皮肤黏膜感染　皮肤感染好发于潮湿、皱褶处，如腋窝、腹股沟、乳房下、会阴、肛门周围以及指（趾）间等，形成有分泌物的糜烂病灶，易与湿疹混淆。黏膜感染则有鹅口疮、口角糜烂、外阴与阴道炎等，其中以鹅口疮最多，因在黏膜表面盖有白斑而得名，去除表面白斑露出下面坏死组织，易误诊为白喉。本病多见于营养不良或身体虚弱的婴幼儿，尤其是人工喂养者。鹅口疮一般为局部感染且症状轻微，一旦扩散至内脏可导致死亡。此外，念珠菌性阴道炎也是常见的妇科疾病之一。

（2）内脏感染　主要有肺炎、支气管炎、食管炎、肠炎、膀胱炎和肾盂肾炎等，偶尔也可引起败血症。其中以肺炎较多见，以 70 岁以上老年患者检出率最高。老年人呼吸器官生理功能衰退，特别是慢性阻塞性肺病患者，易发生反复性、周期性肺部感染。

（3）中枢神经感染　见于抵抗力极低者，可有脑膜炎、脑膜脑炎、脑脓肿等，通常预后不良。

对本菌过敏者，可发生皮肤、呼吸道过敏症，表现为类似皮肤癣菌疹或湿疹的皮疹，也可表现有哮喘等症状。

3. 微生物学检查

（1）病原学检查　取脓、痰等标本直接涂片革兰氏染色镜检。皮肤病变材料用 10% KOH 处理后再镜检。镜下查找芽生孢子和假菌丝。必要时将材料接种于沙保培养基作分离培养鉴定。

（2）免疫学检查　早期诊断可用白假丝酵母菌高价诊断血清做 ELISA 夹心法、免疫酶斑点法试验，方法简便，快速易行。

4. 防治原则　对本病预防的最好方法是提高机体免疫力，消除诱因，如积极治疗原发疾病、合理使用抗生素、慎用皮质激素类药物和免疫抑制剂等。治疗白假丝酵母菌病可局部用药、全身用药及联合用药，如用 1% 龙胆紫治鹅口疮，咪康唑或克霉唑栓剂治疗阴道炎；播散性感染可用氟康唑、伊曲康唑、两性霉素 B 等药物。

（二）新生隐球菌

新生隐球菌（Cryptococcus neoformans）系环境腐生菌，广泛生存于土壤和鸽粪中。其主要传染源是鸽子，鸽自身有抗此菌的能力。人常因吸入鸽粪污染的空气而感染，特别是机体免疫力下降时，易侵入人体而引起肺和脑部的急性、亚急性或慢性感染。近年来，由于肿瘤和化疗药物的使用、艾滋病的流行、器官移植术后免疫抑制剂的使用等原因，新生隐球菌病发病率越来越高，已成为艾滋病患者死亡的重要原因之一。

1. 生物学性状

（1）形态与染色　新生隐球菌为圆形酵母型菌，外周有一层宽厚荚膜，折光性强。一般染色法不被着色难以发现，故名隐球菌。用优质墨汁作负染色后镜检，可见在黑色背景中圆形或卵圆形透亮的菌体，内有一个较大与数个小的反光颗粒，外包有一层透明的荚膜，荚膜可比菌体大 1～3 倍。非致病的隐球菌则无荚膜。菌体上常见有出芽，但无假菌丝（图 17-4）。

（2）培养特性 新生隐球菌在沙保培养基和血琼脂上，于 25 ℃和 37 ℃都能生长，非致病性隐球菌则在 37 ℃不能生长。培养 3～5 天即形成酵母型菌落，表面黏稠，由乳白色逐渐转变为橘黄色，最后呈棕褐色。此菌能分解尿素，可与假丝酵母菌相区别。

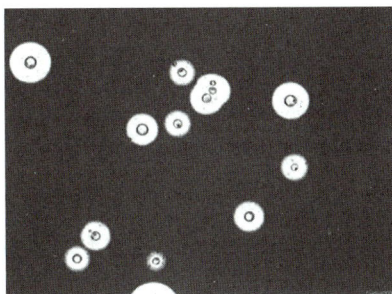

图 17-4 新生隐球菌

2. 致病性 荚膜多糖是新生隐球菌主要的致病物质，有抑制吞噬、诱使动物产生免疫耐受性、削弱机体抵抗力等作用，有助于该菌逃避机体的免疫作用而致病。新生隐球菌主要经呼吸道侵入，首先感染的部位可能是肺，大多数肺感染者症状不明显，且能自愈；有的患者可致支气管肺炎，严重者可见肺大片浸润，呈爆发性感染迅速致死。新生隐球菌也可从肺部经血行播散至其他部位，包括皮肤、骨、心脏等，而最易侵犯的是中枢神经系统，引起亚急性和慢性脑膜炎，临床表现类似结核性脑膜炎，预后不良。

3. 微生物学检查

（1）病原学检查 墨汁染色涂片镜检是常用的简便方法。脑脊液标本离心后取沉淀检查。痰和脓汁标本可直接检查。标本置载玻片上，加墨汁一滴混匀，加盖玻片作负染色后镜检，见有出芽的圆形菌体，外周有宽厚的荚膜，即可作出诊断。必要时可做分离培养确诊。

（2）免疫学检查 免疫学诊断有高度特异性与敏感性。常用 ELISA 试验与乳胶凝集试验测定患者脑脊液或血清中的荚膜多糖抗原，以协助诊断。

（三）曲霉

曲霉是自然界中分布最广泛的真菌之一。在沙保培养基上生长迅速，形成丝状菌落。随着分生孢子的产生菌落由白色至多种颜色。引起人类致病最多见的为烟曲霉，主要由呼吸道侵入，导致支气管哮喘或肺部感染。严重病例可经血流播散至脑、心肌和肾等。有些曲霉能产生毒素，可引起真菌毒素性疾病。

（四）毛霉

毛霉广泛分布于自然界中，一般为面包、水果及土壤中的腐生菌，是食物霉变的主要真菌。毛霉菌在沙保培养基上生长迅速，形成丝状菌落。初为白色，逐渐转变为灰黑色。本菌为条件致病性真菌，在机体抵抗力降低时可经医源性输液或污染的绷带导致感染，可累及脑、肺和胃肠道等多个器官，可引起脑膜炎或造成血管栓塞，死亡率较高。

📖 知识拓展

黄曲霉毒素可诱发肝癌

由黄曲霉产生的黄曲霉毒素具有极强的毒性和致癌性，主要诱发肝癌。已经鉴定出的黄曲霉毒素有 12 种以上，分为 B1 和 B2 两大类，其中，AFB1 是目前发现的最强的致癌因子，如果喂养大鼠的饲料中含 0.015×10^{-6} 黄曲霉毒素 B1，即可诱发肝癌。AF 主要污染粮油及其制品，其中以玉米、花生、棉籽及混合饲料的污染最为严重。因此在食品污染监测中通常以 AFB1 作为检测指标。

（五）卡氏肺孢菌

卡氏肺孢菌（Pnewnocystis carinii）也称肺囊菌，过去认为属原虫，称卡氏肺孢子虫，现已证实属于真菌。但其生物学性状与一般真菌有所不同，它有两种形态结构，即营养体和孢子囊。前者呈多形性，2～5 μm 大小。后者呈圆或卵圆形，直径 4～6 μm，内含 8 个球状、卵圆或梭状孢子，孢子囊成熟后释放出孢子。

卡氏肺孢菌广泛分布于自然界，经呼吸道吸入肺内，可引起人的隐性感染。卡氏肺孢菌引起的疾病无有效的预防方法。此菌对多种抗真菌药物不敏感，治疗药物首选复方新诺明，喷他脒气雾吸入效果也较好，还可联合应用克林霉素和伯氨喹。

· 学习小结 ·

主要的病原性真菌可分为浅部感染真菌和深部感染真菌。浅部感染真菌中最常见的为皮肤癣菌，其通过直接或间接接触引起各种癣病，如手足癣、甲癣、体癣、头癣等。预防足癣主要是避免直接或间接与患者接触，保持鞋袜清洁干燥，透气性好，防止皮肤癣菌的污染与孳生。

白假丝酵母菌是人体正常菌群之一，分布在口腔、上呼吸道、肠道及阴道黏膜上，当机体抵抗力下降或菌群失调时引起疾病，如鹅口疮、阴道炎、肺炎等。对本病预防的最好方法是提高机体免疫力，消除诱因；治疗白假丝酵母菌病可局部用药、全身用药及联合用药。

新生隐球菌广泛分布于自然界中，鸽是主要传染源，主要经呼吸道侵入机体，引起人体肺部和脑的急性、亚急性和慢性炎症，如新生隐球菌性脑膜炎。

直通考证

1. 说出皮肤癣菌的致病性和防治措施。
2. 简述白假丝酵母菌的致病性。
3. 简述新生隐球菌的致病性。

（李梵英）

其他原核细胞型病原体

通过对梅毒螺旋体传播途径的学习，懂得要洁身自好。

💬 学习目标

素质	认识人体疾病与病原生物之间、感染与疾病的免疫诊断和特异性防治。
知识	1. 掌握钩端螺旋体和梅毒螺旋体的主要生物学性状、致病性、传播方式和防治原则。 2. 熟悉支原体的生物学特点和致病性；立克次氏体的传播媒介、致病性和传播方式；衣原体的发育周期、致病性和传播方式。 3. 了解其他螺旋体的主要生物学性状、致病性及放线菌的致病性。
能力	学会显微镜下辨认各种螺旋体、支原体、立克次氏体、衣原体和放线菌形态。

🖱 学习导入

患者，女性，36 岁，孕 3 产 1，流产 2 次，2012 年顺产 1 次。此次孕 38 周先兆临产入院。既往无传染病患病史，配偶病史以及治疗史不明确。此次妊娠在孕 14 周时因"先兆流产"住院，查体未见有感染体征表现，未做治疗。4 月 5 日孕 38 周住院顺产，4 月 6 日诊断为"早期潜伏梅毒"，新生儿出生后体检未发现异常体征。

请思考：1. 梅毒可以通过母婴传播吗？

2. 梅毒的潜伏期有多长？

3. 如果新生儿后期出现类似症状，可用什么药物治疗？

其他原核细胞
型病原体
PPT

其他原核细胞
型病原体
思维导图

学习项目　其他原核细胞型病原体

一、螺旋体

螺旋体（spirochete）是一类细长、柔软、弯曲呈螺旋状、运动活泼的原核细胞型微生物。其基本结构与细菌类似，如有细胞壁和原始核质、以二分裂方式增殖、对抗生素敏感等，故在分类学上属广义的细菌范畴。对人和动物有致病性的主要有三个属。

1. 疏螺旋体属（borrelia）　有 3 ～ 10 个稀疏而不规则的螺旋。对人致病的主要有回归热螺旋体、伯氏螺旋体和奋森螺旋体。

2. 密螺旋体属（treponema）　有 8 ～ 14 个细密而规则的螺旋，两端尖。对人致病的主要有梅毒螺旋体。

3. 钩端螺旋体属（Leptospira）　螺旋细密而规则，菌体一端或两端弯曲呈钩状。对人致病的有黄疸出血型钩端螺旋体和流感伤寒型钩端螺旋体。

（一）钩端螺旋体

钩端螺旋体（简称钩体）种类较多，可分为致病性与非致病性两大类。

1. 生物学性状

（1）形态与染色　钩体为圆柱形，长短不等，一般长 6 ～ 20 μm，直径 0.1 ～ 0.2 μm。螺旋细密，规则，在暗视野显微镜下观察，形似细小珍珠排列的细链，一端或两端弯曲呈钩状，常呈 S、C 或 8 字形（图 18-1），无鞭毛，但运动活泼。

革兰氏染色阴性，但不易着色。常用 Fontana 镀银染色法，背景为淡棕色，钩体染成棕褐色。

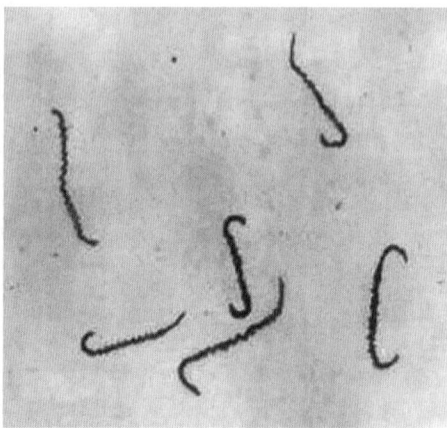

图 18-1　钩端螺旋体

（2）培养特性　钩体是可人工培养的螺旋体，营养要求不高，在含有 8% ～ 10% 兔血清的柯氏（Korthof）培养基中生长良好。钩体为需氧菌，最适 pH 值为 7.2 ～ 7.4，最适生长温度为 28 ～ 30 ℃。生长缓慢，接种后 7 ～ 14 天，可见液体培养基呈半透明云雾状生长。在 1% 琼脂固体培养基上，经 28 ℃孵育 1 ～ 3 周，可形成透明、不规则的扁平细小菌落。

（3）抵抗力　钩体对干燥、日光、热、酸的抵抗力弱，56 ℃经 10 分钟或 60 ℃ 1 分钟即死亡；0.2% 来苏、1 : 2 000 升汞、1% 石炭酸在 10 ～ 30 分钟被杀灭。对青霉素等敏感。在水和湿土中可存活数月，这对本菌的传播有重要意义。

2. 致病性

（1）致病物质 内毒素样物质或称脂多糖样物质：钩体的细胞壁中含有类似革兰氏阴性菌的脂多糖物质。动物试验表明，其引起的病理变化与典型的内毒素相似，只是活性较低，能使动物发热，可引起炎症和组织坏死。

溶血素：不耐热，作用与卵磷脂酶相似，能破坏红细胞膜而溶血。注入小羊体内，可出现贫血、肝肿大、坏死、出血、黄疸与血尿等。

细胞毒性因子：钩体患者急性期血浆中存在一种细胞毒性因子，将之注入小鼠脑内，可出现肌肉痉挛，呼吸困难，甚至死亡。

（2）所致疾病 钩体病为人兽共患传染病，已从50多种动物中检出了钩体，其中以鼠类和猪为主要传染源和储存宿主。动物感染钩体后，大多呈隐性感染，钩体在动物肾脏繁殖，随尿液排出污染水和土壤。人与污染的水或土壤接触时，钩体经黏膜或皮肤破损处侵入人体，在局部迅速生长繁殖，并经淋巴系统或直接进入血循环引起败血症。孕妇感染钩体后可致流产。

3. 免疫性 在感染早期，机体可通过非特异性免疫杀灭钩体但作用不强。发病1～2周，血中出现特异性抗体，具有调理、凝集和溶解钩体的作用。但对肾脏中的钩体作用较弱，尿中带钩体一般持续半年左右。隐性感染或病后的免疫以体液免疫为主，可获得对同型菌株持久性免疫力，但对异型钩体仅有部分或无免疫力。

4. 实验室检查

（1）标本的采集 发病第1周取血液标本，第2周取尿液标本，有脑膜刺激症状者取脑脊液。

（2）病原体检查 ①直接镜检：将标本离心后用暗视野显微镜检查或镀银染色后镜检，也可用直接免疫荧光抗体染色法或免疫酶染色法检查。②分离培养与鉴定：将标本接种于柯氏培养基，28～30℃培养2～4周，如有生长则培养液呈云雾状混浊，用暗视野显微镜检查有无钩体存在，如有钩体，则用血清学方法鉴定其血清群和血清型。③动物接种：是分离钩体的敏感方法，尤其适用于有杂菌污染的标本。常用幼龄豚鼠或金地鼠，将标本注入动物腹腔，一般3～7天内发病，自第一周末起，取心脏血及腹腔液镜检并作分离培养，动物死亡后解剖检查。④分子生物学方法：采用同位素或生物素、地高辛标记的特异性DNA探针法，结合PCR技术，此方法具有快速、敏感、特异性强等优点。

5. 血清学诊断 一般在病初及发病2～3周各采血一次做显微镜凝集试验，若凝集价在300以上或双份血清效价增长4倍以上则有诊断意义。也可做间接凝集试验，此方法快速简便，但特异性不强，适用于基层应用，也可作为钩体病的筛选试验。补体结合试验可协助早期诊断。

6. 防治原则 钩体病的预防主要是防鼠、灭鼠，圈养家畜，加强对带菌家畜的管理。注意保护水源，避免与疫水接触。对流行疫区易感人群接种多价钩体疫苗或钩体外膜疫苗。多种抗生素对钩体病治疗有效，但首选青霉素，也可用庆大霉素、强力霉素等。

（二）梅毒螺旋体

梅毒螺旋体（*Treponema pallidum*）是引起人类梅毒的病原体。梅毒是性传播疾病中危害性较严重的一种，人是其唯一宿主。

1. 生物学性状

（1）形态与染色 梅毒螺旋体有8～14个致密而规则的小螺旋，长7～8 μm，直径0.1～0.15 μm，两端尖直，运动活泼。革兰氏染色阴性，但不易着色，Fontana镀银染色将菌体染成棕褐色（图18-2）。新鲜标本可直接在暗视野显微镜下观察其形态和运动方式。

（2）培养特性 梅毒螺旋体不能在无活细胞的人工培养基中生长繁殖。在家兔上皮细胞培养中能有限生长，繁殖慢，仅能维持数代。

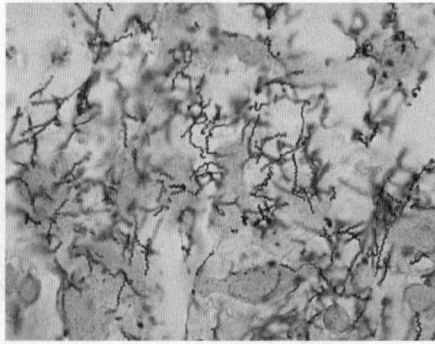

图 18-2　梅毒螺旋体

（3）抵抗力　梅毒螺旋体抵抗力极弱。对温度和干燥特别敏感，离体后干燥 1～2 小时死亡，加热 41.5 ℃经 1 小时即死亡，4 ℃放置 3 天可死亡，故血库 4 ℃冷藏 3 天以上的血液无传染梅毒的危险。对常用化学消毒剂敏感，1%～2% 石炭酸数分钟即死亡。对青霉素、红霉素或砷剂敏感。

2. 致病性

（1）致病因素　梅毒螺旋体的致病因素不详，目前尚未证明有内毒素和外毒素。其致病性可能与外膜中的外膜蛋白、透明质酸酶、抗吞噬等有关。有毒菌株能产生可与宿主细胞表面发生粘附作用的外膜蛋白；产生透明质酸酶，利于螺旋体扩散到血管周围组织。有毒菌株能以宿主细胞的纤维粘连蛋白覆盖于其表面，以保护菌体免遭宿主吞噬细胞的攻击。梅毒中出现的组织破坏和病灶，主要是免疫病理损伤所致。

（2）所致疾病　在自然情况下，梅毒螺旋体只感染人类，人是唯一传染源。梅毒分先天性和获得性两种，前者为垂直感染，后者主要经性接触感染。

后天性梅毒分为三期，以反复、潜伏和再发为特点。

Ⅰ期（初期）梅毒：感染后约 3 周局部出现无痛性硬性下疳，多见于外生殖器，其溃疡渗出液中有大量梅毒螺旋体，传染性极强。约经 1 个月，硬性下疳自然愈合。进入血液中的螺旋体则潜伏于体内，经 2～3 个月无症状的潜伏期后进入Ⅱ期。

Ⅱ期梅毒：发生于硬性下疳出现后 2～8 周，主要表现为全身皮肤黏膜出现梅毒疹，全身淋巴结肿大，也可累及骨、关节、眼及其他脏器。梅毒疹及淋巴结中有大量梅毒螺旋体，有较强传染性。如不治疗，一般在 3 周～3 个月后症状可消退，但常反复发作。经 2 年左右或更长时间隐伏，部分病人又可发作进入Ⅲ期。

Ⅲ期（晚期）梅毒：发生于感染 2 年以后，亦可长达 10～15 年。病变累及全身组织和器官，基本病理性损害为慢性肉芽肿，局部因动脉内膜炎所引起的缺血而使组织坏死。主要表现为皮肤黏膜出现溃疡性坏死灶或内脏器官肉芽肿样病变（梅毒瘤）。严重者经 10～15 年后，引起心血管及中枢神经系统病变，导致动脉瘤、脊髓痨或全身麻痹等。此期病灶中不易找到梅毒螺旋体，传染性小，病程长，破坏性大，可危及生命。

先天性梅毒，又称胎传梅毒，多发生于妊娠 4 个月，系母体梅毒螺旋体通过胎盘进入胎儿体内，可致胎儿全身感染，引起流产、早产或死胎；或先天性梅毒患儿出生，呈现锯齿形牙、马鞍鼻、间质性角膜炎和先天性耳聋等特殊体征。

3. 免疫性　梅毒的免疫属感染性免疫，即有梅毒螺旋体感染时才有免疫力，一旦螺旋体被杀灭，其免疫力亦随之消失。机体对梅毒螺旋体感染可产生细胞免疫和体液免疫反应。梅毒螺旋体侵入机体后，在特异性抗体和补体的参与下，可被吞噬细胞吞噬并杀死。近来研究表明，在梅毒免疫中，细胞免疫比体液免疫更重要。

4. 实验室检查

（1）标本的采集　Ⅰ期梅毒取硬性下疳渗出液，Ⅱ期梅毒取梅毒疹渗出液或局部淋巴结抽出液。

Ⅰ期梅毒末期以后的病人可分离血清检查有无梅毒螺旋体抗体和反应素。

（2）病原体检查 取硬性下疳、梅毒疹渗出液及局部淋巴结抽出液，直接用暗视野显微镜检查或镀银染色后镜检。直接镜检主要适用于Ⅰ、Ⅱ期梅毒的检查。

（3）血清学诊断 包括非螺旋体抗原试验和螺旋体抗原试验两种。

5.防治原则 梅毒是一种性病，应加强性卫生宣传教育，严格社会管理。对病人早期诊断，梅毒确诊后，宜用青霉素等药物及早彻底治疗。

（三）其他螺旋体

1.伯氏疏螺旋体（*Borrelia burgdorferi*） 是莱姆病的病原体，该病是1977年在美国康涅狄格州的莱姆镇首次发现，故得名。伯氏疏螺旋体菌体细长，螺旋不规则，两端直而尖，在暗视野显微镜下可见扭屈、翻转、运动活泼。微需氧，适宜生长温度为35 ℃，在含牛血清、兔血清的复合培养基中生长良好。我国已在10多个省区分离到伯氏疏螺旋体。

莱姆病是一种自然疫源性疾病，以人类慢性游走性红斑及心脏、神经和关节等多系统受累为主要特征。主要传播媒介是硬蜱。螺旋体随感染的蜱叮咬人，由唾液侵入皮肤，引起全身中毒症状（如头痛、寒战、发热和乏力），并可使神经系统、心血管系统和关节等受损害。疾病常反复发作，最后可导致软骨或骨骼损害。

伯氏螺旋体的抗原性较稳定，在体内形成的特异性抗体是清除它们的主要免疫机制。

实验室诊断主要是血清学试验和分子生物学技术，如广泛应用的免疫荧光法和ELISA法。

2.回归热螺旋体 回归热是一种由节肢动物传播的、周期性反复发作的急性传染病。其临床特点为急起急退的高热，全身肌肉酸痛，周期性反复发作，肝、脾肿大，重症者可出现黄疸和出血倾向。引起该病的疏螺旋体有两种：一是回归热螺旋体，以虱为传播媒介，引起流行性回归热；另一种是赫姆疏螺旋体，以软蜱为传播媒介，引起地方性回归热。我国流行的回归热主要是虱传型。

流行性回归热主要通过人体虱在人类中传播。人被虱叮咬后，因抓痒将虱压碎，螺旋体经皮肤伤口进入人体。地方性回归热是一种自然疫源性疾病，人被感染的蜱叮咬时，螺旋体随蜱类和唾液经皮肤伤口侵入人体。螺旋体在血中大量繁殖，患者高热持续3～4天后，热退，隔一周左右，又出现高热，如此反复发作3～10次。其机制与螺旋体外膜蛋白易发生变异有关。

回归热的免疫性主要是以特异性抗体为主的体液免疫，但并不持久，这与抗原易变异有关。

回归热的微生物学检查主要是采集发热期血液，直接涂片后进行Giemsa染色（吉姆染色），在光镜下检查螺旋体。

二、立克次氏体

立克次氏体（rickettsia）是一类严格细胞内寄生的原核细胞型微生物，大小介于细菌和病毒之间，具有细胞壁，有较复杂的酶系统，以二分裂方式繁殖，对多种抗生素敏感，以节肢动物作为储存宿主或传播媒介。立克次氏体是引起斑疹伤寒、恙虫病、Q热等传染病的病原体，首先由美国青年医师Howard Taylor Ricketts发现，为纪念他在研究斑疹伤寒时不幸感染而献身，故以他的名字命名。我国主要致病性立克次氏体有普氏立克次氏体、莫氏伤寒立克次氏体及恙虫病立克次氏体等。

立克次氏体的共同特点：①专性活细胞内寄生，二分裂方式繁殖。②大小介于病毒和细菌之间，有明显的多形态，多为球杆状，革兰氏染色阴性。③含有DNA和RNA两种核酸。④大多为人畜共患病原体，以节肢动物为传播媒介或储存宿主。⑤对多种抗生素敏感。

（一）生物学性状

立克次氏体有明显的多形态，多呈球杆状或杆状，大小为（0.3～0.6）μm×（0.8～2）μm。革兰氏染色阴性，但着色不明显，常用Giemsa染色呈紫色（图18-3）。

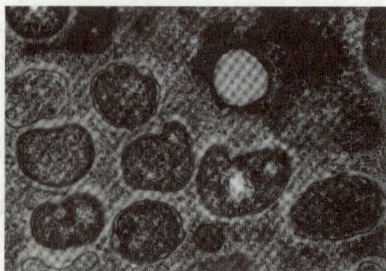

图 18-3　恙虫热立克次氏体（Giemsa 染色）

绝大多数立克次氏体只能在活的真核细胞内生长繁殖。常用的培养方法有动物接种、鸡胚卵黄囊接种和细胞培养。动物接种是最常用的方法，采用豚鼠、小鼠可对多种立克次氏体进行繁殖。立克次氏体在宿主细胞内以二分裂方式繁殖，6～10小时分裂一次，孵育温度以32～35℃最适宜。

立克次氏体对理化因素抵抗力不强，56℃经30分钟即死亡。常用消毒剂如次氯酸盐、过氧化氢、石炭酸、来苏和75%乙醇等数分钟即可杀死。对低温和干燥抵抗力较强，在干燥的虱粪中，立克次氏体可存活半年以上。对氯霉素、强力霉素等抗生素敏感。

立克次氏体与变形杆菌的某些菌株（如 X_2、X_{19}、X_K）有共同的耐热多糖抗原（表 18-1），临床上常用这些变形杆菌代替相应的立克次氏体抗原进行定量的非特异性凝集反应，以检测相应的立克次氏体抗体，这种交叉凝集试验称为外斐反应，可作为某些立克次氏体病的辅助诊断。

表 18-1　立克次氏体与普通变形杆菌交叉反应

立克次氏体	变形杆菌菌体抗原		
	OX_{19}	OX_2	OX_K
普氏立克次氏体	+++	+	−
莫氏伤寒立克次氏体	+++	+	−
恙虫病立克次氏体	−	−	+++

（二）致病性与免疫性

立克次氏体的致病物质主要是内毒素和磷脂酶 A。人类感染立克次氏体主要通过虱、蚤、蜱、螨的叮咬或其粪便经伤口等途径进入人体。立克次氏体能直接破坏其所寄生的血管内皮细胞，使细胞肿胀破裂、血管腔阻塞造成组织缺血坏死、凝血机制障碍、DIC 等病变。

立克次氏体是严格细胞内寄生的病原体，故体内抗感染免疫以细胞免疫为主，体液免疫仅有部分保护作用，病人病后可获得较强的免疫力。

（三）实验室检查

1.标本采集　主要采集病人血液；流行病学调查时，采集野生小动物和家畜的器官以及节肢动物等。

2.病原检查　脏器标本切片用荧光抗体染色或常规染色镜检；也可用 PCR 和核酸探针技术检测快速诊断。必要时取血液、血块或组织悬液接种动物腹腔进行分离并鉴定。

3.免疫检查　用变形杆菌某些菌株的菌体抗原代替立克次氏体抗原以检测相应抗体的凝集试验，即外斐试验。抗体效价≥1:160 有意义。如晚期血清效价高于早期效价 4 倍以上也有诊断价值。目前较多应用可溶性（群特异）抗原和/或颗粒性（种特异）抗原进行补体结合试验和/或凝集试验作确切诊断。

（四）防治原则

立克次氏体病的主要预防措施是灭虱、灭蚤、灭螨、灭鼠，做好个人防护及注意个人卫生，防止蚤、蜱及恙螨叮咬。特异性预防主要用灭活疫苗接种。常用氯霉素及强力霉素等抗生素治疗。应注意磺胺类药物不能抑制立克次氏体生长，反而会促进其生长繁殖。

（五）其他立克次氏体

1.普氏立克次氏体　普氏立克次氏体是流行性斑疹伤寒的病原体。病人是唯一的传染源，体虱是主要传播媒介，传播方式为虱 - 人 - 虱。虱叮咬病人后，立克次氏体在虱肠管上皮细胞内繁殖并随粪便排出。当虱再叮咬人时，由于抓痒使虱粪中的立克次氏体从抓破的皮肤破损处侵入人体内。此外，立克次氏体在干虱粪中能保持感染性达 2 个月左右，可经呼吸道或眼结膜使人感染。该病流行于冬春季节，人被感染后，经 2 周左右的潜伏期，骤然发病，出现高热、头痛、肌痛，4 ～ 5 天出现皮疹等，有时伴有神经系统、心血管系统及其他器官损害。

病后免疫力持久，与斑疹伤寒立克次氏体感染有交叉免疫。

2.莫氏伤寒立克次氏体　莫氏伤寒立克次氏体是地方性斑疹伤寒的病原体。鼠是天然贮存宿主，主要通过鼠蚤或鼠虱在鼠间传播。受染鼠蚤叮咬人后，可将立克次氏体传染给人，同时蚤粪中的立克次氏体可经破损的皮肤或经口、鼻、眼结膜进入人体而致病。人受感染后，其临床症状与流行性斑疹伤寒相似，但发病缓慢，病情较轻，很少累及中枢神经系统和心血管系统。

3.恙虫病立克次氏体　恙虫病立克次氏体是恙虫病的病原体。恙虫病主要流行于啮齿动物，属于自然疫源性疾病。恙虫病立克次氏体借助恙螨的叮咬在鼠间传播，野鼠和家鼠为主要传染源。恙螨既是传播媒介，又是储存宿主，恙虫病立克次氏体寄居于恙螨体内，可经卵传代。人通过受感染恙螨幼虫叮咬后而感染。临床表现主要为高热、叮咬处有红色丘疹、形成水疱、中央溃疡形成黑色焦痂，全身淋巴结肿大及各内脏器官病变。病后获得较持久的免疫力。

三、衣原体

衣原体（Chlamydia）是一类有独特发育周期、专性活细胞内寄生且能通过细菌滤器的原核细胞型微生物。衣原体广泛寄生于人类、哺乳动物及禽类，仅少数能致病，能引起人类疾病的衣原体主要有沙眼衣原体、肺炎衣原体、鹦鹉热衣原体等。目前由沙眼衣原体感染所致的性传播性疾病增加很快，生殖道感染的发病率已超过淋病奈瑟菌感染，成为最常见的性传播性疾病之一。

衣原体的主要特征：①革兰氏阴性，圆形或椭圆形。②含有 DNA 和 RNA 两类核酸。③具有细胞壁，其组成成分与革兰氏阴性菌相似。④专性细胞内寄生，有独特的发育周期，二分裂方式繁殖。⑤有核糖体和较复杂的酶系统，能进行一定的代谢活动，但缺乏代谢所需的能量来源，必须依赖细胞提供。⑥对多种抗生素敏感。

（一）生物学性状

1.发育周期与形态染色　衣原体在宿主细胞内生长增殖，有独特的发育周期。可观察到两种不同的颗粒结构，即原体（elementary body，EB）和始体（initial body）。

（1）原体　直径 0.2 ～ 0.4 μm，呈球形、椭圆形或梨形，小而致密，普通光学显微镜下勉强可见，电镜下观察中央有致密的类核结构，有细胞壁。Giemsa 染色呈紫色。原体是发育成熟的衣原体，无繁殖能力，具有高度的感染性，能吸附于易感细胞表面，经宿主细胞的吞饮作用进入胞内形成空泡，原体在空泡内发育，增大成为始体。

（2）始体　又称网状体（reticulate body，RB），直径 0.5 ～ 1.0 μm，呈圆形或椭圆形，体大而疏松。普通光学显微镜下可见，无细胞壁。Giemsa 染色呈红色。它是原体在宿主细胞内逐渐发育、增大而形成的。始体无感染性，为衣原体发育周期中的繁殖型，以二分裂方式繁殖并发育成许多子代原体，子代原体成熟后即从感染细胞中释放出来，再感染新的易感细胞，开始新的发育周期，每个发育周期为 48 ～ 72 小时（图 18-4）。

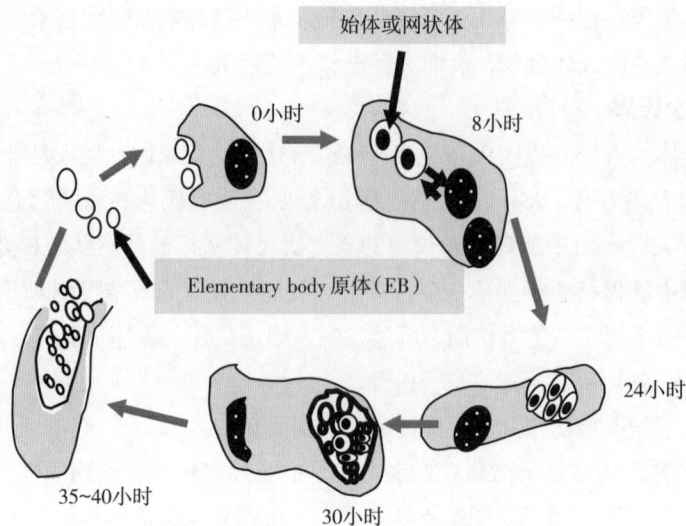

图 18-4 衣原体的发育周期

衣原体在易感细胞内增殖后所形成的网状体和子代原体的空泡,经染色后在光学显微镜下可观察到,称为衣原体的包涵体。由于发育时期不同,包涵体的形态和大小都有差别,成熟包涵体含有大量的原体,有助于衣原体的鉴别。

2. 培养特性 衣原体为专性细胞内寄生的原核细胞型微生物,不能在无生命培养基上生长,可用鸡胚卵黄囊接种培养。绝大多数能在 6 ～ 8 日龄鸡胚卵黄囊中生长繁殖,也可用 Hela-299、BHK-21 等细胞株作细胞培养。

3. 抵抗力 衣原体对理化因素抵抗力不强,耐冷怕热,56 ～ 60 ℃仅存活 5 ～ 10 分钟,-70 ℃可保存数年。衣原体对消毒剂敏感,75% 乙醇半分钟或 2% 来苏液 5 分钟可将其杀死,对红霉素、利福平、氯霉素等药物敏感。

(二)致病性与免疫性

1. 致病机制 衣原体侵入机体后,原体吸附于易感细胞并在其中生长繁殖,产生类似革兰氏阴性细菌的内毒素样毒性物质,抑制宿主细胞代谢,直接破坏宿主细胞。衣原体的主要外膜蛋白能阻止吞噬体和溶酶体的融合,有利于衣原体在吞噬体内繁殖并破坏宿主细胞。此外,T 细胞与感染细胞的相互作用也会导致免疫病理损伤,产生迟发型超敏反应。

2. 主要致病性衣原体

(1)沙眼衣原体 可引起多种疾病,不仅能引起眼科感染性疾病,还可引起泌尿生殖道、呼吸道感染等,其中以沙眼最常见。我国学者汤飞凡于 1955 年采用鸡胚卵黄囊接种法在世界上首次分离培养出沙眼衣原体,为沙眼衣原体的研究工作作出了卓越的贡献。对人致病的沙眼衣原体主要有沙眼生物亚种和性病淋巴肉芽肿亚种,主要引起以下疾病:①沙眼:由沙眼亚种 A、B、Ba 和 C 血清型引起。主要通过眼 - 眼或眼 - 手 - 眼途径接触传播。②包涵体结膜炎:由沙眼亚种 B、Ba、D、Da、E、F、G、H、I、Ia、J 及 K 血清型引起。成人可经性接触、手 - 眼或间接接触感染,引起滤泡性结膜炎;新生儿可经产道感染。③泌尿生殖道感染:可引起泌尿生殖道感染的衣原体的血清型与包涵体结膜炎的相同。经性接触传播引起的非淋菌性泌尿生殖道感染中,50% ～ 60% 由沙眼衣原体引起。④性病淋巴肉芽肿:由沙眼衣原体 LGV 生物亚种引起。主要通过性接触传播。

(2)肺炎衣原体 只有一个血清型。在电镜下呈梨形,有时呈多形性。肺炎衣原体寄生于人类,无动物储存宿主,是人类重要的呼吸道病原体,通过飞沫或呼吸道分泌物传播,引起急性呼吸道疾病。

(3)鹦鹉热衣原体 因首先从鹦鹉体内分离而得名,其自然宿主为鹦鹉、其他鸟类、家禽以及低等哺乳动物，人类多因接触这些动物经呼吸道而感染引起鹦鹉热。

3. 免疫性　机体的天然防御机能在抗衣原体免疫中具有一定作用。衣原体感染机体后可诱导产生特异性的细胞免疫和体液免疫，但保护性不强，维持时间也短，故常造成持续感染、反复感染和隐性感染。同时，免疫应答还可能造成免疫病理损伤。

（三）实验室检查

衣原体感染引起的疾病大多数以临床诊断为主，无需做实验室检查，但对于感染早期和轻型感染者，可进行微生物学检查辅助诊断。常用的检查方法有直接涂片镜检、衣原体抗原检查、分离培养、血清学诊断和衣原体核酸的检查。可根据不同的疾病采取不同的标本直接涂片 Giemsa 染色后检查病变部位细胞内的包涵体，此法敏感性差，阳性率仅 40% 左右。直接免疫荧光法可检测标本中衣原体抗体。衣原体的分离培养费时，且设备条件和技术条件要求较高。血清学诊断主要用于鹦鹉热衣原体和性病淋巴肉芽肿亚种感染的诊断。衣原体核酸检查敏感性和特异性均好，但费用高，未能普遍开展。

（四）防治原则

预防沙眼尚无特异性免疫方法，主要靠加强卫生宣传，做好个人保护，不使用公共毛巾、浴巾和脸盆，避免直接或间接接触传染源。对鹦鹉热的预防主要是避免与病鸟和病禽的接触；对泌尿生殖道感染的预防应广泛开展性病知识的宣传，提倡健康的性行为，积极治愈病人和带菌者。对衣原体感染的治疗常选用利福平、红霉素、诺氟沙星、磺胺等。

知识拓展

> **沙眼患者能戴隐形眼镜吗?**
>
> 沙眼是一种慢性传染结膜炎，由沙眼衣原体感染引起，患者双眼痒痛，怕光易流泪，眼睑内有红色颗粒，眼睛里有白色黏稠物等症状。
>
> 不是所有感染沙眼的人都不能戴隐形眼镜，只有程度特别严重的不能戴。因为隐形眼镜会接触到角膜，沙眼会伴有角膜血管翳，如果症状很严重，隐形眼镜会加倍损伤角膜，千万不能戴。除了严重的沙眼外，有其他类型角膜病变的或者卫生习惯很差的人都不适合戴隐形眼镜，容易引起损伤或者感染。

四、支原体

支原体（mycoplasma）是一类缺乏细胞壁、呈高度多形性、可通过滤菌器并能在无生命培养基中生长繁殖的最小的原核细胞型微生物。主要以二分裂方式繁殖。有 DNA 和 RNA 两类核酸。对抗生素敏感，对干扰素不敏感。支原体广泛分布于自然界，大多不致病。对人致病的主要有肺炎支原体、溶脲脲原体、人型支原体和生殖道支原体等。

（一）生物学性状

支原体是最小的原核细胞型微生物，大小一般在 0.2 ～ 0.3 μm，无细胞壁，呈高度多形性，常呈球形、杆状、丝状、分枝状等形态。革兰氏染色阴性，但不易着色，用 Giemsa 染色法染色则着色很浅，呈淡紫色。细胞膜中胆固醇含量较多，故对作用于胆固醇的抗菌物质（如二性霉素 B）等敏感。有的支原体细胞膜外有一层多聚糖组成的荚膜，具有毒性，与支原体致病有关。

支原体主要以二分裂法繁殖，在含有 10% ～ 20% 血清、酶母浸膏及胆固醇的培养基中 37 ℃需经 1 周左右培养形成油煎荷包蛋样微小菌落，需用低倍镜观察，菌落中央部分较厚，向下长入培养基，四周为一薄层透明颗粒区。支原体因无细胞壁，对理化因素比细菌敏感，加热 55 ℃经 5 ～ 15 分钟即死亡。对青霉素、头孢霉素等作用于细胞壁的抗生素不敏感。对阻碍蛋白质合成的抗生素，如强力霉素、氯霉素、红霉素及螺旋霉素等敏感，对交沙霉素高度敏感。

（二）致病性和免疫性

支原体多数对人不致病。对人致病的主要有肺炎支原体、人型支原体、生殖器支原体和溶脲脲原体等。支原体一般只能在黏膜细胞表面感染，一般不侵入血液。它粘附在呼吸道或泌尿生殖道的上皮细胞表面，这种粘附是通过支原体与宿主细胞上相应受体结合而实现的，故而具有选择性。粘附于细胞表面的支原体从细胞膜获取脂质与胆固醇，造成细胞损伤。有的支原体可产生外毒素或过氧化氢等，也能引起细胞损伤。

支原体感染后的免疫机制比较复杂。支原体感染后可诱导体液免疫和细胞免疫。黏膜组织产生的SIgA 有局部抗感染作用，IgG 抗体有调理作用。肺炎支原体可作为超抗原，吸引炎症细胞浸润，同时释放细胞因子进一步清除病原体。

1. 肺炎支原体　肺炎支原体主要引起人类原发性非典型肺炎，占非细菌性肺炎的 50% 左右。原发性非典型性肺炎的治疗，首选红霉素，螺旋霉素疗效也好。肺炎支原体灭活或减毒活疫苗的应用效果尚不理想。

2. 泌尿生殖道感染支原体　引起泌尿生殖道感染的支原体主要有溶脲脲原体、人型支原体和生殖器支原体，现已被列为性传播性疾病的病原体。

除上述支原体外，尚有唾液支原体和口腔支原体，是上呼吸道的正常菌群，偶尔可引起牙周炎；发酵支原体与类风湿关节炎有关；穿透支原体感染是艾滋病的辅助致病因素。

知识拓展

支原体与不孕不育

与人类疾病密切相关的支原体有肺炎支原体、人型支原体（MH）、生殖道支原体和解脲脲原体（UU）；衣原体有沙眼衣原体（CT）和肺炎衣原体。大多数种类可以寄生于泌尿生殖道，引起泌尿生殖道感染，其中以 UU、MH 和 CT 感染最为多见，其引起的生殖道炎症与不孕不育有一定关联。

（三）防治原则

支原体肺炎有传染性，故应注意隔离消毒，治疗可选用红霉素和喹诺酮类抗生素。泌尿生殖道感染支原体的预防主要是防止不洁性交，治疗可选用阿奇霉素、强力霉素、红霉素等。

五、放线菌

放线菌（actinomycetes）是一类呈分枝状生长的原核细胞型微生物，细胞结构简单，无核膜，无完整的细胞核，无线粒体，细胞壁中含有肽聚糖和二氨基庚二酸。以二分裂方式繁殖，常形成分枝状无隔营养菌丝。革兰染色阳性。对青霉素、磺胺类抗菌药物敏感，对抗真菌药物不敏感。对人致病的主要有放线菌属和诺卡菌属。

（一）放线菌属

放线菌属正常寄居在人和动物口腔、上呼吸道、胃肠道和泌尿生殖道等。常见种类有衣氏放线菌、内氏放线菌和牛型放线菌。对人致病的主要是衣氏放线菌，主要引起内源性感染。

1. 生物学性状　本菌为革兰氏染色阳性丝状菌。菌丝细长，无隔，直径 $0.5 \sim 0.8\ \mu m$，有分枝，有时菌丝可断裂成链球状或链杆状，有的状似棒状杆菌。在患者病灶组织和脓汁中形成肉眼可见的黄色小颗粒，称为"硫磺颗粒"，是放线菌在病灶组织中形成的菌落。将硫磺颗粒置玻片上，以盖玻片轻压制成压片，镜检时可见菌体排列成菊花状，中心部分为交织成团的丝状物，革兰氏染色阳性；周围部分菌丝细长、放射状排列、末端膨大呈棒状，革兰氏染色阴性。

放线菌为厌氧或微需氧，培养较困难。初次分离加 5% CO_2 可促进其生长。血琼脂平板上 37 ℃经 4～6 天可长出直径小于 1 mm 的灰白色或淡黄色微小圆形菌落。

2. 致病性与免疫性　衣氏放线菌存在于正常人口腔、齿垢、齿龈、扁桃体与咽部，属正常菌群。在机体抵抗力减弱、口腔卫生不良、拔牙或外伤时可引起内源性感染，导致软组织慢性或亚急性化脓性炎症，常伴有多发性瘘管形成。在脓液中可查见硫磺颗粒。本菌引起的放线菌病，常侵犯面部、颈部、胸部、盆腔和中枢神经系统等。最常见的为面颈部感染，另外，放线菌与龋齿、牙周炎有关。放线菌病患者血清中可检测到多种抗体，但无诊断价值，对机体无保护作用。机体对放线菌的免疫主要靠细胞免疫。

3. 实验室检查　主要检查脓汁和痰液中有无硫磺颗粒。先通过肉眼观察，如发现可疑颗粒制成压片镜检，检查是否有呈放射状排列的菊花状菌丝。必要时取标本作厌氧培养进行鉴定。

4. 防治原则　注意保持口腔卫生，及时发现并早期治疗牙病和口腔疾病是预防本病的有效方法。对脓肿和瘘管应及时进行外科清创处理，同时给予大剂量青霉素或磺胺治疗，也可选用克林霉素、红霉素和林可霉素治疗。

（二）诺卡菌属

诺卡菌属（Nocardia）是广泛分布于土壤的一群需氧性放线菌，多为腐物寄生性非病原菌。对人致病的有星形诺卡菌、豚鼠诺卡菌和巴西诺卡菌。在我国以星形诺卡菌多见。

1. 生物学性状　星形诺卡菌的形态与衣氏放线菌相似，其"硫磺颗粒"压片检查菌丝末端不膨大，革兰氏染色阳性，且为抗酸性，此点可与衣氏放线菌相区别。抗酸染色时，若延长脱色时间，即失去抗酸性，可与结核分枝杆菌区别。本菌为专性需氧菌，在普通琼脂平板上于室温或 35 ℃均能生长，但繁殖速度较慢，5～7 天才可见到菌落。菌落表面呈皱褶状。不同菌种可产生不同色素。

2. 致病性与免疫性　星形诺卡菌主要通过呼吸道感染，引起人类原发性化脓性肺部感染，出现类似肺结核的症状。也可经肺部病灶可转移到皮下组织，形成脓疡和多发性瘘管；也可通过血液播散，引起脑膜炎与脑脓肿。巴西诺卡菌可因外伤侵入皮下组织，引起慢性化脓性肉芽肿，表现为脓肿及多发性瘘管，好发于足和腿部。

3. 实验室检查　取浓液、痰液等标本作涂片及压片染色镜检，可见革兰氏染色阳性和抗酸性的菌丝，可呈菊花状排列但末端不膨大。若见到抗酸性杆菌，应与结核分枝杆菌相区别。必要时可进行培养鉴定。

4. 防治原则　局部治疗主要为外科手术清创，切除坏死组织。对各种感染可选用磺胺药进行治疗。

学习小结

螺旋体是一群细长、柔软，呈螺旋状弯曲的原核细胞型微生物。鼠和猪是钩端螺旋体的主要储存宿主，它们排出的含钩体的尿液污染水源与土壤，经皮肤感染人体，引起钩体病。梅毒螺旋体是梅毒的病原体，通过性接触和母婴传播分别引起获得性梅毒和先天性梅毒。

立克次氏体是一类严格细胞内寄生的原核细胞型微生物，主要通过媒介昆虫传播，是引起斑疹伤寒、恙虫病、Q 热等传染病的病原体。

衣原体是一类能通过细菌滤器、有独特发育周期、严格细胞内寄生的原核细胞型微生物。仅少数对人致病。最常见的是沙眼衣原体生物变种和性病淋巴肉芽肿生物变种，可分别引起沙眼、泌尿生殖道感染和性病淋巴肉芽肿。

支原体是能在无生命培养基中生长繁殖的最小的原核细胞型微生物，因无细胞壁而具多形性。仅少数可致病。常见的有肺炎支原体，可引起原发性非典型性肺炎，溶脲脲原体则可引起非淋病性尿道炎、输卵管炎等泌尿生殖系统感染。

放线菌广泛分布于土壤、空气和水中，种类繁多，大多数对人不致病。对人致病的主要有放线菌属和诺卡菌属。

直通考证

1. 简述钩端螺旋体和梅毒螺旋体的传播方式及致病特点。
2. 简述主要立克次氏体的种类、传播方式及所致疾病。
3. 简述衣原体的发育周期及致病性。

（李梵英）

病毒学

主题十九	病毒概述
主题二十	呼吸道病毒
主题二十一	消化道病毒
主题二十二	肝炎病毒
主题二十三	反转录病毒
主题二十四	其他常见病毒

病毒学思维导图

病毒概述

通过对病毒的基本性状、感染与免疫、检测与防治原则的深入学习，树立无菌观念、辩证唯物主义的生命观和整体观。

🗨 学习目标

素质	通过对病毒的了解，建立良好的防范意识，树立辩证唯物主义的生命观和整体观。
知识	1. 说出病毒的大小、结构、增殖方式；标本的采集、送检的原则和注意事项。 2. 知道外界环境对病毒的影响；病毒感染的检查方法与防治原则。 3. 理解病毒感染的方式与感染的类型；干扰素的生物学活性与抗病毒作用特点。
能力	1. 培养认真执行消毒隔离、无菌技术操作规范，严防医院感染以及卫生宣教的能力。 2. 具备一定的病毒防范意识和能力。

🖱 学习导入

在病毒大家庭中，有一种病毒有着特殊的地位，这就是烟草花叶病毒。1886年，在荷兰工作的德国人麦尔把患有花叶病的烟草的叶片加水研碎，取其汁液注射到健康烟草的叶脉中，能引起花叶病，麦尔指出烟草花叶病是由细菌引起的。

1892年，俄国的伊万诺夫斯基重复了麦尔的试验，而且进一步发现，患病烟草叶片的汁液通过细菌过滤器后，还能引发健康的烟草植株发生花叶病。认为烟草花叶病的致病因子只是细菌产生的毒素。1898年，贝杰林克进行了类似的工作。发现患花叶病烟草汁液不仅具有连续传染性，还能在琼脂凝胶中扩散。贝杰林克在试验后指出，引起烟草花叶病的致病因子是一种不能用普通显微镜看到，也不能在人工细菌培养基上生长，而能够通过最细微的滤膜，并且只能在活的植物体组织中繁殖的有机体。贝杰林克把这种有别于细菌的有机体称为"有感染性的活的流质"，并取名为病毒，拉丁名叫"Virus"。

请思考： 1. 谁发现了病毒？简述病毒的基本特征。

2. 比较病毒与细菌的生物学特性、致病性有何不同。

病毒概述PPT　　　病毒概述思维导图

学习项目一　病毒的基本性状

病毒（virus）是一类个体微小、结构简单、仅含单一核酸、专性细胞内寄生、以复制方式增殖的非细胞型微生物。其主要特征：①体积微小，可通过细菌滤器；②结构简单，无完整细胞结构，仅由核酸和蛋白质组成；③核酸种类单一，所有的病毒只含一种核酸RNA或DNA；④专性细胞内寄生，病毒没有独立的代谢能力，缺乏完整的酶系统，必须寄生于易感的活细胞内；⑤以复制方式增殖；⑥对现有的抗生素不敏感，但对干扰素敏感。

任务拓展

病毒在自然界分布十分广泛，除了感染人体，还可感染动物、植物，也能寄生于细菌、真菌、放线菌和支原体中。在微生物引起的疾病中，约75%是由病毒引起的。常见的病毒性疾病有病毒性肝炎、流行性感冒、狂犬病、艾滋病、各种脑炎和出血热等。病毒性疾病特点是：发病率高、传染性强、流行广泛，缺少有效药物。某些病毒还与肿瘤、自身免疫性疾病的发生密切相关，近年来不断发现新病毒引起的人类疾病。因此，病毒已成为多学科关注的热点，研究病毒的生物学性状、致病机制、防治措施及寻找有效的抗病毒药物是目前的重要任务。

病毒种类繁多。一般按核酸的性质与结构将其分为DNA病毒和RNA病毒两大类。此外，还发现一类比病毒更小、结构更简单、不具有完整的病毒结构的亚病毒（subvirus），包括类病毒、卫星病毒和朊粒。如朊粒（prion），可引起人和动物传染性海绵状脑病。

一、病毒的大小与形态

测量病毒大小的单位为纳米。各种病毒大小相差悬殊，最大的病毒直径约为300 nm，如痘病毒；最小的直径仅为20 nm，如口蹄疫病毒；大多数病毒的直径在150 nm以下。故必须用电子显微镜放大数千至数万倍才能看见。

病毒形态因病毒种类的不同而异，多数呈球形或近似球形，少数为杆状、丝状、弹头状、砖块状、蝌蚪状等。人和动物病毒多为球形或近似球形，植物病毒多为杆状，而噬菌体呈蝌蚪状（图19-1）。

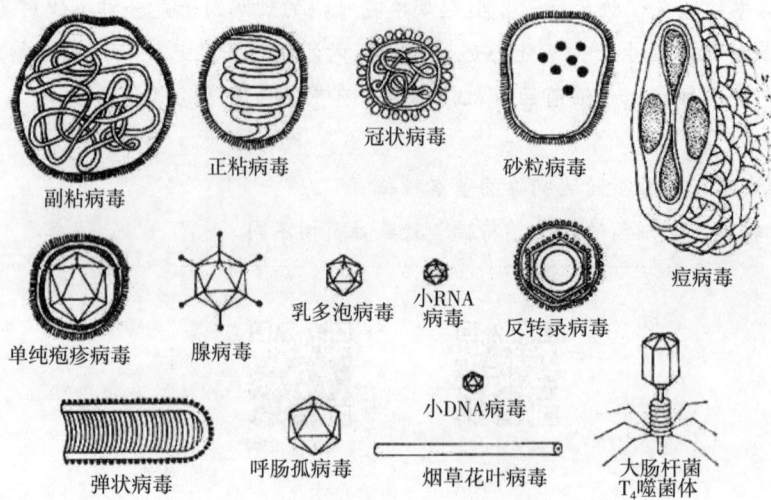

图 19-1 各类病毒形态、大小、结构示意图

二、病毒的结构和化学组成

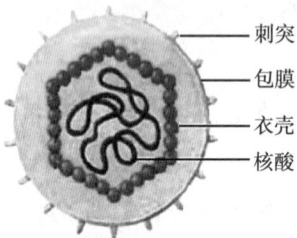

图 19-2 包膜病毒结构示意图

病毒的基本结构由核心（core）和衣壳（capsid）组成，两者构成核衣壳（nucleocapsid）。结构简单的病毒仅由核衣壳组成，称为裸露病毒。部分病毒的核衣壳外还有一层包膜（envelope），此类病毒称为包膜病毒（图 19-2）。裸露病毒或包膜病毒都是结构完整的具有传染性的病毒颗粒，统称病毒体（virion）。

1. 核心　核心位于病毒体的中心，主要由核酸组成，某些病毒还含有少量的功能性蛋白，如 DNA 多聚酶、逆转录酶等。

病毒的核酸具有多样性，可为线型或环型，可有单链或双链，少数病毒核酸是分节段的。DNA 病毒大多为双链，而 RNA 病毒大多是单链，单链 RNA 有正链与负链之分。

病毒核酸即病毒的基因组（genome），它携带病毒的全部遗传信息，决定病毒的形态结构、致病性、抗原性、遗传与变异等特征。此外，有些病毒除去衣壳后的核酸仍能进入宿主细胞并复制病毒，称为感染性核酸。

2. 衣壳　衣壳是包绕在核酸外的蛋白质外壳，由一定数量的壳粒（capsomere）组成。根据壳粒排列方式不同，可分为三种对称类型：①螺旋对称型：壳粒沿螺旋形的核酸链盘绕成螺旋状，如流感病毒；②20 面体对称型：病毒核酸浓集成球形或近似球形，外周的壳粒排列成 20 面体对称型，如脊髓灰质炎病毒；③复合对称型：同一病毒壳粒排列既有螺旋对称又有 20 面体对称，如噬菌体。

衣壳有以下主要功能：①保护病毒核酸：使病毒核酸免受各种理化因素如核酸酶及其他理化因素的破坏；②参与感染过程：无包膜病毒通过衣壳蛋白与宿主细胞膜上受体特异性结合，介导病毒穿入细胞；③具有免疫原性：衣壳蛋白是病毒的主要抗原成分，能刺激机体产生免疫应答。

3. 包膜　某些病毒在其核衣壳外还包裹有一层脂质双层膜，称为包膜，是病毒在宿主细胞内成熟释放时，以出芽的方式通过细胞膜、核膜或空泡膜时获得的。包膜不仅含有宿主细胞膜的类脂和多糖成分，在包膜上还镶嵌有由病毒基因编码的糖蛋白。有些病毒的糖蛋白在包膜的表面形成钉状突起，称为刺突（spike）或包膜子粒（peplomer）。如流感病毒包膜上的血凝素和神经氨酸酶。

包膜有以下功能：①主要功能是维护病毒结构的完整性，如乙醚、三氯甲烷等脂溶剂可使包膜中脂质溶解而使病毒失去感染性。②参与病毒的感染过程，包膜中的糖蛋白可与靶细胞上的受体结合，与病毒吸附、感染宿主细胞密切相关；病毒包膜的脂类与宿主细胞脂类成分同源，彼此易于亲和及融合，因此包膜也起到辅助病毒感染的作用。③具有免疫原性，包膜糖蛋白刺突是病毒编码的重要抗原物质，是病毒鉴定、分型的依据。

三、病毒的增殖

（一）病毒复制周期

病毒缺乏增殖所需的酶系统，不能独立地进行代谢，必须在活的易感宿主细胞中，利用宿主细胞提供的原料、酶系统、能量和场所等，才能进行增殖。病毒以自我复制方式进行增殖，即以病毒核酸为模板，在 DNA 聚合酶或 RNA 聚合酶以及其他因素作用下，经过复杂的生化合成过程，复制出子代病毒的核酸，病毒的核酸则经过转录、翻译过程，合成大量的病毒结构蛋白，再经过组装，最终释放出子代病毒。从病毒进入宿主细胞开始，到最后复制并释放出许多子代病毒，称为一个复制周期。病毒的复制周期依次包括吸附、穿入、脱壳、生物合成、组装与释放五个阶段（图 19-3）。

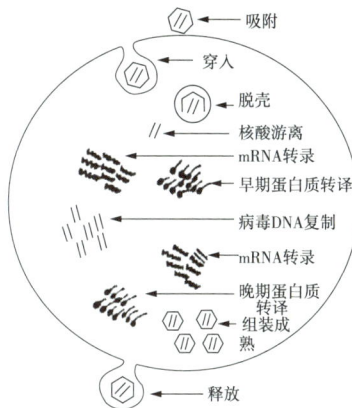

图 19-3 病毒的复制周期

1. 吸附（adsorption） 病毒对易感细胞吸附是病毒感染的第一步。吸附早期是一种静电的非特异的可逆过程。吸附后的结合是病毒包膜或衣壳表面的吸附蛋白与宿主细胞表面特异性受体的结合，这种吸附是特异的、不可逆的，决定了病毒的宿主范围和组织嗜性。如人类免疫缺陷病毒（HIV）选择性地侵犯 CD4$^+$T 淋巴细胞，是因为 T 细胞表面的 CD4 分子是 HIV 包膜糖蛋白 gp120 的受体。吸附过程一般在数分钟到几十分钟内完成。

2. 穿入（penetration） 病毒与细胞表面受体结合后，即穿过细胞膜进入细胞内。穿入的方式因病毒的种类不同而异，无包膜的病毒一般通过细胞膜内陷以吞饮方式将核衣壳吞入；有包膜的病毒多以包膜与细胞膜的融合方式，将病毒的核衣壳释放至细胞质内。

3. 脱壳（uncoating） 病毒体必须脱去蛋白质衣壳后，核酸才能发挥作用。多数病毒在穿入细胞后，在宿主细胞的溶酶体酶的作用下脱去蛋白质衣壳释放出病毒核酸，少数病毒的脱壳过程较为复杂。

4. 生物合成（biosynthesis） 病毒基因组从衣壳中释放后，就进入病毒复制的生物合成阶段。病毒的生物合成包括病毒核酸复制和病毒蛋白质合成两个方面，而病毒蛋白质合成又分为早期蛋白合成和晚期蛋白合成两个阶段。整个生物合成阶段，用血清学方法和电镜检查，不能从细胞内检出病毒体，故称隐蔽期。各种病毒的隐蔽期长短不一，如脊髓灰质炎病毒只有 3～4 小时，而腺病毒则需 16～17 小时。病毒基因组的组成十分复杂，一般根据病毒基因组转录 mRNA 和翻译蛋白质的不同将病毒分为七类：即双链 DNA 病毒、单链 DNA 病毒、单正链 RNA 病毒、单负链 RNA 病毒、双链 RNA 病毒、逆转录病毒和嗜肝 DNA 病毒。病毒生物合成的部位因病毒的种类而异，多数 DNA 病毒在细胞核内复制其核酸，在细胞质内合成其蛋白质；而多数 RNA 病毒的核酸和蛋白质均在细胞质内合成。病毒的生物合成方式因核酸类型不同而异，常见病毒生物合成过程如下：

（1）DNA 病毒 包括单链 DNA 病毒（ssDNA）和双链 DNA（dsDNA）。人和动物 DNA 病毒多数是双链 DNA，例如疱疹病毒、腺病毒。双链 DNA 病毒首先利用宿主细胞核内依赖 DNA 的 RNA 聚合酶，转录出早期 mRNA，再在胞质内核糖体转译成早期蛋白。早期蛋白是非结构蛋白，如复制子代病毒 DNA 所需要的 DNA 多聚酶等。然后以亲代 DNA 分子为模板，以半保留方式复制子代 DNA 分子，继而以子代 DNA 分子为模板转录晚期 mRNA，再在胞质核糖体上转译出晚期蛋白即病毒结构蛋白，主要为衣壳蛋白等。

（2）RNA 病毒 包括单正链 RNA 病毒（＋ssRNA）、单负链 RNA 病毒（-ssRNA）和双链 RNA 病毒（dsRNA）。人和动物的 RNA 病毒多为单链 RNA 病毒。单正链 RNA 病毒的基因组本身具有 mRNA

的功能，可直接附着于胞质核糖体，转译出病毒非结构蛋白和结构蛋白；单负链 RNA 病毒基因组本身不具有 mRNA 的功能，但携带有依赖 RNA 的 RNA 多合酶。病毒在此酶的作用下，首先转录出互补正链 RNA，发挥 mRNA 作用。单链 RNA 病毒的基因组复制，通常是以亲代 RNA 分子为模板复制出互补的 RNA 分子，互补的 RNA 分子与亲代 RNA 形成复制中间体，然后复制中间体解链，以互补链为模板复制子代病毒核酸。

（3）逆转录病毒　此类病毒除含有的依赖 RNA 的 DNA 聚合酶（逆转录酶）外，其基因组也非常独特，由两条相同正链 RNA 构成。病毒在逆转录酶的作用下，以病毒 RNA 为模板，合成互补的负链 DNA，形成 RNA 和 DNA 中间体。中间体中的 RNA 被 RNA 酶 H 水解，余下的单链 DNA 进入细胞核内，在 DNA 聚合酶作用下，合成 DNA 互补链，形成双链 DNA 分子。该双链 DNA 整合至宿主细胞的 DNA 上，成为前病毒，并可随宿主细胞的分裂进入子代细胞内。前病毒被激活后，转录出病毒子代 RNA 和 mRNA。mRNA 在核糖体上转译出子代病毒的蛋白质。

5. 组装与释放（assembly and release）　子代病毒核酸与蛋白质合成之后，在宿主细胞一定的部位组装成子代的核衣壳。DNA 病毒大多数在细胞核内组装；而 RNA 病毒则多在细胞质内组装。不同病毒体以不同方式释放于细胞外。HIV 等有包膜的病毒释放时，病毒编码的特异性糖蛋白插入细胞膜或核膜的特定部位，核衣壳与膜结合，以出芽方式释放到细胞外，宿主细胞通常不死亡。脊髓灰质炎病毒等无包膜病毒都以破胞的方式释放，即核衣壳组装成熟后，宿主细胞破裂，子代病毒散播到细胞外。巨细胞病毒等则通过细胞间桥或细胞融合在细胞之间传播，很少释放到细胞外。

（二）异常增殖与干扰现象

1. 病毒的异常增殖　病毒在宿主细胞内复制时，并非所有的病毒都能组装成完整的病毒体，可因病毒自身和宿主细胞两方面的原因导致异常增殖。

（1）顿挫感染（abortive infection）　病毒进入宿主细胞后，如宿主细胞不能为病毒增殖提供所需要的酶、能量及必要的成分，则病毒在其中不能合成子代病毒的结构，或合成后不能组装和释放，此感染过程称为顿挫感染。不能为病毒复制提供必要条件的细胞称为非容纳细胞，非容纳细胞对另一种病毒可能成为容纳细胞。

（2）缺陷病毒（defective virus）　是由于病毒基因组不完整或发生变化，以致不能在宿主细胞内复制出完整有感染性的病毒体，这种带有不完整基因组的病毒体称为缺陷病毒。一般缺陷病毒单独存在时不具有感染性，需要在另一种病毒辅助下方可增殖。如丁型肝炎病毒必须与乙型肝炎病毒共同感染肝细胞才能增殖。

2. 干扰现象（interference）　两种病毒感染同一细胞时，可发生一种病毒抑制另一种病毒增殖的现象，称为病毒的干扰现象。干扰现象在异种病毒、同种病毒的不同型或不同株之间均可发生，甚至灭活病毒也能干扰活病毒。干扰现象的发生机制可能与下列因素有关：①病毒作用于宿主细胞，诱导其产生具有抑制病毒复制作用的蛋白质，即干扰素；②宿主细胞表面受体被一种病毒侵占，从而阻止另一种病毒的吸附和穿入；③由于易感细胞提供的原料、酶系统被一种病毒利用，或宿主细胞发生了代谢途径的变化，阻止另一种病毒的生物合成。

病毒之间的干扰现象能够终止感染，导致宿主康复。如减毒活疫苗诱生干扰素，能阻止毒力较强的病毒感染，毒力较弱的呼吸道病毒感染后，机体在一定时间内对呼吸道病毒不易感染。所以，干扰现象是机体抗病毒非特异性免疫的一个重要组成部分。此外，由于病毒间存在干扰现象，故在同时接种两种及以上病毒疫苗时，应注意到病毒之间的干扰可影响疫苗的免疫效果。

四、病毒的变异

病毒易受到周围环境尤其是宿主细胞内环境的影响而发生生物学性状的变异。病毒的变异可自然发生，也可人工诱导。重要病毒的变异包括毒力变异、耐药性变异、抗原性变异和宿主范围变异等。

病毒发生变异机制主要与基因突变和基因重组有关。

（一）基因突变

病毒在增殖过程中常发生基因组中碱基序列的置换、缺失或插入，引起基因突变。其自发突变率为 $10^{-8} \sim 10^{-6}$，用物理因素（如紫外线或 γ 射线）或化学因素（如亚硝基胍，5-氟尿嘧啶或 5-溴脱氧尿苷）处理病毒后，可诱发突变，提高突变率。由基因突变产生的病毒表型性状改变的毒株为突变株（mutant）。

（二）基因重组、整合及病毒基因产物的相互作用

两种以上有亲缘关系或宿主敏感性相似的病毒同时感染同一细胞时，有时会发生基因的交换及重新组合，称为基因重组。其子代称为重组体。重组体具有两个亲代病毒的特性，并能继续增殖。重组不仅发生在两种活病毒之间，也发生于一种活病毒与另一种死病毒之间，甚至发生在两种灭活病毒之间。基因分节段的 RNA 病毒，如流感病毒发生基因重组的频率明显高于其他病毒。

在病毒感染宿主细胞的过程中，有时病毒基因组中 DNA 片段可插入到宿主染色体 DNA 中，这种病毒基因组与细胞基因组的重组过程称为整合。乳头瘤病毒、腺病毒等多种 DNA 病毒、HIV 等逆转录病毒等均有整合的特性。整合既可引起病毒基因的变异，如基因组部分序列缺失；也可引起宿主细胞染色体基因的改变，导致细胞发生转化，甚至发生肿瘤等。

两种病毒感染同一细胞时，也可发生病毒基因产物的相互作用，包括互补作用、表型混合与交换等，使子代病毒的表型发生变异。这种由病毒基因产物的相互作用所引起的变异并未发生核酸遗传物质的改变，属于非遗传性变异。

五、理化因素对病毒的影响

病毒受理化因素作用后失去感染性，称为灭活（inactivation）。灭活的病毒丧失感染性，仍能保留其他特性，如抗原性、红细胞吸附、血凝及细胞融合等。多数病毒对理化因素抵抗力不强，对抗生素不敏感。

（一）物理因素

1. 温度 大多数病毒耐冷不耐热，温度越低，保存活力越久，在干冰温度（-70 ℃）和液态氮温度（-196 ℃）下，病毒的感染性可保持数月至数年。在室温下，多数病毒存活的时间不长。大多数病毒加热 56 ℃经 30 分钟，100 ℃几秒钟即被灭活，但有的病毒如乙肝病毒需 100 ℃ 10 分钟以上才能灭活。

2. 射线和紫外线 γ 射线、X 射线能引起核苷酸链发生致死性断裂；而紫外线是使病毒的多核苷酸形成双聚体（如胸腺核苷与尿核苷），抑制病毒核酸的复制，导致病毒失活。

（二）化学因素

1. 脂溶剂 病毒的包膜含有脂质成分，乙醚、氯仿、去氧胆酸盐等脂溶剂均可使包膜病毒的包膜溶解，但对无包膜病毒几乎无作用。乙醚对病毒包膜破坏作用最大，因此，可用乙醚灭活试验鉴别病毒有无包膜。

2. 化学消毒剂 病毒对化学因素的抵抗力一般较细菌弱，可能是病毒缺乏酶类的原因。酚类、醛类、氧化剂、卤素及其化合物等化学消毒剂均能使大多数病毒灭活。甲醛能消除病毒的感染性保留其免疫原性，常用于制备灭活疫苗。但对于抵抗力较强的肝炎病毒，则需要使用过氧乙酸、次氯酸盐、环氧乙烷等高效消毒剂。

3. 酸碱度 大多数病毒在 pH 值为 $5.0 \sim 9.0$ 范围内比较稳定，而在 pH 值为 5.0 以下或 pH 值为 9.0 以上迅速灭活，但不同病毒对 pH 的耐受能力有很大不同。在 pH 值为 $3.0 \sim 5.0$ 时肠道病毒稳定，鼻病毒很快被灭活。50% 中性甘油盐水常用于保存含病毒的组织块。

4. 抗生素和中草药 现有的抗生素和磺胺对病毒无抑制作用，但可以抑制标本中的细菌。有些中草药，如板蓝根、大青叶、大黄、黄芪等，对某些病毒有一定抑制作用。

学习项目二　病毒的感染与免疫

病毒通过一定方式侵入宿主细胞内复制增殖，与宿主防御功能相互作用，导致不同程度病理变化的过程称为病毒感染。其致病作用主要是通过侵入易感细胞、损伤或改变细胞功能而引发的。

一、病毒感染的传播方式和体内扩散方式

病毒一般通过皮肤、黏膜（眼、呼吸道、消化道或泌尿生殖道）侵入机体，但在特定条件下，病毒可直接进入血循环（如输血、机械损伤、昆虫叮咬等）感染机体。病毒感染的传播方式可分为水平传播和垂直传播两大类。

1. 水平传播　病毒在人群不同个体之间的传播称水平传播，也包括从动物到动物再到人的传播。其导致的感染称水平感染，大多数病毒通过水平感染而致病，常见的感染途径有：①呼吸道感染，如流感病毒、麻疹病毒的传播；②消化道感染，如甲型肝炎病毒、脊髓灰质炎病毒、轮状病毒的传播；③血源感染，通过输血、手术、注射等方式直接入血，如 HIV、乙型肝炎病毒的传播；④破损的皮肤感染，如乙脑病毒经蚊叮咬、狂犬病毒经动物咬伤从皮肤侵入；⑤性接触感染，如 HIV、人乳头瘤病毒的传播。多数病毒以一种途径侵入宿主机体，少数病毒可经多种途径感染，如乙型肝炎病毒、HIV。

2. 垂直传播　母体内的病毒通过胎盘或产道或母乳传播，由亲代传给子代的方式称为垂直传播。垂直传播可致流产、早产、死胎或先天畸形，子代也可没有任何症状而成为病毒携带者。垂直传播在其他微生物很少发生，是病毒感染的重要特征。多种病毒可引起垂直感染，如风疹病毒、人类免疫缺陷病毒、乙型肝炎病毒、巨细胞病毒等。

3. 体内扩散方式　病毒侵入体内按一定方式扩散。主要有以下几种：①局部扩散：病毒在黏膜上皮细胞中增殖并向邻近组织细胞扩散，如流感病毒、轮状病毒等；②血液循环扩散：如脊髓灰质炎病毒引起两次病毒血症；③沿神经干移行：如狂犬病毒沿神经干上行至中枢神经系统。

二、病毒感染的致病机制

（一）病毒对宿主细胞的致病作用

1. 杀细胞性效应　病毒在宿主细胞内复制后，可在短时间内释放大量子代病毒，造成宿主细胞裂解而死亡，称为病毒的杀细胞性效应。主要见于无包膜、毒性强的病毒感染，如脊髓灰质炎病毒、腺病毒等。其主要机制是病毒在增殖时，阻断宿主细胞的核酸和蛋白质的合成，使细胞代谢障碍，导致细胞的病变或死亡。体外组织细胞培养时，病毒感染的细胞可出现变圆、聚集、融合、裂解或从瓶壁上脱落等现象，称为细胞病变效应（cytopathic effect，CPE）。

2. 稳定状态感染　有些病毒在宿主细胞内增殖过程中以出芽方式释放，不直接引起细胞溶解死亡，其过程缓慢，病变较轻，这些不具有杀细胞性效应的病毒所致的感染称为稳定状态感染，常见于有包膜病毒感染。病毒的稳定状态感染常造成细胞膜成分改变，主要表现为：①细胞融合：受染细胞与邻近正常细胞发生细胞膜融合，形成多核巨细胞，病毒借助于细胞融合扩散到未受感染的细胞，也是病毒的一种扩散方式；②细胞膜出现新抗原：新抗原是由病毒基因编码合成并嵌入细胞膜上的蛋白质，具有病毒特异性，使宿主细胞成为细胞免疫攻击的靶细胞，最终导致感染细胞的死亡。

3. 细胞凋亡　细胞凋亡（apoptosis）是由细胞基因控制的程序性细胞死亡。多种病毒感染细胞后，由病毒本身或病毒编码的蛋白质可作为诱导因子激活细胞凋亡基因，引发细胞凋亡。

4. 基因整合与细胞转化　某些 DNA 病毒和逆转录病毒在感染中，可将自身的基因整合到宿主细胞染色体 DNA 中。整合后的病毒核酸称前病毒。病毒基因的整合有两种方式：一种是全基因组整合，如逆转录病毒复制过程中可将前病毒 DNA 全部整合至宿主细胞 DNA 中；另一种是 DNA 病毒在复制中，可将部分 DNA 片段随机整合于细胞 DNA 中。两种整合方式均可使细胞的遗传特性发生改变，引起细胞失去接触抑制而大量增殖，导致细胞转化。转化的细胞具有旺盛的生长力，细胞表面可出现新抗原，且多数细胞染色体中整合有病毒的 DNA。部分转化细胞在动物实验中可变成肿瘤细胞，说明病毒基因整合或细胞转化与肿瘤形成密切相关。但并非所有转化细胞都会发生癌变。

5. 包涵体形成　某些病毒感染的细胞，在细胞质或细胞核内出现光镜下可见的嗜酸性或嗜碱性、圆形或椭圆形的斑块状结构，称为包涵体（inclusion body）。包涵体由病毒颗粒或未组装的病毒成分组成，也可以是病毒增殖后留下的细胞反应痕迹。不同病毒所形成的包涵体特征各异，检查包涵体有助于辅助诊断某些病毒性疾病。如从疑似狂犬病的脑组织细胞质内发现嗜酸性包涵体，即内基小体（Negri body），可诊断为狂犬病。

（二）病毒感染的免疫病理作用

病毒具有较强的免疫原性，能诱导机体产生特异性免疫应答，其结果即可以表现为抗病毒感染免疫，一定条件下也可导致免疫病理损伤。而免疫病理损伤也是病毒重要的致病机制之一。

1. 体液免疫的病理作用　许多病毒感染后，能诱发宿主细胞表面出现新抗原，宿主细胞表面的抗原与相应抗体结合后，通过激活补体、NK 细胞、吞噬细胞，导致 II 型超敏反应，引起宿主细胞的溶解和破坏。有些病毒感染后，病毒抗原（如乙型肝炎表面抗原）与相应抗体结合形成的免疫复合物可存在于机体血液循环中。当免疫复合物沉积于肾小球基底膜、关节滑膜囊等组织，通过激活补体，诱发 III 型超敏反应，导致肾小球肾炎、关节炎等。

2. 细胞免疫的病理作用　细胞免疫是宿主清除胞内病毒的主要机制。但细胞免疫在杀伤靶细胞中止病毒感染的同时，也损伤宿主细胞，引起 IV 型超敏反应。

3. 病毒的免疫抑制作用和免疫逃避　许多病毒感染能抑制宿主的免疫功能，如清除高亲和力的 T 细胞，破坏抗原提呈细胞，诱导部分免疫耐受等。病毒感染所致的免疫抑制作用，可激活体内潜伏的病毒或促进某些肿瘤的生长，亦可能成为病毒持续感染的原因之一。有些病毒还能直接侵犯机体淋巴细胞、巨噬细胞等免疫细胞和免疫器官，破坏其免疫功能。如人类免疫缺陷病毒直接杀伤 $CD4^+T$ 细胞，导致获得性免疫缺陷综合征。

病毒性疾病的发病机制，还与病毒的免疫逃避能力有关。病毒可能通过逃避免疫防御、防止免疫激活或阻止免疫应答的发生等方式来逃避免疫。有些病毒通过编码抑制免疫应答的蛋白质实现免疫逃避。

知识拓展

病毒与肿瘤

大量的研究资料表明，许多病毒与人类肿瘤发生有着密切的关系。病毒与肿瘤的关系可分为两种：一种是已经肯定的，即肿瘤由病毒感染所致；另一种是密切相关，但尚未获肯定。属于前一种关系的包括人乳头瘤病毒引起人疣（乳头瘤），为良性肿瘤，以及人类嗜 T 细胞病毒所致的人 T 细胞白血病，为恶性肿瘤；属于后一种情况的包括 HBV、HCV 与原发性肝癌的关系，EB 病毒与鼻咽癌和淋巴瘤的关系，人乳头瘤病毒、HSV-2 与宫颈癌的关系，以及人疱疹病毒-8 与卡波西肉瘤的关系等。

三、病毒感染的类型

不同病毒感染机体后，会出现不同的临床类型。根据有无临床症状，将病毒感染分为显性感染和隐性感染两大类。

1. 隐性感染　病毒侵入机体不出现临床症状的感染称为隐性感染或亚临床感染。其原因：①可能与病毒毒力较弱、机体防御能力较强，病毒在体内不能大量增殖；②病毒侵入后不能到达靶细胞，因而对组织细胞的损伤不明显等因素有关；③可能与病毒种类和性质有关。隐性感染者虽不出现临床症状，但感染者多数可获得免疫力，是机体获得特异性免疫的重要途径。隐性感染者本身无症状，但病毒可在体内增殖并向外界排泄播散，成为重要的传染源，在流行病学上具有十分重要的意义。

2. 显性感染　病毒在宿主细胞内大量增殖，因组织细胞损伤严重而出现明显临床症状，称为显性感染或临床感染。显性感染可表现为局部感染（如单纯疱疹），也可为全身感染（如麻疹）。根据发病的急缓和病毒在机体内滞留的时间长短，显性感染分为急性感染和持续性感染。

（1）急性感染　一般潜伏期短，发病急，病程数日至数周。恢复后体内不再存在病毒，并常获得特异性免疫力。

（2）持续性感染　病毒感染后在机体持续存在数月、数年甚至数十年。感染者可出现症状，也可不出现症状而长期携带病毒，成为重要的传染源。形成持续性感染是病毒性疾病的重要特征，与病毒和机体两方面因素有关。按病程、致病机制的不同，可分为下述三类。

①慢性感染：经急性或隐性感染后，病毒持续存在于血液或组织中并不断排出体外，可出现轻微症状，也可无症状，但常反复发作，迁延不愈。在慢性感染全过程中均可检出病毒，如乙型肝炎、丙型肝炎等。

②潜伏感染：急性或隐性感染（原发感染）后，病毒基因潜伏于一定组织或细胞中，但不产生具有感染性的病毒体，也不出现临床症状，用一般方法也不能分离出病毒。在某些条件下病毒被激活而出现急性发作，引起临床症状。凡使机体免疫力下降的因素均可激活潜伏的病毒导致感染的复发。如单纯疱疹病毒感染后，在三叉神经节中潜伏，此时无症状也无病毒排出，在机体劳累或免疫功能低下时，潜伏的病毒被激活，可沿感觉神经到达口唇皮肤与黏膜交界处，引起疱疹的反复发作。

③慢发病毒感染：又称迟发病毒感染。病毒感染后有很长的潜伏期，可达数月、数年甚至数十年，此时机体无症状也分离不出病毒。一旦出现症状，病情呈进行性加重，直至死亡。如麻疹病毒引起的亚急性硬化性全脑炎，该病是在儿童期急性感染麻疹病毒后，至青春期才发病，表现为慢性进行性的中枢神经系统疾病。艾滋病、狂犬病和朊粒感染等属于慢发病毒感染。

四、抗病毒免疫

（一）非特异性免疫

非特异性免疫是针对病毒感染的第一道防线。生理屏障、干扰素、细胞因子、单核吞噬细胞系统和 NK 细胞等因素，均对侵入并发生感染的病毒迅速发生反应，并能激活启动特异性免疫应答。其中，干扰素和 NK 细胞发挥主要作用。

1. 干扰素（Interferon，IFN）　是病毒或其他干扰素诱生剂刺激人或动物细胞所产生的一种糖蛋白，具有抗病毒、抗肿瘤和免疫调节等多种生物学活性。在人和动物的基因组中存在有编码干扰素的基因，在正常情况下，干扰素基因处于抑制状态，当病毒或其他干扰素诱生剂作用于细胞后，使干扰素基因活化，转译出干扰素蛋白并分泌至细胞外。除病毒外，细菌内毒素、胞内寄生的微生物、有丝分裂原（植物血凝素、刀豆蛋白 A）及人工合成的双链 RNA，如聚肌胞也可诱导细胞产生干扰素。

人类细胞诱生的干扰素根据其来源、抗原性和生物学活性的不同，分为 α、β 和 γ 三种，每种又根据其氨基酸序列不同分若干亚型。α 和 β 干扰素主要由人白细胞、成纤维细胞、病毒感染的组织细胞产生，又称 I 型干扰素，其抗病毒作用强于免疫调节作用。γ 干扰素由活化 T 细胞和 NK 细胞产生，又称 II 型干扰素，其免疫调节作用强于抗病毒作用。

干扰素不能直接灭活病毒，而是通过诱导细胞合成抗病毒蛋白发挥抗病毒效应。干扰素抗病毒作用具有以下主要特点：①广谱性：干扰素对多种病毒均具有抑制作用；②相对种属性，一种动物所产生的干扰素在同种细胞中活性最高；③间接性：通过诱导宿主细胞产生抗病毒蛋白间接地发挥抗病毒作用；④选择性：选择性作用于病毒感染的细胞，对正常细胞无作用。

2. NK 细胞　NK 细胞能非特异性杀伤受病毒感染的靶细胞。在感染早期，抗病毒特异性免疫应答尚未建立之前发挥重要的作用。NK 细胞的杀伤过程不受 MHC 限制，不依赖抗体，杀伤也无特异性。γ 干扰素可增强其活性。

（二）特异性免疫

病毒感染过程中，病毒的各种蛋白以及少数 DNA 聚合酶均具有良好抗原性，能诱导机体产生特异性免疫应答，包括细胞免疫及体液免疫。前者主要作用于胞内病毒，后者则对胞外病毒起作用。

1. 体液免疫　抗体可清除细胞外的病毒，并能有效抑制病毒通过病毒血症向靶组织扩散。中和抗体指针对病毒某些表面抗原的抗体，可中和游离的病毒体，主要对再次入侵的病毒体有预防作用。其作用机制主要是直接封闭与细胞受体结合的病毒抗原表位，或改变病毒表面构型，阻止病毒吸附、侵入易感细胞，发挥中和病毒作用。病毒与中和抗体形成的免疫复合物，易被巨噬细胞吞噬清除。有包膜的病毒与中和抗体结合后，可通过激活补体导致病毒溶解。IgG、IgM、IgA 三类免疫球蛋白都有中和病毒的活性，抗体可通过调理作用增强吞噬细胞吞噬杀灭病毒的能力；或通过 ADCC 效应破坏受病毒感染的细胞和有包膜的病毒。

2. 细胞免疫　感染细胞内病毒的清除，主要依赖于细胞免疫。$CD4^+$ Th1 细胞和 $CD8^+$ 效应 CTL 细胞是构成病毒特异性细胞免疫应答的主要效应细胞。效应 $CD4^+$Th1 细胞可释放 IL-2、IFN-γ、TNF-β 等多种细胞因子，通过激活巨噬细胞和 NK 细胞，诱发炎症反应；促进 CTL 的增殖和分化等，在抗病毒感染中起重要作用。CTL 可通过其抗原受体识别病毒感染的靶细胞，通过细胞裂解和细胞凋亡两种机制，直接杀伤病毒感染的靶细胞，将病毒清除或释放到细胞外，并在抗体的配合下清除体液中游离的病毒，因此被认为是终止病毒感染的主要机制。

不同病毒感染产生抗病毒免疫力的强弱、持续时间明显不同。一般而言，有病毒血症的全身性病毒（脊髓灰质炎病毒、麻疹病毒）感染，或抗原单一稳定的病毒（乙型脑炎病毒、甲型肝炎病毒）感染，病后往往获得牢固、持久甚至终身的免疫力；而无病毒血症局部和黏膜的病毒感染，或抗原结构复杂及易发生抗原变异的病毒感染，感染后仅获得短暂的免疫力，如鼻病毒、流感病毒等。

学习项目三　病毒感染的检测与防治原则

一、病毒感染的检测方法

在人类疾病中，病毒性疾病占有十分重要的地位。区分病毒性感染有助于指导临床确诊、合理用药及为控制病毒性疾病的流行制订有效的措施。随着对病毒感染从生物学及分子生物学水平的研究进展，病毒的诊断技术已由传统方法扩展至新的快速诊断技术。

（一）标本的采集与送检

病毒标本的采集与送检直接影响病毒感染的检查结果。标本采集过程中，除必须遵循微生物采样的基本原则外，还应注意：

1. 早期取材　采集病程初期或急性期标本，此时病毒量多，检出率高。

2. 注意无菌操作与正确处理含菌标本　取材时应尽量避免外界污染，对于本身有杂菌污染的标本，可根据污染菌的种类选加抗生素杀菌。

3. 低温保存并尽快送检　标本采集后应低温保存并尽快送检，暂时不能检查、分离培养时应将标本置于 $-70\ ℃$ 下保存（如低温冰箱或液氮罐内）。

4. 采集双份血清　用于血清学诊断的标本，应在发病初期和恢复期各取一份血清，以便动态观察血清抗体效价的变化。

（二）病毒的分离与鉴定

1. 动物接种　是最原始的病毒培养方法，目前用得不多。常用的动物有小鼠、大鼠、豚鼠、家兔和猴等。根据病毒种类不同，选择敏感动物及适宜接种部位，如嗜神经性病毒可接种于小鼠脑内，柯萨奇病毒可接种于乳鼠腹腔内。

2. 鸡胚培养　鸡胚对多种病毒敏感。一般采用孵化 $9\sim14$ 天的鸡胚，根据病毒种类不同，将病毒标本接种于鸡胚的不同部位，最常用的接种部位有羊膜腔、尿囊腔、绒毛尿囊膜和卵黄囊等。

3. 细胞培养　为病毒分离鉴定中最常用的基本方法。用于组织培养的细胞包括原代细胞、二倍体细胞和传代细胞系。常用的组织培养细胞有人胚肾细胞、Hela 细胞、猴肾细胞等。大多数病毒在敏感细胞内增殖后，可引起细胞病变并将病毒释放到培养液中，可通过普通显微镜观察细胞病变，用电子显微镜观察病毒的大小和形态，或用血清学及分子生物学等方法，进一步鉴定病毒。

（三）病毒的形态学检查

1. 电镜与免疫电镜检查　含有高浓度病毒颗粒（$\geqslant 107$ 颗粒 /mL）的样品，可直接应用电镜技术进行观察。对组织培养有困难的低浓度的病毒样品，可用免疫电镜技术检查。即先将标本与特异抗血清混合，使病毒颗粒凝集，再用电镜观察。常用于 HAV、HBV、HIV、轮状病毒或疱疹病毒的检测。

2. 光学显微镜检查　如从病犬大脑海马回制成的染色标本上，发现细胞质内有内基小体便可确诊狂犬病病毒感染。

（四）病毒的抗原和抗体检测

1. 病毒抗原的检测　用已知的病毒特异性抗体检测标本中病毒的抗原。具有特异性强、灵敏度高、检测快速等诸多优点。常用的诊断试剂是单克隆抗体。常用的方法为酶联免疫吸附试验和免疫荧光技术等。

2. 病毒抗体的检测　用已知的病毒特异性抗原检测病人血清中的相应抗体，辅助诊断病毒性疾病或进行流行病学调查。常用的方法有中和试验、血凝抑制试验等。抗体检测时需要采集病人双份血清，若恢复期血清抗体效价比急性期增高 4 倍或以上才有诊断意义。标本中病毒的特异性 IgM 抗体的检测，对病毒感染的早期诊断有着重要的意义。

（五）病毒核酸检测

1. 核酸杂交技术　是一种特异、快速、能定量分型、应用面广的诊断新技术，原理是用已知序列的单链核酸标记上同位素作探针，检测标本中同源或部分同源的病毒核酸。其常用方法有斑点杂交、细胞内原位杂交、DNA 印迹杂交、RNA 印迹杂交等。

2. 聚合酶链反应（PCR）　是一种快速体外扩增特异性 DNA 片段的新技术。它在数小时内可使目的基因扩增数百万倍，可测出极微量的基因，因此敏感性极高。需注意因操作时污染而出现的假阳性。

3. 基因芯片技术　又称 DNA 芯片、生物芯片（biochip），是继分子克隆、单克隆抗体和 PCR 之后出现的又一生物高科技技术。其原理是：将已知的生物分子探针或基因探针大规模或有序排布于小块硅片等载体上，与待检样品中的生物分子或基因序列相互作用并行反应。在激光的激发下，产生的荧光信号被接收器收集，计算机自动分析处理数据并报告结果。其优点是可以一次性完成大量样品 DNA 序列的检测和分析，解决了传统核酸杂交技术的许多不足，有着广阔的应用前景。

二、病毒感染的防治原则

（一）病毒感染的预防

目前对病毒性疾病的预防和控制仍很大程度上依赖于人工免疫法。

1. 人工主动免疫　常用的疫苗有以下几种。

（1）灭活疫苗　应用物理或化学方法使病毒完全灭活而制成的疫苗。如肾综合征出血热疫苗、狂犬疫苗、流感灭活疫苗等。

（2）减毒活疫苗　通常是用自然或人工选择法筛选的对人低毒或无毒的变异株制成的疫苗。如脊髓灰质炎、麻疹、甲型肝炎、腮腺炎、乙脑疫苗等。

（3）基因工程疫苗　如乙肝重组疫苗。重组载体疫苗、DNA 疫苗等新病毒疫苗正在研制中。

（4）亚单位疫苗　如流感亚单位疫苗。

2. 人工被动免疫　常用制剂有以下几种。

（1）免疫球蛋白　如人血清免疫球蛋白可紧急预防甲肝、麻疹、脊髓灰质炎等疾病。此外，还有专门针对某一特定病毒的高效价的特异性免疫球蛋白，如抗乙型肝炎病毒免疫球蛋白（HBIg）和抗狂犬病毒免疫球蛋白等，高效价 HBIg 与乙肝疫苗联合应用可预防乙肝病毒的母婴传播。

（2）细胞免疫制剂　目前临床用于治疗的细胞因子包括干扰素、白细胞介素（IL-2、IL-6、IL-12）、肿瘤坏死因子、集落刺激因子等。主要用于某些病毒性疾病和肿瘤的治疗。

（二）病毒感染的治疗

1. 抗病毒的化学制剂　目前抗病毒化学药物主要有核苷类药物。

（1）核苷类药物　通过阻断子代病毒核酸的合成，抑制病毒复制或复制出失去感染性的病毒。常用药物有阿糖腺苷、碘苷、阿昔洛韦、更昔洛韦等，主要用于 DNA 病毒（如疱疹病毒）感染的治疗；拉米夫定用于 HIV 感染和慢性乙肝的治疗，可以有效地降低艾滋病的发病率与病死率；利巴韦林为广谱抗病毒药，对多种 RNA 或 DNA 病毒有抑制作用，主要用于流感和呼吸道合胞病毒的治疗。

（2）非核苷类反转录酶抑制剂　新合成的治疗 HIV 感染药物，如奈韦拉平和吡啶酮，常与其他药物联合使用。

（3）病毒蛋白酶抑制剂　通过抑制病毒蛋白酶的活性，阻断病毒的复制。常用药物有沙奎那韦、茚地那韦、利托那韦等，对 HIV 有一定抑制作用。

（4）其他抗病毒药物　金刚烷胺或甲基金刚烷胺用于甲型流感的治疗。

2. 干扰素及干扰素诱生剂　干扰素具有广谱抗病毒作用，副作用小，对某些病毒性疾病有较好效果，如慢性乙型肝炎和慢性丙型肝炎的治疗。目前临床应用的干扰素多为基因工程制品。此外，干扰素诱生剂如聚肌胞、甘草甜素、芸芝多糖有诱生干扰素和免疫促进的作用。

3. 中草药　黄芪、刺五加、丹参、大青叶、板蓝根、贯众、螃蜞菊等对某些病毒有一定的抑制作用，其抗病毒机制值得深入研究。

· 学习小结 ·

　　病毒是一类个体微小、结构简单、仅含单一核酸、专性细胞内寄生、以复制方式增殖的非细胞型微生物。病毒体基本结构包括核心和衣壳，二者构成核衣壳。有些病毒的核衣壳外有包膜和包膜子粒或刺突。无包膜的病毒体称裸露病毒。病毒必须在活细胞内寄生，以复制繁殖。病毒的复制周期依次包括吸附、穿入、脱壳、生物合成及组装和释放五大步骤。由病毒引起的传染病约占75%。根据有无临床症状，病毒感染分为显性感染和隐性感染；根据病毒在机体内感染的过程、滞留的时间，病毒感染分为急性感染和持续性感染。持续性感染又分为潜伏感染、慢性感染、慢发病毒感染。

直通考证

　　1. 简述病毒的基本结构。
　　2. 简述病毒的复制周期。

（李文敏）

呼吸道病毒

思政领域

通过对呼吸道病毒的学习，培养应对重大突发公共卫生事件的能力。具备乐于奉献、爱岗敬业、医者仁心的精神。

学习目标

素质	要具备乐于奉献、爱岗敬业、医者仁心的精神。培养应对重大突发公共卫生事件的能力。
知识	1. 理解流行性感冒病毒的生物学特性与流行的关系、致病性与免疫性。 2. 说出麻疹病毒的致病性与免疫性；SARS-CoV-2 的生物学特性、致病性与免疫性；腮腺炎病毒、风疹病毒引起的疾病。
能力	1. 培养学生观察、分析和解决问题的能力。 2. 具备团队协作能力。

学习导入

李奶奶带着 5 岁的孙子小明来到医院。李奶奶告诉医生，小明可能患上"重感冒"很多天了，老是流眼泪和鼻涕，眼睛也是红的，身上有红疹。医生在给小明检查时发现小明畏光，身上的疹子从耳后、前额、颈部扩散到身体的其他部位，为红色斑丘疹，有些地方已经脱屑，变成棕色。查体时发现小明还患有细支气管炎。尿检和颊部疹子刮取物检查发现包涵体和多核巨细胞，咽拭子常规细菌培养阴性，未检出抗链球菌溶血素"O"抗体。

请思考：1. 根据上述描述分析小明可能患什么疾病。

2. 预防该疾病的主要措施是什么？

呼吸道病毒
PPT

呼吸道病毒
思维导图

学习项目一 流行性感冒病毒

上呼吸道感染是人类最常见的疾病，临床上的急性呼吸道感染中有 90% ～ 95% 是由呼吸道病毒引起的。呼吸道病毒是指由呼吸道侵入，引起呼吸道局部或呼吸道以外组织器官病变的病毒，具有感染力强，传播快，潜伏期短，起病急等特点。呼吸道病毒包括正粘病毒科中的流感病毒，副粘病毒科中的副流感病毒、麻疹病毒、腮腺炎病毒、呼吸道合胞病毒以及其他呼吸道病毒，如风疹病毒、腺病毒、鼻病毒、冠状病毒与呼肠病毒。

流行性感冒病毒（influenza virus），简称流感病毒，正粘病毒科，是引起流行性感冒的病原体。

一、生物学特性

（一）形态与结构

流感病毒为有包膜的单链分片段 RNA，直径为 80 ～ 120 nm，呈球形或丝状，病毒体结构主要包括病毒核酸与蛋白质组成的核衣壳和包膜。

1.核衣壳　由核蛋白（NP 即衣壳）缠绕着单股负链的 RNA 组成核衣壳，呈螺旋对称排列。病毒的核酸分 7 或 8 个节段（甲型、乙型流感病毒有 8 个 RNA 节段，丙型流感病毒为 7 个 RNA 节段），每个 RNA 片段结合有与核酸复制和转录有关的 RNA 多聚酶，并分别控制编码病毒的各种蛋白。病毒核酸在细胞核内分节段复制，病毒成熟时再重新装配于子代衣壳中，这一结构特点使病毒在复制中易发生基因重组，导致新病毒株的出现。

2.包膜内层　为基质蛋白（M 蛋白），由病毒基因编码，位于包膜与核心之间，具有保护核心、维持病毒形态、增加包膜硬度和厚度、促进病毒装配等作用。

3.包膜外层　是来自宿主细胞的脂质双层膜，其上镶嵌有两种糖蛋白刺突，即血凝素（HA）和神经氨酸酶（NA）。

HA 是呈柱状的三聚体糖蛋白，与病毒吸附、穿入宿主细胞有关，并能引起红细胞凝集。NA 是呈蘑菇状四聚体糖蛋白，具酶活性，可破坏细胞膜上病毒特异受体，使病毒从感染细胞膜上解离，有利于成熟病毒的释放和扩散，故两者与病毒感染性有关。NA、HA 都是病毒编码的糖蛋白，具有免疫原性，因此能诱导机体产生相应抗体，以中和病毒的感染（图 20-1）。

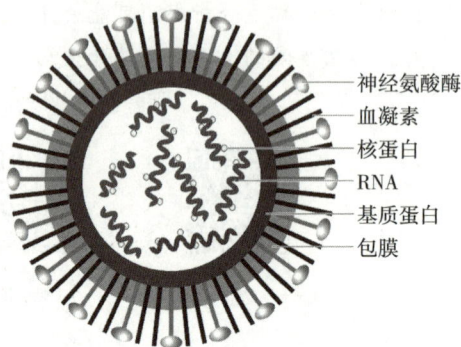

图 20-1　流行性感冒病毒的形态与结构

📑 知识拓展

血凝和血凝抑制

　　HA 能与多种动物（如鸡、豚鼠）和人的红细胞表面的糖蛋白受体结合，引起红细胞凝集，我们把这种现象叫血凝。若在病毒与细胞混合前先加抗血凝素抗体，使该抗体首先与病毒血凝素结合，当再加入红细胞时，血凝素就不能再与红细胞上的受体结合，红细胞就不出现凝集，这种现象称为血凝抑制。血凝和血凝抑制是病毒学研究常用的检测指标。

（二）分型与变异

　　核蛋白和 M 蛋白免疫原性较稳定，具有型特异性，根据核蛋白和 M 蛋白抗原性不同，可将流感病毒分为甲（A）、乙（B）和丙（C）三型，甲型流感病毒又根据其表面 HA 及 NA 抗原性不同分为若干亚型。乙型、丙型流感病毒至今尚未发现亚型。

　　甲型流感病毒的 HA 或 NA 抗原变异频繁，迄今已经历过多次重大变异（表 20-1），在 1918—1919 年的流感大流行中，世界人口（当时 22 亿）的 50% 被感染，死亡人数至少有 2 000 万。

　　抗原性变异是流感病毒最突出的特性，也是流感防治中困难所在。流感病毒的变异是一个连续不断的由量变到质变的过程。由于基因组自发突变所引起的变异，变异幅度小，HA、NA 氨基酸的变异率小于 1%，属量变，仅引起中小型流行，称抗原漂移；由于基因重组引起的变异，变异幅度大，HA 氨基酸的变异率为 20% ~ 50%，属质变，因人群对新亚型缺乏免疫力而多发生大流行，称抗原转变。

表 20-1　甲型流感病毒抗原性变异与流感大流行

流行年代	亚型类别	代表病毒株
1918—1919	Hsw1N1	猪流感病毒相关（H1N1）
1946—1957	H1N1（亚甲型）	A/FM/1/47（H1N1）
1957—1968	H2N2（亚洲甲型）	A/Singapore/1/57（H2N2）
1968—1977	H3N2（香港甲型）	A/Hongkong/1/68（H3N2）
1977 至今	H3N2，H1N1（香港甲型与新甲型）	A/USSR/90/77（H1N1）

（三）培养特性

　　流感病毒可用鸡胚和细胞培养，初次分离接种于鸡胚羊膜腔最好，传代适应后可接种于尿囊腔。病毒在鸡胚和细胞中增殖后不引起明显的病变，需用红细胞凝集试验和血凝抑制试验等免疫学方法证实病毒的存在并进行种的鉴定。甲、乙型流感病毒的细胞培养可用犬肾细胞或猴肾细胞。

（四）抵抗力

　　流感病毒的抵抗力较弱，不耐热，56 ℃经 30 分钟即被灭活。在 0 ~ 4 ℃能存活数周，-70 ℃以下可长期保存。对干燥、日光、紫外线及乙醚、甲醛等敏感；酸性条件下更易灭活。

二、致病性与免疫性

　　流感病毒抗原易变异，传播快，是引起流行性感冒（简称为流感）的主要病毒。甲型和乙型流感病毒对人类威胁较大。甲型流感病毒除感染人类外，还可以感染禽、猪、马等动物；乙型流感病毒在人和猪中都有流行；丙型流感病毒只感染人类。流感为上呼吸道急性传染病，传染源主要是隐性感染者和急性期患者，发病 2 ~ 3 天鼻咽分泌物中病毒含量高，传染性最强。病毒经飞沫、气溶胶在人与人之间直接传播，在呼吸道上皮细胞内增殖，引起细胞纤毛丧失，空泡变性、脱落，黏膜充血水肿，腺体分泌增加，出现喷嚏、鼻塞、咳嗽等症状。病毒在上皮细胞内复制，很少入血，但可释放内毒素样物质入血，引起全身中毒症状如发热、头痛、全身酸痛、疲乏无力、白细胞数下降等。流感病毒感染一般数日内自愈，死亡病例多见于有细菌性感染等并发症的幼儿或年老体弱患者。

病后机体可产生中和抗体，对同型病毒有抗感染、减轻病情的作用，免疫力可持续数月至数年，但亚型间无交叉免疫；呼吸道局部的 SIgA 在预防感染和阻断疾病发生中起重要作用。

📗 知识拓展

禽流感

禽流感是禽流行性感冒的简称，是由禽流行性感冒病毒引起的一种人、禽类（家禽和野禽）共患急性传染病。按病原体类型不同分为高致病性、低致病性和非致病性禽流感三大类。高致病性禽流感由 A 型禽流感病毒引起，人类可因病禽的分泌物、排泄物、尸体等污染饲料、饮水等，经接触、呼吸道、消化道、皮肤等多途径感染。以冬春季节多发，潜伏期短，感染后可以表现为高热、咳嗽、流涕、肌痛等，也可表现为较严重的全身性、出血性、败血性症状，死亡率较高。自从 1997 年在香港发现人类也会感染禽流感之后，此病症引起 WHO 的高度关注。因其传播快、危害大，被 WHO 列为 A 类动物疫病。

截至目前，人类发生的禽流感均为个案，尚未发现"人－人"感染的确切证据。

三、实验室检查

在流感爆发流行时，根据典型症状即可作出临床诊断。实验室检查主要用于鉴别诊断和分型，特别是对监测新变异株的出现、预测流行趋势和提出疫苗预防建议等方面有指导意义。其检查方法主要是病毒分离培养和用免疫方法（如血凝抑制试验、免疫荧光和 ELISA 法）检测抗体。也可用核酸杂交、PCR 或序列分析检测病毒核酸和分型。

四、防治原则

流感病毒引起流行性感冒，多呈季节性流行，北方以冬季为主，南方四季皆有发生，在夏季和冬季达到高峰。由于其传染性强，播散迅速，在易感人群中易形成大流行，故做好预防是必要的。

流行期间尽量避免人群聚集，公共场所如医院、网吧、电影院、宿舍应通风换气或每 100 m³ 空间用 2～4 mL 乳酸加 10 倍水混匀，加热熏蒸空气，无乳酸时用食醋也可。早期发现并及时隔离、治疗患者。免疫接种是最有效的预防方法，但需及时监测病毒变异动态，选育流行毒株，制备相应的疫苗进行人群免疫，以防发生流行。目前多用三价灭活疫苗或流感病毒亚单位（HA、NA）疫苗进行预防。

治疗尚无特效疗法，主要是对症治疗和预防继发细菌感染。盐酸金刚烷胺及其衍生物甲基金刚烷胺因能抑制病毒的穿入、脱壳而用于预防甲型流感。干扰素滴鼻及中草药板蓝根、大青叶、金银花等在减轻症状缩短病程方面有一定效果。

学习项目二　麻疹病毒

一、生物学特性

麻疹病毒（measles virus）为单股负链 RNA 型、有包膜的球形病毒，副粘病毒科麻疹病毒属。包膜刺突有血凝素和融合因子（F 蛋白），前者与病毒吸附有关，后者可促进宿主细胞膜与病毒、细胞与细胞间的融合，形成多核巨细胞。病毒在感染细胞核和胞浆内可形成嗜酸性包涵体。

麻疹病毒对理化因素抵抗力较低，加热 56 ℃经 30 分钟和一般消毒剂均易将病毒灭活。麻疹病毒抗原性较稳定，只有一个血清型，但 20 世纪 80 年代以来，有诸多麻疹病毒抗原性变异的报道。

二、致病性与免疫性

麻疹病毒是麻疹的病原体，人是其唯一自然宿主。麻疹病毒可感染任何年龄段的易感人群，好发于 6 月龄至 5 岁的婴幼儿童。病毒感染率约 50%，但发病率几乎达 100%，潜伏期（9 ～ 12 天）至出疹期患儿为传染源，冬春季多发。

病毒由患者的鼻咽或眼分泌物中排出，经飞沫或污染物品传播，在呼吸道、眼结膜上皮细胞内增殖，然后入血形成第一次病毒血症，此时患者可有发热、畏光、眼结膜炎、鼻炎、咳嗽等前驱症状，此期患者传染性最强。发病 2 天后，多数患儿口颊内侧黏膜处出现灰白色外绕红晕的柯氏斑（Koplik 斑），可作为早期临床诊断的依据之一。当病毒随血流侵入淋巴组织和单核吞噬细胞系统进一步增殖后，再次入血，继而侵犯全身皮肤、黏膜及中枢神经系统，表现为多核巨细胞病变。此时患儿全身皮肤由颈、躯干到四肢相继出现特征性红色斑丘疹，4 天后体温下降，皮疹缓慢消退脱屑，若无并发症可自愈。有的患者因抵抗力下降，可并发细菌或其他病毒感染，引起支气管炎、肺炎、中耳炎、脑膜炎等。极个别病例在痊愈 2 ～ 17 年后可以发生亚急性硬化性全脑炎（subacute sclerosing panencephalitis，SSPE），患者大脑机能渐进性衰退，表现为反应迟钝、精神异常、运动障碍，最后导致昏迷死亡。此外，麻疹病毒感染可引起暂时性免疫抑制，机体对新抗原的免疫应答减弱。

病后可获牢固免疫力。6 个月内婴儿可从母体获得 IgG 被动免疫，不易感染，但随着年龄增长，抗体逐步消失，易感性随之增加，故麻疹多发于 6 月龄至 5 岁的小儿。

三、实验室检查

典型病例根据临床表现即可诊断。病毒分离可采集发病早期咽拭子、咽洗液等经抗生素处理后，进行细胞培养，通过观察有无多核巨细胞形成及胞质，胞核内是否出现嗜酸性包涵体作初步诊断。用 PCR 等方法检测病毒核酸。取患者急性期或恢复期双份血清抗体滴度升高 4 倍以上有诊断意义。

四、防治原则

预防麻疹的主要措施是隔离患者，对接触者进行人工主动免疫，提高儿童免疫力。我国于 1965 年首先研制出麻疹减毒活疫苗并进行预防接种，初次接种在 8 月龄，1 年后及学龄前再强化免疫。对接触过麻疹的易感者，可紧急用丙种球蛋白或胎盘球蛋白进行人工被动免疫，防止发病或减轻症状和减少并发症。

由于疫苗的普遍应用，麻疹发病率大幅度下降，因此，WHO 已将消灭麻疹列入继消灭脊髓灰质炎后的又一主要目标。

学习项目三　冠状病毒

冠状病毒（coronavirus），冠状病毒科冠状病毒属，为单股正链 RNA 病毒，呈多形性，直径 80～160 nm，核衣壳呈螺旋对称，有包膜，因包膜上有间隔较宽向四周伸出的突起，整个病毒颗粒形如花冠状而得名（图 20-2）。不同的冠状病毒的棘突有明显的差异。根据遗传学差异，冠状病毒可分为 α、β、γ、δ 四个属，目前已发现七种人类冠状病毒（Human Coronavirus，HCoVs）：HCoVNL63、HcoV229E、HCoVOC43、HcoVHKU1、SARS CoV、MARS CoV、SARS CoV-2。病毒结构蛋白包括衣壳蛋白（N 蛋白）、跨膜蛋白或基质蛋白（M 蛋白）和刺突蛋白（S 蛋白），某些病毒株还具有凝血和乙酰酯酶活性的糖蛋白（HE），小包膜蛋白（E 蛋白）。

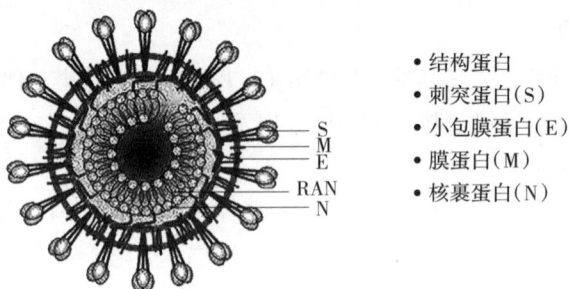

- 结构蛋白
- 刺突蛋白（S）
- 小包膜蛋白（E）
- 膜蛋白（M）
- 核裹蛋白（N）

图 20-2　冠状病毒的形态与结构

冠状病毒对多种组织器官有亲嗜性，主要为呼吸道和肠道，但也可累及肝、肾、心和脑等器官。引起 10%～30% 普通感冒及咽喉炎，各年龄组均可发病，婴幼儿为主，冬春季为流行高峰。病毒经飞沫、气溶胶传播，仅侵犯上呼吸道，引起轻度感染，但可使原有的呼吸道感染加重，甚至引起肺炎。病后免疫力不强。目前，新型冠状病毒可引起严重急性呼吸综合征（SARS）、中东呼吸综合征（MARS）、新型冠状病毒肺炎（COVID-19）等。

一、SARS 冠状病毒

SARS 冠状病毒（SARS CoV）感染后能引起一种具有明显传染性的、以急性肺部损伤为主的新的呼吸道急性传染病，WHO 将其命名为严重急性呼吸综合征（severe acute respiratory syndrome，SARS），2002 年底至 2003 年上半年在世界范围流行。开始于我国广东省佛山市，然后迅速蔓延至香港及世界各地。2003 年 4 月，我国将此病正式列入法定乙类传染病，称传染性非典型肺炎，其控制措施按甲类传染病执行。

（一）生物学性状

SARS 冠状病毒属于冠状病毒科，β 冠状病毒属，该病毒形态与已知的冠状病毒相似呈不规则形。有包膜，直径为 60～220 nm。膜表面有三种糖蛋白：刺突蛋白（S 蛋白），是受体结合点、溶细胞作用和主要抗原位点；小包膜蛋白（E 蛋白），较小，是与包膜结合的蛋白；膜蛋白（M 蛋白），负责营养物质的跨膜运转、新生病毒出芽释放与病毒外包膜的形成。

SARS 冠状病毒在外界生存与抵抗力也较强。24 ℃条件下，在物体表面可存活 2～3 天。各分泌物、体液和排泄物里，痰和粪便中能存活 5 天以上，尿中至少可存活 10 天，血中存活约 15 天。SARS 冠状病毒对温度敏感，随着温度升高，病毒存活力下降，37 ℃可存活 4 天，56 ℃加热 90 分钟。紫外线照射 60 分钟、75% 乙醇作用 5 分钟、含氯的消毒剂作用 5 分钟均可以灭活病毒。

（二）致病性与免疫性

传染源主要为SARS急性期患者（野生动物如果子狸、貉等可能是其宿主，也是传染源）。传播途径主要为近距离飞沫直接传播，也可经密切接触、气溶胶、粪-口等途径传播；其次也可以通过接触患者呼吸道分泌物经口、鼻、眼、通过消化道排泄物或其他体液而传播。流行季节为12月至次年5月。人体对SARS冠状病毒无天然免疫力，人群普遍易感，以老年人、慢性病患者（如糖尿病，慢性肺病等）、医护人员、过度疲劳、抵抗力低下者为高危人群。

SARS起病急，潜伏期一般2～10天，临床上以发热（体温一般高于38℃）、乏力、头痛、关节酸痛等全身症状和干咳少痰、胸闷、呼吸困难等呼吸道症状为主要表现，常无上呼吸道卡他症状，可伴有腹泻，严重者可出现气促或急性呼吸窘迫综合征和进行性呼吸衰竭、DIC、休克等。胸片可见片状或斑片状浸润性阴影或网状改变。SARS患者的平均死亡率为11%，而患有糖尿病、冠心病、肺气肿等基础疾病的老年患者，死亡率可达40%～50%。

机体感染SARS冠状病毒后，可产生抗病毒的特异性抗体，其中IgG是保护性抗体。也可出现细胞免疫应答，具有保护作用，但也可能导致免疫病理损伤。

（三）实验室检查与防治原则

结合病史、体征、症状及X检查可作出临床初步诊断。标本可以是患者的咽拭子、痰液和呼吸道分泌物。目前，WHO推荐SARS病原的实验诊断方法主要用ELISA或免疫荧光试验（IFA）检测SARS CoV抗体，若IgM阳性则表明近期感染；也可用PCR检测SARS CoV核酸，这是最快速的SARS冠状病毒感染检测。

1. SARS治疗原则　目前尚无特效药物，以综合治疗为主，早期氧疗，结合对症治疗（休息、降温、营养、止咳等），配合抗病毒治疗（如阿昔洛韦、更昔洛韦）及激素治疗，增强免疫，防止细菌感染，辅以中药治疗和心理治疗。

2. SARS预防原则　采用综合性措施，早发现、早报告、早隔离、早诊断、早治疗。对潜伏期接触者必须每天测量一次体温，直到最后一次接触后14天为止。流行期间，可用1 000 mg/L含氯消毒剂对公共场所、可能受到污染的物品进行喷雾或擦拭消毒。目前特效疫苗尚处于研究试验阶段。

二、SARS 冠状病毒 2 型

SARS冠状病毒2型（SARS CoV-2），又称2019新型冠状病毒（2019-nCoV），是引起新型冠状病毒肺炎的主要病原体。新型冠状病毒肺炎简称"新冠肺炎"，世界卫生组织命名为：2019冠状病毒病（COVID-19）。目前已被纳入《中华人民共和国传染病防治法》规定的乙类传染病，并按甲类传染病管理。

（一）生物学性状

1. 形态与结构　SARS CoV-2 与 SARS CoV 同为 β属冠状病毒，但不同种。颗粒呈圆形或椭圆形，直径为60～140 nm（图20-3）。其基因组大小约30 kb，具有磷脂双分子层包膜；包膜上有刺突蛋白（Spike Protein，S蛋白）、膜蛋白（Mem-brane Protein，M蛋白）、小包膜蛋白（Envelop Protein，E蛋白）等；包膜内有核衣壳蛋白（Nucleocapsid Protein，N蛋白）。刺突S蛋白通过结合血管紧张素转化酶2（Angio-tensin Converting Enzyme 2，ACE-2）进入细胞。SARS CoV-2 与ACE2的亲和力是SARS CoV 的4倍。S蛋白既是介导入侵的重要组分，又是抗体作用的主要

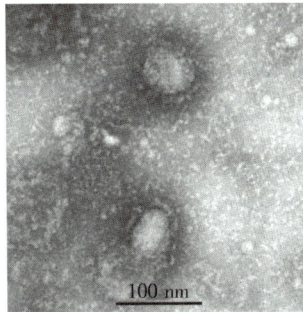

100 nm

图 20-3　SARS CoV-2 病毒的形态与结构

靶标，因此S蛋白突变是目前最重要的监测对象。Ⅱ型肺泡上皮细胞、鼻杯状分泌细胞和回肠内的部分细胞表达的ACE2水平最利于新冠病毒的感染。

2.分型与变异　SARS CoV-2的基因组具有较高的突变率，目前，世界卫生组织（WHO）提出的"值得关注的突变株"（VOC，variant of concern）有以下几种，分别为阿尔法（Alpha）、贝塔（Beta）、伽马（Gamma）、德尔塔（Delta）和奥密克戎（Omicron）突变株（名称以希腊字母表依序命名）。

3.抵抗力　SARS CoV-2对紫外线和热敏感，56 ℃经30分钟、乙醚、75%乙醇、含氯消毒剂、过氧乙酸和氯仿等脂溶剂均可有效灭活病毒，氯己定不能有效灭活病毒。

（二）致病性与免疫性

1.致病性　传染源是新冠肺炎确诊病例和无症状感染者，在潜伏期即有传染性，发病后5天内传染性较强。传播途径：①经呼吸道飞沫和密切接触传播是主要的传播途径；②在相对封闭的环境中经气溶胶传播；③接触被病毒污染的物品后也可造成感染。④垂直传播亦有报道。

患者潜伏期1～14天，多为3～7天。以发热、干咳、乏力为主要表现。部分患者可以鼻塞、流涕、咽痛、嗅觉味觉减退或丧失、结膜炎、肌痛和腹泻等为主要表现。轻型患者可表现为低热、轻微乏力、嗅觉及味觉障碍等，无肺炎表现。在感染新型冠状病毒后也可无明显临床症状。曾接种过疫苗者及感染Omicron株者以无症状及轻症为主，有临床症状者主要表现为中低度发热、咽干、咽痛、鼻塞、流涕等上呼吸道感染症状。

重症患者多在发病一周后出现呼吸困难和（或）低氧血症，严重者可快速进展为急性呼吸窘迫综合征、脓毒症休克、难以纠正的代谢性酸中毒和出凝血功能障碍及多器官功能衰竭等。极少数患者还可有中枢神经系统受累及肢端缺血性坏死等表现。值得注意的是重型、危重型患者病程中可为中低热，甚至无明显发热。

多数患者预后良好，少数患者病情危重，多见于老年人、有慢性基础疾病者、晚期妊娠和围产期女性、肥胖人群。

儿童病例症状相对较轻，部分儿童及新生儿病例症状可不典型，表现为呕吐、腹泻等消化道症状或仅表现为反应差、呼吸急促。

2.免疫性　SARS CoV-2对人体免疫系统的破坏具有嗜淋巴细胞的特性，其损伤机制可能与病毒对淋巴细胞的直接损伤、诱导凋亡、细胞因子介导免疫损伤、淋巴细胞分化障碍有关。另外，IL-6是造成细胞因子风暴的典型促炎因子，可作为判断病情预后的依据。IL-6阻断可成为阻断细胞因子风暴的有效方法。

人群普遍易感，感染后或接种新型冠状病毒疫苗后可获得一定的免疫力。

（三）实验室检查

1.一般检查　发病早期，外周血白细胞总数正常或减少，可见淋巴细胞计数减少，部分患者可出现肝酶、乳酸脱氢酶、肌酶、肌红蛋白、肌钙蛋白和铁蛋白增高。多数患者C反应蛋白（CRP）和血沉升高，降钙素原（PCT）正常。重型、危重型患者可见D-二聚体升高、外周血淋巴细胞进行性减少，炎症因子升高。

2.病原学及血清学检查

（1）病原学检查　采用核酸扩增检测方法采取鼻、口咽拭子、痰和其他下呼吸道分泌物、粪便等标本检测新型冠状病毒核酸。核酸检测会受到病程、标本采集、检测过程、检测试剂等因素的影响，为提高检测准确性，应规范采集标本，标本采集后尽快送检。除病毒核酸检测外，还可进行抗原检测、病毒分离培养、病毒全基因组测序等检测。

（2）血清学检查　新型冠状病毒特异性IgM抗体、IgG抗体阳性，发病1周内阳性率均较低。由于试剂本身阳性判断值原因，或者体内存在干扰物质（类风湿因子、嗜异性抗体、补体、溶菌酶等），或者标本原因（标本溶血、标本被细菌污染、标本贮存时间过长、标本凝固不全等），抗体检测可能会出现假阳性。一般不单独以血清学检测作为诊断依据，需结合流行病学史、临床表现和基础疾病等情况进行综合判断。

（四）防治原则

轻型病例实行集中隔离管理，普通型、重型、危重型病例和有重型高危因素的病例应在定点医院集中治疗，其中重型、危重型病例应当尽早收入 ICU 治疗，有高危因素且有重症倾向的患者也宜收入 ICU 治疗。

抗病毒治疗用 PF-07321332/ 利托那韦片（Paxlovid）、安巴韦单抗 / 罗米司韦单抗注射液、静注 COVID-19 人免疫球蛋白、康复者恢复期血浆等；免疫治疗可用糖皮质激素、IL-6 抑制剂托珠单抗等。

此外，中药在新冠防控及患者救治中也被广泛应用并取得了显著的临床疗效，"三药三方"已获国家药监局批准，其中"三药"为金花清感颗粒、连花清瘟胶囊 / 颗粒、血必净注射液三个中成药，"三方"为清肺排毒汤、化湿败毒方、宣肺败毒方三个中药方剂。

接种新冠疫苗可以减少新型冠状病毒感染和发病，是降低重症和死亡发生率的有效手段。我国当前研发的新冠疫苗类型主要包括灭活疫苗、病毒载体疫苗、重组蛋白疫苗、RNA 疫苗、DNA 疫苗等，我国绝大部分人群已经免费接种疫苗。

学习项目四　其他呼吸道病毒

一、腮腺炎病毒

腮腺炎病毒（mumps virus）是引起流行性腮腺炎的病原体，副粘病毒科德国麻疹病毒属，基因组为单股负链 RNA，衣壳呈螺旋对称的球形病毒，有包膜，其上有血凝素、神经氨酸酶和融合因子刺突。在鸡胚细胞或猴肾细胞内增殖形成多核巨细胞，但细胞病变不明显，需用红细胞吸附试验证实病毒的增殖。腮腺炎病毒只有一个血清型。其抵抗力较弱，56 ℃经 30 分钟被灭活，对紫外线及脂溶剂敏感。

人是腮腺炎病毒的唯一宿主。病毒通过飞沫或污染物品在人与人之间直接传播。学龄儿童为易感者，好发于冬春季节，潜伏期 2 ～ 3 周。

病毒侵入呼吸道上皮细胞和面部局部淋巴结内，增殖后进入血流，再通过血液侵入腮腺及其他器官。临床主要症状为一侧或双侧腮腺肿大，疼痛，发热，乏力，肌痛等。若无合并感染，病程 1 ～ 2 周自愈。有时该病毒可引起睾丸炎、卵巢炎、病毒性脑炎、获得性耳聋等。腮腺炎病毒是导致不育症和儿童期获得性耳聋常见原因之一。

病后可获得牢固免疫力。典型病例无需实验室检查即可作出诊断。

及时隔离患者，防止传播。疫苗接种是唯一有效的预防措施，分别在 18 月龄和 12 周岁时接种。目前疫苗有两种：一种是 MMR 三联疫苗，由腮腺炎病毒、麻疹病毒、风疹病毒组成；另一种是单价减毒活疫苗。

二、风疹病毒

风疹病毒（rubella virus）是引起风疹的病原体，分类上属披膜病毒科风疹病毒属，为球形、有包膜的单股正链 RNA 病毒，核衣壳呈 20 面体对称结构。包膜上有血凝素刺突。风疹病毒只有一个血清型，人是其唯一自然宿主。

病毒经呼吸道传播，在局部淋巴结增殖后，形成病毒血症并播散全身。儿童是主要易感者。被病毒感染后，主要表现为发热、麻疹样出疹，但症状较轻，伴耳后和枕下淋巴结肿大，随之面部乃至全身出现浅红色斑丘疹。成人感染后症状较重，除出疹外，还可有关节炎、关节疼痛、血小板减少、出疹后脑炎等。

孕妇4个月内感染风疹病毒对胎儿危害最大，病毒可垂直感染胎儿，使胎儿细胞生长、有丝分裂和染色体结构发生改变，导致胎儿畸形或先天性风疹综合征，婴儿出生后表现为先天性心脏病、先天性耳聋、白内障三大主症以及其他风疹综合征，如黄疸性肝炎、肺炎、脑膜炎等。病后可获得持久免疫力。

接种风疹减毒活疫苗或 MMR 三联疫苗是预防风疹的有效措施，接种对象是风疹抗体阴性的育龄妇女。如抗体阴性的孕妇与患者接触，应立即大量注射丙种球蛋白以紧急预防，并加强对孕妇进行风疹病毒感染的监测。

· 学 习 小 结 ·

呼吸道病毒是引起人类急性呼吸道感染的主要病原体，飞沫传播是其最重要的传播途径，主要有流感病毒、麻疹病毒、SARS 冠状病毒、腮腺炎病毒等。

甲型流感病毒由内向外由核衣壳和包膜组成，其核酸为单负链 RNA，分节段，包膜上有两种糖蛋白刺突：血凝素和神经氨酸酶，也是甲型流感病毒的表面抗原。这两种抗原结构易发生变异，若发生抗原漂移可引起中小型流行，若发生抗原转变则可发生大规模流行甚至世界性的流行。

麻疹病毒核酸为单负链 RNA，不分节段，包膜上有两种糖蛋白刺突：H 蛋白和 F 蛋白，是引起麻疹的病原体。麻疹是儿童最为常见的急性传染病之一，易感者接触病毒后发病率几乎达 100%，病后可获持久免疫力，可用麻疹减毒活疫苗预防。

SARS CoV 和 SARS CoV-2 均为 β 冠状病毒属，是引起 SARS 和 COVID-19 的病原体。病毒包膜上的 S 蛋白通过结合血管紧张素转化酶 2（ACE-2）进入细胞。传染源是新冠肺炎确诊病例和无症状感染者，发病后 5 天内传染性较强。经呼吸道飞沫、气溶胶和密切接触是主要的传播途径。临床上可分为轻型、普通型、重型、危重型病例和有重型高危因素的病例。可用抗病毒治疗、免疫治疗、中药治疗等。

腮腺炎病毒主要引起流行性腮腺炎，可引起睾丸、卵巢、其他腺体的病变。风疹病毒主要引起风疹，孕妇 4 个月内感染风疹病毒可致胎儿畸形或先天性风疹综合征。

直通考证

1. 简述甲型流感病毒抗原变异与流行的关系。
2. 简述 COVID-19 的预防原则。

（李文敏）

主题二十一
消化道病毒

💬 思政领域

通过学习我国在小儿麻痹症防治工作中取得的重大成就，激发民族自豪感和爱国主义情怀，培养无私奉献、忘我投入、关爱病人等职业素养。

💬 学习目标

素质	树立乐于奉献、爱岗敬业、勇于钻研的精神。
知识	1. 了解肠道感染病毒的共同特点和防治原则。 2. 掌握脊髓灰质炎病毒的致病性。 3. 熟悉轮状病毒的致病性；新型肠道病毒70型和新型肠道病毒71型所致疾病。
能力	会科学预防肠道病毒感染。

🖱 学习导入

一粒小小的糖丸，承载了很多人的儿时记忆，也护佑了几代中国人健康成长。而这粒甜甜的药丸里包裹着的，是一位"糖丸爷爷"为抗击脊髓灰质炎而奉献一生的故事。

顾方舟，浙江宁波人。1955年，顾方舟博士毕业回国。这一年，脊髓灰质炎在国内暴发。这是一种隐性传染病症，病发后会导致终身残疾甚至呼吸麻痹，俗称小儿麻痹症。1957年，顾方舟临危受命，开始研究和攻克脊髓灰质炎。为了进行自主疫苗研制，他带领团队一头扎进了云南的深山。在动物试验通过后，他和同事们毫不犹豫做出自己先试用疫苗的决定。没有出现异常结果，并未让大家放松——成人大多对脊灰病毒有免疫力，必须证明这疫苗对小孩也安全。这时，顾方舟毅然做出了一个惊人的决定：瞒着妻子，给刚满月的儿子喂下了疫苗。之后，实验室一些研究人员也做出了同样的选择：让自己的孩子参加了这次试验。一个月后，孩子们生命体征正常，这一期临床试验顺利通过。

1960 年底，首批 500 万人份疫苗在全国 11 个城市推广。投放疫苗的城市，流行高峰纷纷削减。但顾方舟没有大意，为解决疫苗保存和服用问题，经过反复探索实验，陪伴了几代人的糖丸疫苗诞生了。2000 年，世界卫生组织正式宣布中国为"无脊灰状态"。2019 年，顾方舟在生命的最后留下两句话："我一生做了一件事，值得！值得！孩子们快快长大，报效祖国！"2019 年 9 月，顾方舟被授予"人民科学家"国家荣誉称号。

请思考： 2020 年"感动中国十大人物"——顾方舟的颁奖辞是什么？

消化道病毒
PPT

消化道病毒
思维导图

消化道病毒（enterovirus）是指经消化道侵入并引起消化道及其他组织器官病变的一类病毒。这些病毒种类繁多，主要包括脊髓灰质炎病毒、柯萨奇病毒、埃可病毒、新肠道病毒 68 ～ 72 型、轮状病毒、肠道腺病毒以及杯状病毒等。

肠道感染病毒的共同特性：①形态呈球形，体积较小，直径 24 ～ 30 nm；核酸为单正链 RNA，衣壳呈 20 面体立体对称，无包膜；②对理化因素抵抗力强，耐酸、乙醚和去污剂，尤其对肠道环境有很强的抵抗力；③病毒主要经粪 - 口途径传播，隐性感染多见；病毒在肠道黏膜上皮细胞中增殖，能引起多种肠道外疾病。

学习项目一　脊髓灰质炎病毒

学习导入

美国第一次发生小儿麻痹症大流行是在 1916 年，当时多名幼儿瘫痪，国家陷入恐慌之中。1921 年，美国总统罗斯福也被确诊为小儿麻痹症。1961 年，萨宾研制的口服脊髓灰质炎灭活疫苗（OPV）问世，并开始在世界范围内广泛使用，从此对肆虐全球的脊髓灰质炎有了安全有效、简便易行的预防手段。1988 年，世界卫生组织发起在全球范围内消灭脊髓灰质炎运动。2015 年，Ⅱ型脊髓灰质病毒第一个被正式根除；2019 年，世界卫生组织宣布Ⅲ型脊髓灰质炎野毒株被正式消灭；Ⅰ型脊髓灰质病毒在巴基斯坦、阿富汗等国家有少数病例报道。

任务拓展

脊髓灰质炎病毒（Poliovirus）是脊髓灰质炎的病原体。病毒侵犯脊髓前角和脑干的运动神经细胞，引起肢体肌肉不对称的弛缓性麻痹，儿童多发，故又名小儿麻痹症。脊髓灰质炎是世界卫生组织推行计划免疫进行控制的重点传染病。

一、生物学形状

1.形态与结构　脊髓灰质炎病毒具有典型的肠道病毒的形态。病毒呈球形，无包膜，颗粒直径为 27 ～ 30 nm。核心为单股正链 RNA，衣壳为 20 面立体对称。

2. 培养特性　脊髓灰质炎病毒仅能在灵长类细胞中增殖，病毒分离培养以人胚肾、猴肾细胞最佳，也可用人传代二倍体细胞。生长最适温度为 $36 \sim 37\,℃$。病毒在细胞浆内迅速增殖，24 小时即出现典型的细胞病变，被感染的细胞变圆、收缩、坏死、脱落，病毒从溶解死亡的细胞中大量释放。

3. 抗原性　脊髓灰质炎病毒经区带离心后可见有两种病毒颗粒，一种为具有感染性的完整病毒颗粒，称为致密（dense，D）抗原，又称中和（N）抗原，可与中和抗体结合，具有型特异性。另一种为空壳颗粒，称为 C 抗原。用中和试验可将病毒分为 I 型、II 型和 III 型，三个型间无交叉反应。我国以 I 型居多。

4. 抵抗力　脊髓灰质炎病毒在自然环境中生活力较强，在粪便及污水中可存活数月，在酸性环境中较稳定，对胃酸及胆汁抵抗力较强；耐乙醚；各种氧化剂，如高锰酸钾、双氧水、漂白粉等可使之灭活；对紫外线、干燥、热敏感；加热 $56\,℃$ 经 10 分钟可被灭活，$-70\,℃$ 可长期保存。

二、致病性与免疫性

人是脊髓灰质炎病毒的唯一天然宿主。传染源为患者及无症状带病毒者；传播途径为粪 - 口传播；$1 \sim 5$ 岁小儿发病率最高，以夏秋季发病为主。脊髓灰质炎病毒经口侵入机体后，侵入咽部和肠道的淋巴组织，90% 以上病毒感染后只局限于肠道，不进入血流，不出现症状或仅轻微发热、乏力、头痛，有时伴咽炎、扁桃体炎及胃肠炎症状。5% 患者由于机体抵抗力较弱，在肠道局部淋巴结内增殖的病毒侵入血流形成第一次病毒血症，临床上出现发热、头痛、恶心等全身症状，随后病毒扩散至单核吞噬细胞系统增殖，大量病毒再次进入血流形成第二次病毒血症。若机体缺乏免疫力，则病毒随血流经血 - 脑屏障侵入中枢神经系统，侵犯脊髓前角运动神经元，导致肌肉瘫痪。若细胞病变轻微则仅引起暂时性肢体麻痹；重者可以造成肢体弛缓性麻痹；极少数病例发生延髓麻痹，导致呼吸、心脏功能衰竭死亡。临床上病情的轻重与病毒毒力、数量以及机体免疫力强弱有密切关系。

病毒感染后，患者对同型病毒可获得较牢固的免疫力，主要是 SIgA、血清中 IgG、IgA 和 IgM 体液免疫发挥作用。脊髓灰质炎病毒 3 型间有部分共同抗原，故对异型也有低滴度保护力。婴幼儿可从母体获得被动免疫，一般在 6 个月内较少发生感染。

三、实验室检查

1. 病毒分离培养　发病一周内取患者的粪便等标本用抗生素处理后，接种于原代猴肾或人胚肾细胞，$37\,℃$ 培养 $7 \sim 10$ 天，出现典型的细胞病变后作出诊断，再用中和试验进一步鉴定其型别。

2. 血清学诊断　取患者发病早期及恢复期双份血清进行中和试验、补体结合试验，若恢复期血清特异性抗体有 4 倍或以上增长，则有诊断意义。

3. 其他　用电镜直接检测病毒颗粒，还可用分子生物学方法对标本中的病毒核酸以及细胞培养物中的病毒核酸进行快速准确的鉴定。

四、防治原则

目前尚无特异的治疗脊髓灰质炎病毒感染的药物。接种疫苗是预防脊髓灰质炎病毒唯一有效的方法。主要预防措施：①口服疫苗：脊髓灰质炎减毒活疫苗（OPV）和灭活脊髓灰质炎疫苗（IPV）都是三价混合疫苗（TOPV 或 TIPV），对象是 5 岁以下的儿童。②口服时间：冬春季进行，此时因肠道中病毒较少，可避免发生干扰。③免疫程序：我国实行的是 2 月龄开始连服 3 次 TOPV、每次间隔 1 个月、4 岁强化一次的免疫程序，以保持持久免疫力。④被动免疫：对与患儿有过密切接触的易感者，可注射丙种球蛋白做紧急被动免疫，可阻止发病或减轻症状。

学习项目二　轮状病毒

人类轮状病毒（human rotavirus，HRV）归类于轮状病毒属呼肠病毒科，A组轮状病毒是引起婴幼儿急性胃肠炎的主要病原体。全世界因急性胃肠炎而住院的儿童中，有40%～50%为轮状病毒所引起。1983年，我国病毒专家洪涛等发现了导致成人腹泻的轮状病毒。

一、生物学性状

1. 形态结构　病毒体呈圆球形，无包膜，有双层衣壳，每层衣壳呈二十面立体对称。内衣壳的壳微粒沿着病毒体边缘呈放射状排列，形同车轮外观而得名。完整病毒直径为70～75 nm，无外衣壳的粗糙型颗粒直径为50～60 nm。具双层衣壳的病毒体有传染性。病毒体的核心为双股RNA，由11个不连续的节段组成。

2. 培养特性　需选用特殊的细胞株培养（如恒河猴胚肾细胞MA104株和非洲绿猴肾传代细胞CV-1株）。培养前应先用胰蛋白酶处理病毒，以降解病毒多肽VP3，该多肽能限制病毒在细胞中的增殖。在培养时，细胞维持液中也应含有一定浓度的胰蛋白酶。

3. 抗原与分型　轮状病毒外衣壳上具有型特异性抗原，在内衣壳上有共同抗原。根据病毒RNA各节段在聚丙烯酰胺凝胶电泳中移动距离的差别，可将人轮状病毒至少分为四个血清型，引起人类腹泻的主要是A型和B型。

4. 抵抗力　轮状病毒抵抗力较强，在粪便中能存活数天到数周，病毒经乙醚、氯仿、反复冻融、超声、37 ℃经1小时或室温（25 ℃）24小时等处理，仍具有感染性。该病毒耐酸和碱，在pH值为3.5～10时都具有感染性。95%的乙醇是最有效的病毒灭活剂，56 ℃加热30分钟也可灭活病毒。

二、致病性与免疫性

轮状病毒引起的急性胃肠炎，主要经粪-口传播。另外，接触传播也是一种重要的传播途径。A、B、C组三组轮状病毒均可引起人类和动物腹泻，其中以A组轮状病毒最为常见，是引起婴幼儿急性胃肠炎的主要病原体，患者以6月龄～2岁婴幼儿为多见。轮状病毒侵入人体后在小肠的黏膜绒毛细胞内增殖，造成微绒毛萎缩、变短、脱落。由于绒毛细胞的损伤和破坏，使细胞渗透压发生改变，导致电解质平衡失调，大量水分进入肠腔，引起严重水样腹泻，常伴有呕吐、腹痛、发热等症状。腹泻严重者，若不及时输液纠正水盐代谢平衡，可出现脱水、酸中毒而导致死亡，故该病毒是引起婴幼儿死亡的主要原因之一。

成年人和年长儿童，对A组病毒常呈无症状感染。B组病毒可在此年龄组中引起暴发流行，主要表现似霍乱样腹泻。

三、实验室检查

1. 电镜或免疫电镜法　轮状病毒具有特殊形态和结构，应用直接电镜或免疫电镜法检查，其特异性诊断率可达90%～95%。

2. 检测病毒抗原　世界卫生组织已将ELISA双抗体夹心法列为诊断轮状病毒感染的标准方法。

3. 血清学检查　感染后5天即能用ELISA等免疫学方法检测出血清中特异性IgM抗体，2～4周可检出 IgG 抗体；咽部分泌物中能检测出特异性 IgA 抗体。

4.分子生物学技术检测　核酸电泳和核酸杂交已渐成常规技术，在诊断、鉴别诊断及分子流行病学研究中发挥重要作用。利用 PCR 技术，不仅可提高检测灵敏度，还能够对病毒进行分型。

四、防治原则

预防主要是控制传染源，切断传染途径。治疗主要是及时输液，纠正电解质失调，防止严重脱水及酸中毒的发生，以减少婴幼儿的死亡率。

学习项目三　新型肠道病毒

国际病毒分类委员会于 1976 年决定，新发现的肠道病毒将按发现的序号统一命名。因此，1969 年以来分离的肠道病毒新血清型不再归于柯萨奇病毒和埃可病毒，而是按抗原排列顺序分别命名为新型肠道病毒 68～72 型。68 型主要引起儿童毛细支气管炎和肺炎，69 型不致病，70 型引起急性出血性结膜炎，71 型引起无菌性脑膜炎和手足口病，为第 38 种必须上报的传染性疾病。

一、新型肠道病毒 70 型

（一）生物学性状

1.形态结构　新型肠道病毒 70 型为球形病毒，直径为 20～30 nm，衣壳呈二十面体立体对称，无包膜。为单股正链 RNA，在宿主细胞胞质内增殖。

2.培养特性　可在 HeLa 细胞、人胚肺二倍体细胞、羊膜细胞、猴骨、人胚肾细胞等多种细胞内生长，出现细胞病变，较易分离。

3.抵抗力　病毒耐酸，对紫外线、氧化剂、高温干燥敏感。临床诊疗中，用 75% 乙醇消毒是最可靠的消毒方法。病毒最适温度较低，仅为 33 ℃，这一性质与其优先感染眼结膜有关。

（二）致病性与免疫性

人群对该病毒普遍易感，为直接接触传播，潜伏期为 24 小时左右。临床主要表现为急性出血性结膜炎（AHC），又称流行性出血性结膜炎（俗称红眼病），眼睑红肿，结膜充血、流泪，可有脓性分泌物及结膜下出血，但极少累及巩膜和虹膜。角膜上皮细胞点状剥脱是本病的早期特征，裸眼检查不易发现异常。本病为自限性，自然病程 1～2 周，视力无损害，角膜无基质浸润，一般无后遗症。应注意的是，EV70 引起的急性出血性结膜炎大流行期间偶有少数患者在发病 1～8 周内出现神经系统症状，表现为腰骶脊髓神经根炎、下肢肌肉酸痛、肌张力减低、膝腱反射消失、下肢麻痹或面瘫等症状，部分患者能够恢复，而部分患者致残。

（三）实验室检查

1.病毒分离　在发病 1～3 天内，用无菌结膜拭子在患者结膜表面涂擦取材，4 ℃冷藏条件下送检，接种于单层猴肾细胞或 Hela 细胞，观察组织培养细胞的 CPE，用中和试验对病毒进行鉴定。

2.血清学检查

（1）检测抗原　应用间接免疫荧光技术、酶联免疫吸附试验可快速检测出病毒抗原。

（2）检测抗体　需收集患者急性期、恢复期双份血清，若患者恢复期血清抗体比急性期血清抗体滴度升高 4 倍或以上可确诊。

3. 分子生物学技术检测　采用 PCR 等分子生物学方法对结膜标本进行快速确诊。

（四）防治原则

目前尚无特效药物可用于治疗肠道病毒感染，临床治疗主要以对症为主。因此，控制传染源，切断传播途径是主要措施。及时隔离患者、严格消毒病人的排泄物以及一切可能被病毒污染的物品、强化食品卫生检查、保护水源、加强安全卫生教育，可有效控制肠道病毒传播。

二、新型肠道病毒 71 型

1972 年，新型肠道病毒 71 型（enterovirus71，EV71）在美国被首次确认。1974 年，Schmidt 等从美国加利福尼亚州 20 例具有中枢神经系统症状患者中首次分离到 EV71。随后，世界上众多国家都有 EV71 流行的报道。2008 年，中国手足口病总共报告（传染病疫情网络数据库统计分析）489 073 例病例。

（一）生物学性状

1. 形态结构　小球形病毒，单股正链的无包膜 RNA 病毒，二十面体对称结构，属 A 组肠道病毒。
2. 培养特性　可在 RD、HEp-2、Vero 等多种细胞内生长，出现细胞病变。
3. 抵抗力　在酸性环境中稳定。

（二）致病性与免疫性

EV71 主要传播途径是粪 - 口传播、呼吸道传播和接触传播。近年，EV71 的流行范围不断扩大，患者主要表现以手足口病为主，多发生于 5 岁以下小儿，传播性强，可爆发流行或散发。初起低热、厌食、口痛等。口腔黏膜出现小疱疹，后破溃形成溃疡，分布于后舌、颊及硬腭，也可见于齿龈、扁桃体及咽部。同时，在手足皮肤出现丘疹，斑丘疹，斑丘疹很快转为小疱疹，2～3 天内吸收，不留痂。预后良好，但可复发。该病毒还能引起脑膜炎、脑炎，病情进展迅速，危及生命。

（三）实验室检查

1. 病毒分离　标本接种于细胞，观察组织培养细胞的 CPE，用 RT-PCR 及序列测定对病毒进行测定。

2. 血清学检查
（1）检测抗原　应用间接免疫荧光技术、酶联免疫吸附试验可快速检测出病毒抗原。
（2）检测抗体　需收集患者急性期、恢复期双份血清，若患者恢复期血清抗体比急性期血清抗体滴度升高 4 倍或以上可确诊。

3. 分子生物学技术检测　采用 RT-PCR 等分子生物学方法对结膜标本进行快速确诊。

（四）防治原则

除一般的卫生措施外，无特效的预防和治疗方法。对有感染性的病人应当隔离。

知识拓展

Norwalk 病毒

Norwalk 病毒是 1972 年在美国 Norwalk 地区流行的急性胃肠炎患者粪便中用免疫电镜检查出一种呈球形、直径为 27 nm 的无包膜病毒。在氯化铯的浮力密度为 1.36～1.41 g/cm³，耐酸、耐乙醚、对热较稳定，60℃经 30 分钟不能完全灭活。其传染途径主要为粪 - 口传播，潜伏期仅 1 天左右，即出现恶心、呕吐、腹泻、低热等症状，一般 1～2 天自愈，但易再次感染。

学习小结

　　肠道病毒广泛分布于自然界，核酸类型均为RNA，其传播主要通过粪-口途径，也可通过呼吸道传播。肠道病毒侵入机体后，先在局部黏膜和咽、扁桃体等淋巴组织和肠道集合淋巴结中增殖。多数感染者处于隐性或亚临床感染状态，少数感染者病毒能侵入血液、神经系统及其他组织引起相应临床症状。肠道病毒感染后，患者可获得长期而牢固的型特异性免疫，至今尚无特效治疗药物。肠道病毒中对人类危害较大的是脊髓灰质炎病毒，一经感染，有可能造成弛缓性肢体麻痹，导致小儿麻痹症。目前，可以使用脊髓灰质炎减毒活疫苗预防小儿麻痹症。

直通考证

简述肠道病毒会引起哪些组织的病变。

（李文敏）

肝炎病毒

💬 思政领域

通过对乙型肝炎病毒的基本性状、感染与免疫等深入学习，树立严格的无菌观念，重视职业暴露防护，关爱患者，拒绝"乙肝歧视"。

💬 学习目标

素质	1. 树立严格的无菌观念，重视职业暴露防护。 2. 关爱患者，拒绝"乙肝歧视"。
知识	1. 说出肝炎病毒的种类、传播特点；甲肝病毒的传播方式、防治原则；丙肝病毒、丁肝病毒、戊肝病毒的传播途径。 2. 理解乙肝病毒的抗原组成，能初步判断乙型肝炎抗原抗体检测结果；乙肝病毒致病性和免疫性的关系；传播途径、防治原则。
能力	1. 构建肝炎原生物与免疫的基本知识框架，具备一定肝炎防治能力。 2. 建立自主学习的能力。 3. 具备团队协作能力。

🖱 学习导入

某孕妇，由于患有乙型肝炎，焦急地到医院来询问胎儿会不会被传染、怀孕期间要注意哪些事项、家人如何预防等。

请思考：1. 该孕妇的乙型肝炎会传染给胎儿吗？
2. 对该新生儿应该采取何种预防措施？

肝炎病毒 PPT　　　　肝炎病毒思维导图

肝炎病毒是侵犯肝细胞、引起人类病毒性肝炎的病原体。目前公认的人类肝炎病毒至少有五种型别，包括甲型肝炎病毒（hepatitis A virus，HAV）、乙型肝炎病毒（hepatitis B virus，HBV）、丙型肝炎病毒（hepatitis C virus，HCV）、丁型肝炎病毒（hepatitis D virus，HDV）及戊型肝炎病毒（hepatitis E virus，HEV）。

这些病毒分属于不同的病毒科，生物学特性有明显的差异，传播途径、所致疾病的发生发展及结局也有不同。其中，甲型肝炎病毒与戊型肝炎病毒由消化道传播，引起急性肝炎，一般不转为慢性肝炎或慢性携带者；乙型与丙型肝炎病毒均由输血、血制品或注射器污染而传播，除引起急性肝炎外，可致慢性肝炎，并与肝硬化及肝癌相关，且慢性病毒携带者多见；丁型肝炎病毒为一种缺陷病毒，必须在乙型肝炎病毒等辅助下方能复制，故其传播途径与乙型肝炎病毒相同。近年来还发现一些与人类肝炎相关的病毒，如己型肝炎病毒（HFV）、庚型肝炎病毒（HGV）和 TT 型肝炎病毒（TTV）等。流行病学研究发现，HFV 是一类经消化道传播的病原体，由于病毒分离与基因克隆均未成功，本章将不作介绍。HGV 与 TTV 的基因组序列均已明确，但其作为人类肝炎病原体的致病性仍有较大争议。此外，还有一些病毒，如巨细胞病毒、EB 病毒、黄热病病毒等也可引起肝炎，但并非以肝细胞作为侵犯的唯一靶器官，所以不列入肝炎病毒范畴。

学习项目一　甲型肝炎病毒

甲型肝炎病毒是引起甲型肝炎的病原体。1973 年，费文斯登（Feinstone）等应用免疫电镜技术，首次在急性肝炎患者粪便标本中发现甲型肝炎病毒颗粒。HAV 分布于全世界，常因患者粪便污染食物或水源引起流行。HAV 主要感染儿童和青少年，大多数表现为隐性及亚临床感染。少数表现为急性肝炎，无慢性或长期带病毒者。

任务拓展

一、生物学性状

1. 形态与结构　HAV 属小 RNA 病毒科，呈球形，直径为 27 ～ 32 nm，核衣壳呈二十面体立体对称，无包膜（图 22-1）；病毒核酸为单股正链 RNA，由约 7 500 个核苷酸组成，编码结构蛋白、衣壳、RNA 多聚酶及蛋白酶。HAV 抗原性稳定，仅发现 1 个血清型。

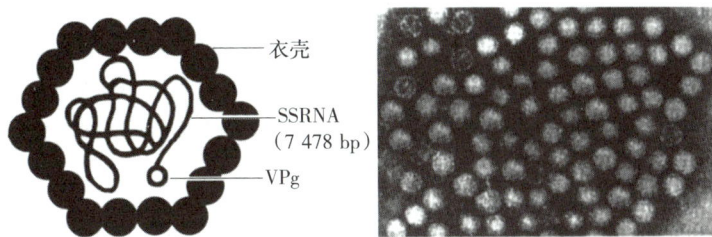

图 22-1　甲型肝炎病毒结构模式图和电镜图

2. 培养特性　近年来，甲型肝炎病毒的组织培养有很大进展，可不经动物传代直接在人胚二倍体细胞株中增殖，也可在人胚肾细胞、非洲绿猴肝、肾细胞中增殖，生长缓慢，不引起细胞病变。黑猩猩、狨猴对甲型肝炎病毒易感，经口或静脉注射感染甲型肝炎病毒可发生肝炎。

3. 抵抗力　HAV 对外界环境及多种理化因素的抵抗力均较强，在自然界中存活力强，在粪便和污水中可存活数月，故可通过污染水源引起暴发流行。对乙醚、酸、热稳定，60 ℃经 4 小时不被灭活，100 ℃经 5 分钟可将其灭活。紫外线照射 1 小时可破坏其传染性，0.35% 甲醛 72 小时和 2% 过氧乙酸 4 小时均可将其灭活。

二、致病性与免疫性

（一）传染源与传播途径

HAV 传染性极强，主要通过粪 - 口途径传播，传染源是患者和隐性感染者，尤其是无黄疸肝炎患者。甲型肝炎潜伏期为 15 ～ 50 天，在潜伏期末，病人转氨酶升高前 7 ～ 10 天出现病毒血症。病毒可随粪便排出体外，并可持续 3 ～ 4 周。通过污染水源、食物、海产品、食具等经口感染。随着特异性抗体的出现，血清及粪便中的病毒逐渐消失。饮用水源和食物污染常引起甲型肝炎的爆发流行。另外，苍蝇和蟑螂也是传播甲型肝炎的重要媒介。感染甲型肝炎后，病毒血症持续时间较短，故输血或注射不是甲型肝炎主要的传播方式。

📖 知识拓展

> **甲型肝炎爆发流行**
>
> 1988 年发生在我国上海的甲型肝炎爆发流行，是由于生食了污染病毒的毛蚶而引起的，患者多达 30 万人。1955—1956 年，印度新德里发生的甲型肝炎爆发流行，发病人数达 2.9 万例，是由于城市的主要水源受到污染所致。

（二）致病机制与免疫性

HAV 经口进入人体后，早期在口咽或唾液腺中增殖，然后进入肠黏膜和局部淋巴结内大量增殖，进而进入血流引起短暂的病毒血症，最后到达肝脏，并在肝细胞内增殖。HAV 在肝细胞内增殖缓慢，并不引起肝细胞病变。但感染狝猴后 1 周，在其肝细胞胞浆内可检出病毒颗粒，肝细胞同时出现病理改变。故推测其致病机制除病毒的直接作用外，可能与机体的免疫病理损伤有关。

甲型肝炎无论显性感染或隐性感染中，均可产生抗 -HAV IgM 和 IgG 抗体，抗 -HAV IgM 在急性期和恢复早期出现；抗 -HAV IgG 在恢复后期出现，并可维持多年，可抵抗病毒的再感染。甲型肝炎的预后良好。

三、实验室检查

甲型肝炎一般不进行病原学分离培养，实验室检查常用测定病毒抗原或抗体。在感染早期可用 ELISA 或 RIA 检测患者血清中抗 -HAV IgM，是 HAV 新近感染的重要指标。几乎全部甲型肝炎患者在患病 2 ～ 4 周内均有较高效价的抗 -HAV IgM，病后 2 个月开始下降，一般持续 2 ～ 4 个月。了解既往感染史或进行流行病学调查则需检测抗 -HAV IgG，用双份血清作抗 -HAV IgG 检测。若抗体效价呈 4 倍增长，可表明 HAV 近期感染。若仅是抗 -HAV IgM 阳性，且双份血清抗 -HAV IgG 抗体效价未呈 4 倍增长，则说明是既往感染。

四、防治原则

HAV 主要通过粪便污染饮食和水源经口传染。因此，加强卫生宣传、管好粪便、保护水源，是预防甲型肝炎的主要环节。病人的排泄物、食具、衣物、床单等物品要彻底消毒。

特异性预防接种我国研制出的减毒活疫苗，效果良好。基因工程疫苗正在研制中。

若食入可疑 HAV 污染的水和食物，或接触过急性甲型肝炎患者的儿童及高危人群，可注射丙种球蛋白或胎盘球蛋白紧急预防。

学习项目二　乙型肝炎病毒

乙型肝炎病毒（HBV）是乙型肝炎的病原体。HBV 在世界范围内传播广泛，估计全世界乙型肝炎患者和病毒携带者有 3.5 亿以上。美国每年约有 30 万人感染，我国也是高流行区，感染者约有 1 亿多。乙型肝炎约 10% 可转为慢性肝炎，部分慢性活动性肝炎可转为肝硬化或肝癌，其危害性远大于其他肝炎。乙型肝炎是我国重点防治的严重传染病之一。

一、生物学性状

（一）形态与结构

用免疫电镜可在乙型肝炎患者的血清中见到有三种不同形态的颗粒（图 22-2）。

1. 大球形颗粒　具有感染性的完整的 HBV 颗粒，1976 年由英国科学家 Dane 首先在 HBV 感染者血清中发现，故又称 Dane 颗粒，直径为 42 nm，具有双层衣壳。外衣壳相当于一般病毒的包膜，由脂质双层与蛋白质构成，脂质双层中镶嵌 HBV 表面抗原及少量前 S_1 和前 S_2 抗原。内衣壳是二十面立体对称结构，其内部含有病毒的 DNA 和 DNA 多聚酶。

2. 小球形颗粒　直径 22 nm，主要成分为 HBsAg，是病毒体复制组装过程中过剩的外衣壳成分，不含 DNA 和 DNA 多聚酶，因此无感染性。

3. 管形颗粒　是一串聚合的小球形颗粒，成分与小球形颗粒相同，直径 22 nm，长度 100～700 nm 不等。

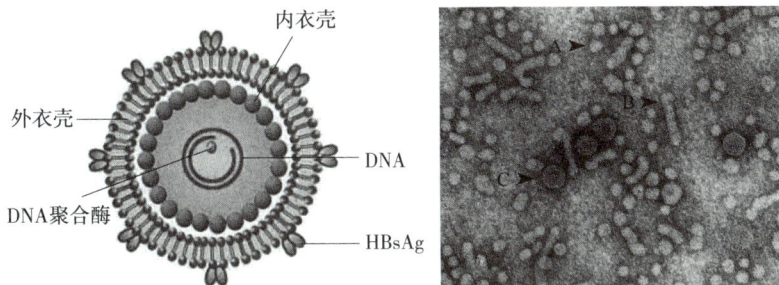

图 22-2　乙型肝炎病毒结构模式图和电镜图

📖 知识拓展

乙型肝炎病毒表面抗原的发现

1963 年，美国科学家布伦伯格在研究血清抗原遗传多态性与疾病易感性关系的过程中发现了澳大利亚抗原（现称乙型肝炎病毒表面抗原），经不断研究后他证实了澳大利亚抗原与乙型肝炎的关系，随后又研制出了第一代乙型肝炎疫苗和诊断方法，为乙型肝炎的防治作出了巨大的贡献。1976 年，他被授予诺贝尔生理学或医学奖。

（二）基因结构

HBV 的基因结构特殊，为双股未闭合的环状 DNA，其中一段为单链，单链区的长短因病毒不同而异，一般不超过基因全长的一半。病毒 DNA 的长链为负链（S^-），短链为正链（S^+）。DNA 两链的

5′末端有长达 250～300 个互补的碱基，通过碱基配对构成环状 DNA 结构。负链含有四个开放读码区，均为重叠基因。①S 区　包括 S 基因、前 S$_1$ 和前 S$_2$ 基因，分别编码 HBV 的外衣壳蛋白（HBsAg，PreS$_1$ 与 PreS$_2$ 抗原）。②C 区　包括 C 基因及前 C 基因，分别编码 HBcAg 及 HBeAg。③P 区　最长，编码 DNA 多聚酶等。④X 区　编码 HBxAg，可反式激活细胞内某些癌基因及病毒基因，与肝癌的发生有关。

病毒体的 DNA 多聚酶既具有以 RNA 为模板合成 DNA 的逆转录酶功能，又有催化合成 DNA 的多聚酶功能，故成为目前研究抑制病毒复制药物的靶点。

（三）抗原组成

HBV 具有外衣壳抗原和内衣壳抗原。外衣壳主要包括 HBV 表面抗原（HBsAg），前 S$_1$ 抗原（PreS$_1$）和前 S$_2$ 抗原（PreS$_2$），内衣壳主要包括 HBV 核心抗原（HBcAg）和 e 抗原（HBeAg）。

1. 表面抗原（HBsAg）　由 S 基因编码，化学成分为糖脂蛋白。在 HBV 的 3 种颗粒中均有 HBsAg。现已知 HBsAg 有不同的亚型，各亚型之间均含有共同抗原决定簇 a（称 a 抗原），还有两组互相排斥的抗原决定簇 d/y 和 w/r。按不同的组合方式可构成四种亚型，即 adr、adw、ayr、ayw。HBsAg 亚型的分布有明显的地区、种族差异，我国汉族以 adr 为主，少数民族以 ayw 多见。因有共同的 a 抗原，故制备疫苗时各亚型间有交叉保护作用。

HBsAg 大量存在于感染者血液中，血清 HBsAg 是诊断 HBV 感染的主要指标。HBsAg 具有免疫原性，是制备疫苗的主要成分，可刺激机体产生抗 HBs 抗体（抗 -HBs）。抗 -HBs 为中和抗体，对机体具有保护作用，具有防御 HBV 感染的作用，患者血清中出现抗 -HBs 被认为是乙型肝炎恢复的标志。

2. PreS$_1$ 和 PreS$_2$　由 S 基因编码，具有吸附于肝细胞受体的决定簇，可以使 HBV 吸附在肝细胞表面，有利于病毒侵入肝细胞内。PreS$_1$ 和 PreS$_2$ 抗原性比 HBsAg 强，可刺激机体产生有中和作用的前 S$_1$ 抗体（抗 -PreS$_1$）和前 S$_2$ 抗体（抗 -PreS$_2$），能阻止 HBV 侵入肝细胞。急性乙型肝炎患者约 70% 的血清中有 PreS$_2$，病后 1 个月左右消失，如持续存在表示乙型肝炎由急性转为慢性。乙型肝炎恢复期，患者血清中出现抗 -PreS$_2$，因此抗 -PreS$_2$ 的出现表示病情好转。

3. 核心抗原（HBcAg）　由 C 基因编码，存在于 Dane 颗粒核心结构的表面，为 HBV 的内衣壳成分，在感染者肝细胞内合成。因其外被 HBsAg 覆盖，故不易在血清中检出。HBcAg 主要成分是蛋白质，抗原性强，可刺激机体产生相应抗体（抗 -HBc）。抗 - HBc IgM 产生较早，故该抗体的检出提示 HBV 正在肝细胞内增殖。抗 -HBc IgM 阴性可排除急性肝炎。而抗 -HBc IgG 产生稍晚，在血清中维持时间较长，对机体没有保护作用。HBcAg 可在受感染的肝细胞表面存在，能被 Tc 细胞识别，触发 Tc 细胞的杀伤机制，破坏清除受感染的肝细胞。

4. e 抗原（HBeAg）　是 HBcAg 被蛋白酶裂解后形成，是一种可溶性抗原，存在于病毒核心结构的表面，由 Pre C 及 C 基因共同编码，仅见于 HBsAg 阳性的血清，比 HBsAg 在血清中存在的时间短，消长与病毒 DNA 多聚酶的消长一致，在急性和慢性活动性肝炎患者血清中多数可检出 HBeAg，故 HBeAg 阳性可作为 HBV 在肝细胞内复制和具有强传染性的指标之一。HBeAg 具有免疫原性，可刺激机体产生相应抗体（抗 -HBe），该抗体能与受染肝细胞表面的 HBeAg 结合，通过激活补体而破坏受染的肝细胞，对 HBV 感染有一定保护作用。抗 - HBe 常在 HBsAg 滴度降低或 HBeAg 消失时出现，故被认为是预后良好的征象。近年来发现在我国及地中海地区存在 HBV 的 Pre C 区突变株，即在 Pre C 区出现终止密码子，以致 Pre C 及 C 基因不能共同转译出 HBeAg，使受染细胞不被抗 -HBe 及相应的致敏淋巴细胞识别而清除，从而使变异株在抗 -HBe 阳性的情况下仍大量复制，其血清仍具有传染性。因此抗 -HBe 阳性的患者，应同时检测血清中的病毒 DNA，以准确判断预后。

（四）抵抗力

HBV 对外界环境抵抗力很强，对低温、干燥、紫外线和一般消毒剂均有耐受性。它不被 70% 的乙醇灭活，因此，这一常用的消毒方法并不能用于 HBV 的消毒。高压蒸汽灭菌法、100 ℃加热 10 分钟、环氧乙烷等均可灭活 HBV，0.5% 过氧乙酸、5% 次氯酸钠亦可用于消毒。经消毒后，仅能使 HBV 失去传染性，病毒仍可保留 HBsAg 抗原性。

二、致病性与免疫性

（一）传染源

其主要传染源是乙型肝炎患者和无症状 HBsAg 携带者。乙型肝炎的潜伏期较长，一般为 30～160 天，在潜伏期、急性期、慢性活动期的患者血清中均有 HBV，具有传染性。HBsAg 携带者因无症状，不易被察觉，是更危险的传染源。

（二）传播途径

1. 血液传播　人群对 HBV 极其易感，极微量带有 HBV 的血液进入破损皮肤和黏膜即可导致感染。输血、输液、注射、手术、针刺、牙科及妇科操作、纤维内窥镜等均可传播，甚至可以通过公用剃刀、牙刷、性行为、吸血昆虫叮咬传播。医务人员通过接触患者的血液等标本或污染物品，经微小伤口而致感染，因此乙型肝炎是一种重要的职业性传染病，相关人员必须牢固树立无菌观念，严格无菌操作，做好自身防护工作，避免医院交叉感染。

2. 母婴传播　母婴传播也称垂直传播。母亲若为乙型肝炎患者或 HBV 携带者，孕期 HBV 可经血流通过胎盘侵入胎儿或分娩时经产道感染新生儿。哺乳也是 HBV 的传播途径。人群中的 HBV 携带者 50% 来自母婴传播。乙型肝炎有家庭聚集倾向，尤以母亲携带 HBV 的家庭为甚。

3. 性传播及密切接触传播　从 HBV 感染者的精液和阴道分泌液中可检出 HBV，HBsAg 阳性配偶较其他家庭成员更容易感染 HBV，可见 HBV 可经性传播及密切接触传播。

（三）致病机制

乙型肝炎临床表现呈多样性。HBV 的致病机制尚未完全清楚，可能是机体免疫系统识别清除病毒的同时造成受感染细胞的损伤，而且肝细胞损伤程度与免疫应答强弱密切相关。

1. 细胞介导的免疫病理损害　HBV 感染肝细胞后，在肝细胞内增殖可使细胞膜表面出现病毒的 HBsAg、HBeAg 或 HBcAg，这些抗原可诱发机体产生致敏淋巴细胞，继而通过 CTL 的直接杀伤作用和 TDTH 细胞释放多种细胞因子，对细胞膜表面带有病毒抗原的靶细胞进行杀伤。这种细胞免疫效应具有双重性：既可清除病毒又造成肝细胞损伤。当病毒感染肝细胞数量不多、免疫应答处于正常范围时，特异性 Tc 细胞可杀伤病毒感染的细胞，使 HBV 释放至细胞外被抗体中和而清除，临床表现为急性肝炎，并可较快恢复痊愈；相反，若病毒感染肝细胞众多，机体细胞免疫应答超过正常范围，引起大量肝细胞坏死、肝功能衰竭，表现为重症肝炎；当机体免疫功能低下，释放至细胞外的病毒无有效抗体中和清除时，病毒则持续存在并不断感染其他肝细胞，造成慢性肝炎。长期慢性肝炎可刺激肝纤维组织增生而引起肝硬化。

2. 抗体介导的免疫病理损害　HBV 感染肝细胞后，肝细胞膜上出现 HBV 特异性抗原，并可导致肝细胞膜表面自身结构的改变，暴露出肝特异性脂蛋白抗原（LSP）。HBV 抗原和 LSP 抗原均可诱导机体产生抗体（HBV-Ab 和 LSP-Ab）。这些抗体和肝细胞上相应的抗原结合，继而通过激活补体、激活巨噬细胞、激活 NK 细胞等方式破坏肝细胞。

3. 免疫复合物引起的病理损害　在部分乙型肝炎患者血清中常可检测出 HBsAg 及抗 -HBs 的免疫复合物，此复合物可沉积于小血管壁（如肾小球基底膜、关节滑膜等），激活补体，引起Ⅲ型超敏反应，导致肾小球肾炎、关节炎、皮疹及血管炎等。另外，大量免疫复合物沉积于肝内，可使肝内小血管栓塞，可诱导产生 TNF 导致急性肝细胞坏死，临床表现为重症肝炎。

（四）HBV 与原发性肝癌

大量研究表明 HBV 感染与原发性肝癌（HCC）的发生有密切关系。人群流行病学研究显示，

HBV 感染流行区多为原发性肝癌高发区，约 80% 的肝癌病人血清中有 HBsAg，慢性乙型肝炎发生肝癌的危险性约为非 HBV 携带者的 217 倍，在感染肝组织和肝癌组织中均可发现有 HBV DNA 的整合。整合的 HBV 基因片段约 50% 为 X 基因片段。X 基因编码的 HBxAg，可反式激活细胞内癌基因，这是肝细胞转化为癌的关键。但仍缺乏 HBV 直接致癌的分子生物学证据，有待进一步研究。

（五）免疫性

HBV 感染机体后，可激发机体产生多种抗体，如抗 -HBs、抗 -HBc、抗 -HBe 等，但具有保护作用的抗体主要是抗 -HBs，其可阻止 HBV 进入正常肝细胞。另外，特异性细胞免疫也可部分清除细胞内的 HBV。

三、实验室检查

（一）病原学检查

在血液标本中发现 HBV 颗粒或核酸的存在，是病毒感染复制的重要指标，是肝炎诊断和鉴别诊断的依据。病毒颗粒的检查需用电镜或免疫电镜观察，病毒核酸的检查可用核酸杂交或 PCR 技术等检测。

（二）血清学检查

1. HBV 抗原、抗体检测　因 HBcAg 存在于病毒内衣壳上，外周血中一般不易检出。故 HBV 抗原、抗体的检测主要包括 HBsAg、抗 -HBs、HBeAg、抗 - HBe 及抗 -HBc（俗称"两对半"）。目前最常用的检查方法是 ELISA 和 RIA。其特异性及敏感性均非常高。

HBV 抗原、抗体的检测主要应用于：①诊断乙肝、判断预后及传染性强弱；②筛选献血员；③流行病学调查；④判断人群对 HBV 的免疫情况，了解疫苗接种后的免疫效果；⑤餐饮服务行业人员健康检查的重要指标。

2. HBV 抗原、抗体检测结果的分析　HBsAg 是 HBV 感染的特异性标志，HBsAg 阳性见于急性乙型肝炎、慢性乙型肝炎或无症状携带者。需结合临床表现和肝功能检查判断。若 HBsAg 持续 6 个月以上，则考虑已转为慢性肝炎。无症状携带者是 HBsAg 阳性而肝功能正常者，部分携带者可发病，少部分可发展成肝硬化或肝癌。HBsAg 阳性者具有传染性，应禁止献血，若同时有 HBsAg、HBeAg、抗 -HBc 阳性者，传染性更强（表 22-1）。

表 22-1　HBV 抗原抗体检测结果的临床意义

| HBsAg | 抗 -HBs | HBeAg | 抗 -HBe | 抗 -HBc | | 临床意义 |
				IgM	IgG	
+	-	-	-	-	-	HBV 感染或无症状携带者，有传染性
+	-	+	-	-	-	急、慢性乙型肝炎或无症状携带者，有传染性
+	-	+	-	+	-	急性乙型肝炎，传染性强（大三阳）
+	-	+	-	-	+	慢性乙型肝炎，传染性强（大三阳）
+	-	-	+	-	+	急性感染趋向恢复，传染性转弱（小三阳）
-	+	-	-	-	-	既往感染或接种疫苗，无传染性

急性肝炎患者血中出现抗 -HBs 是肝炎恢复的标志，HBsAg 随后消失。抗 -HBs 效价高者预后更好。预防接种 HBV 疫苗后，可诱导机体产生抗 -HBs。

HBeAg 阳性是体内 HBV 复制的指标，具有传染性。如 HBeAg 转阴、抗 -HBe 出现，表示病毒停止复制，机体已获得一定免疫力，患者将恢复痊愈。

抗 -HBc IgM 出现于急性肝炎的早期，是病毒在体内复制的指标。抗 -HBc IgG 出现较晚，见于急性肝炎恢复期或慢性感染。HBV 抗原抗体的检测结果与临床关系复杂，需综合分析、判断。

四、防治原则

乙型肝炎治疗尚无特效药物，主要靠预防来控制。预防应采取切断传播途径和保护易感人群为主的综合性措施。

（一）一般预防

关键在于防止通过血液和体液传播，切断传播途径。因此，必须加强血液及血液制品的管理和输血员的筛选，防止血液途径传播 HBV；加强性教育，防止性传播；严格管理医疗手术器械以防止医源性感染。

（二）特异性预防

1. 人工自动免疫　注射乙肝疫苗是预防乙肝的最有效方法。接种对象主要包括：①新生儿，用于阻断母婴传播，可与抗 HBs 联合应用，以获得被动 - 自动免疫效应，效果较好；②易感婴幼儿及儿童；③高危人群：包括接触乙肝病人的医务人员及家庭成员。

2. 人工被动免疫　在紧急情况下，注射高效价抗 -HBs 的人血清免疫球蛋白进行被动免疫，在 8 天之内有预防效果。主要用于：①医务人员或实验室工作人员偶然被注射针刺伤后 HBV 感染；② HBV 阳性母亲所生的新生儿；③误用 HBsAg 阳性的血液和血制品者；④ HBV 阳性伴侣等。

（三）抗病毒治疗

乙型肝炎抗病毒治疗目前主要应用干扰素、核苷酸类药物或活血化瘀的中草药等。一般认为用广谱抗病毒药物和调节机体免疫功能的药物同时治疗较好。

学习项目三　其他肝炎病毒

一、丙型肝炎病毒

丙型肝炎病毒（HCV）引起丙型肝炎，是目前引起输血后慢性肝炎及肝硬化的最主要的病原体。

HCV 直径为 40 ～ 60 nm，是一类具有包膜结构的单股正链 RNA 病毒，基因长度约为 9.5 kb，分为编码区和非编码区。病毒不易清除，易引起慢性丙型肝炎。

HCV 对温度、脂溶剂均较敏感，加热 100 ℃经 5 分钟或 60 ℃经 10 小时可将其灭活。20% 次氯酸钠可消除其传染性。

传染源主要为丙型肝炎患者和隐性感染者。其传播途径与 HBV 类似。可经输血、注射、血液透析、针刺等多种非胃肠道途径传播，也可通过性接触及母婴传播。医务人员也可因接触病人血液以及医疗操作意外受伤等感染 HCV。

HCV 致肝细胞病变的机制及病人的临床表现与 HBV 相似，不同之处：①以隐性感染居多；②更易发展为慢性，大多数病例不出现明显临床症状，发病时即已进入慢性病程，50% ～ 60% 转为慢性肝炎，其中约 20% 可发展成肝硬化甚至转化为肝癌；③ HCV 在肝细胞内复制可直接造成肝细胞的损伤；④ HCV 抗原性较弱，难以刺激机体产生高水平的抗体，容易导致免疫耐受或持续感染，对再感染亦无保护作用。

HCV 主要经血液传播，我国已规定检查 HCV 抗体作为筛选献血员的必需步骤。HCV 抗体并非保护性抗体，而是可能有传染性的指标，抗 -HCV 阳性者不可献血。用 ELISA 检测体内 HCV 抗体可快速筛选献血员，并用于诊断丙型肝炎患者。丙型肝炎防治原则与乙型肝炎基本相同，但因 HCV 免疫原性不强，故疫苗研制尚未成功。治疗缺乏特效药物，主要使用 I 型干扰素。

二、丁型肝炎病毒

丁型肝炎病毒（HDV）又称 δ 因子，是一种缺陷病毒，必须在 HBV 或其他嗜肝 DNA 病毒的辅助下才能复制。

HDV 为直径 35～37 nm 的球形颗粒，外壳由 HBsAg 构成，内含 HDV 核酸及与结合的 HDAg。核心为一单股负链环状 RNA，长度仅 1.7 kb，是已知动物病毒中最小的基因组。可与其他嗜肝 DNA 病毒共同增殖，编码 HDAg，可刺激机体产生相应抗体（抗 -HDV）。

HDV 传播途径与 HBV 相同，其感染常发生于乙型肝炎患者或 HBsAg 携带者中。HDV 必须与 HBV 同时感染（共同感染）或在 HBV 感染的基础上再感染（重叠感染）才能复制增殖。HDV 感染常可导致乙肝病毒感染者的症状加重与恶化，故在发生重症肝炎时，应注意有无 HBV 伴 HDV 的共同感染。HDV 的致病机制尚不清楚，也无特异性预防措施。

三、戊型肝炎病毒

戊型肝炎病毒（HEV）是经消化道传播的一种肝炎病毒。1955 年，首次在印度暴发流行，主要见于亚洲、非洲及美洲发展中国家。1986 年，我国新疆南部地区发生戊型肝炎流行，约 12 万人发病，死亡 700 多人，是迄今世界上戊型肝炎最大的一次流行。

HEV 呈球形，直径 27～34 nm，无包膜，核酸为单股正链 RNA。HEV 在 4～20 ℃时易被破坏，加热 100 ℃经 5 分钟，60 ℃经 10 小时，紫外线照射或 20% 次氯酸处理后其传染性消失。

HEV 经粪 - 口途径传播，常因病人的粪便污染水源和食物造成散发或暴发流行。有明显的季节性，常在雨季或洪水后流行。戊型肝炎潜伏期为 10～60 天，可表现为亚临床型或临床型，与甲型肝炎相似。青壮年多见。多数患者于 4～6 周内恢复，不转为慢性。少数患者可表现为重症肝炎，甚至导致死亡。尤其孕妇感染后，病死率可达 10%～20%，并可引起流产和死胎。

戊型肝炎诊断可用 ELISA 检测体内 HEV IgM，或用免疫电镜查粪便中 HEV 颗粒。目前，戊型肝炎无特异性预防办法，疫苗尚在研究中，胎盘球蛋白等无预防效果。一般性预防主要是加强食品、水源等卫生管理，杜绝病从口入。各型肝炎病毒的比较见表 22-2。

表 22-2　各型肝炎病毒的比较

	HAV	HBV	HCV	HDV	HEV
病毒直径	27 nm	42 nm	0～60 nm	35～37 nm	27～34 nm
病毒基因组	单股正链 RNA	双股环状 DNA	单股正链 RNA	单股负链 RNA	单股正链 RNA
动物模型	黑猩猩、绒猴	黑猩猩	黑猩猩	黑猩猩	绒猴、猕猴
传播方式	胃肠道途径（粪 - 口）	非胃肠道途径垂直传播	同 HBV	同 HBV	同 HA V
潜伏期	15～50 天	45～150 天	15～110 天	30 天	19～75 天
病毒血症	短	较长	较长	较长	短
无症状携带者	罕见	较多	较多	不清	罕见
转为慢性	罕见	较多	较多	较少	罕见

• 学 习 小 结 •

　　本章主要介绍了甲型、乙型、丙型、丁型、戊型等肝炎病毒的传播途径及所致疾病。

　　HAV 引起甲型肝炎，经消化道感染，主要表现为急性感染，一般不会引起慢性肝炎。HBV 基因组为非闭合双股环状 DNA，主要编码表面抗原（HBsAg）、核心抗原（HBcAg）和 e 抗原（HBeAg）等。HBV 经输血、注射、针刺、手术等血源性途径和垂直途径感染，既可引起急性感染，又能引起慢性肝炎。HCV 是目前引起输血后肝炎的主要病原体。HDV 是一种缺陷型病毒，经血液传染。HEV 是一种经消化道传播的肝炎病毒。

　　临床上的两对半检查是针对乙型肝炎所进行的特异性免疫诊断，主要应用于：①诊断乙肝、判断预后及传染性强弱；②筛选献血员；③流行病学调查；④判断人群对 HBV 的免疫情况，了解疫苗接种后的免疫效果；⑤餐饮服务行业人员健康检查的重要指标。难点是临床上 HBV 抗原、抗体检测结果的判断。

📝 直通考证

　　简述 HBV 抗原抗体系统的组成和检测的临床意义。

（李文敏）

主题二十三
反转录病毒

思政领域

学习桂希恩教授的事迹，学会尊重生命，给病人无私的关爱，从而去体会救死扶伤的深刻内涵，在以后的工作中努力践行。

学习目标

素质	学会尊重生命，给病人无私的关爱，体会救死扶伤的深刻内涵。
知识	1. 理解人类免疫缺陷病毒的生物学性状、致病性与免疫性。 2. 会做 HIV 防治的宣传教育工作。 3. 熟悉人类嗜 T 细胞病毒的致病性与免疫性。
能力	1. 培养自主学习的能力。 2. 具备团队协作能力。

学习导入

患者，男性，41 岁，自感嗜睡、盗汗、乏力、气促半年，最近加重伴咳嗽 15 天，持续发热、胸痛胸闷，伴有明显体重下降。体检示颈部、耳后淋巴结肿大，出现口腔白斑。胸部 CT 提示双肺可疑絮状模糊阴影；实验室检查示 WBC 7.65×10^9/L，N 78%；HIV 抗体阳性。诊断为艾滋病。

请思考：1. 艾滋病患者有哪些心理问题？如何护理？
2. 怎样预防 HIV 的感染？

反转录病毒
PPT

反转录病毒
思维导图

学习项目一　人类免疫缺陷病毒

人类免疫缺陷病毒（HIV，human immunedeficiency virus）又称艾滋病病毒，是获得性免疫缺陷综合征（AIDS，acquired immunedeficiency syndrome）即艾滋病的病原体。它是 RNA 病毒，可在体外淋巴系中培养，属反转录病毒科慢病毒属，能特异性感染及杀伤机体的免疫细胞，使机体的免疫力下降。人类免疫缺陷病毒迄今已发现 HIV 有两型：HIV-1 型和 HIV-2 型，两型病毒的结构和致病性大致相似。世界上的 AIDS 大多由 HIV-1 型引起，HIV-2 型仅在西非和西欧呈地区性流行。

任务拓展

一、生物学性状

（一）形态结构

HIV 呈球形，直径 100～120 nm，电镜下观察到病毒内部呈一致密的圆柱状核心。HIV 具有独特的三层结构。

1. 病毒外层　为宿主细胞膜脂蛋白包绕的包膜，其中嵌有 gp120 和 gp41 两种病毒特异性的糖蛋白，gp120 构成包膜表面的刺突，是病毒与宿主细胞表面的 $CD4^+$ 受体结合部位；gp41 为跨膜蛋白，具有介导病毒包膜与宿主细胞融合的作用。

2. 病毒内层　为结构蛋白 P24 组成的二十面体对称的核衣壳。

3. 病毒核心　含两条相同的单股正链 RNA、反转录酶和核衣壳蛋白（图 23-1）。

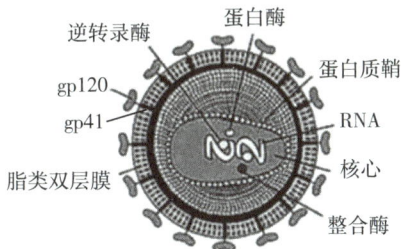

图 23-1　HIV 结构模式图

（二）基因组结构

HIV 基因组由两条相同的单股正链 RNA 组成，全长 9 700 bp，含有 gag、pol、env 三个结构基因和 tat、rev、nef、vif、vpr、vpu 六个调节基因。其中三个结构基因编码控制病毒的结构蛋白和酶，而六个调节基因的编码产物则控制 HIV 的基因表达，故在致病性中起重要作用。

（三）HIV 的复制

HIV 的复制是一个特殊而复杂的过程。

（1）病毒的包膜蛋白刺突 gp120 与宿主细胞膜表面的受体 CD4 分子结合，病毒与细胞膜发生融合，病毒进入细胞。

（2）病毒在细胞质内脱壳释放出核心 RNA，在逆转录酶的作用下，以病毒 RNA 为模板，以宿主细胞的 tRNA 作为引物逆向转录出负链 DNA，构成 RNA：DNA 中间体，再由 RNA 酶 H 水解除去基因组中亲代 RNA 链，再由负链 DNA 合成正链 DNA，形成双链 DNA，此时基因组的两端形成 LTR 序列并由胞浆移行到胞核内，在病毒整合酶的作用下，与宿主细胞染色体整合，这种整合的病毒双股 DNA 即为前病毒。前病毒有"两种方式"：①非活化形式的前病毒长期潜伏于感染细胞内，随细胞分裂而进入子代细胞。②前病毒在某些因素的刺激下，被活化而进行自身转录，在宿主 RNA 多聚酶的作用下，转录成子代病毒 RNA 与 mRNA。病毒 mRNA 在胞浆核蛋白体上翻译出多蛋白，在病毒蛋白酶的作用下，被裂解为各种结构蛋白和调控蛋白。

（3）病毒 RNA 再与某些结构蛋白装配形成核衣壳，以出芽方式释放到细胞外，在释放的过程中，通过宿主细胞而获得包膜，组成完整的、具有感染力的子代病毒，感染周围细胞。

（四）HIV 培养特性

HIV 感染的宿主范围及细胞范围都比较狭窄，对 CD4$^+$ 的 T 细胞和巨噬细胞具有亲嗜性，体外只感染 CD4$^+$ 的 T 细胞和巨噬细胞。实验室常用新鲜分离的正常人 T 细胞或用病人自身分离的 T 细胞进行病毒培养。感染后，HIV 在某些 T 细胞中增殖，细胞可出现不同程度的病变。培养细胞中可查出病毒抗原，培养液中可测出反转录病毒酶。

（五）HIV 的变异

HIV 具有高度的遗传特异性，根据 HIV-1 型的 env 和 gag 的基因变异，可将其分为九个亚型，即 A～H 及 O 型。各亚型的分布因不同地区、流行时间和人群传播情况而异。HIV 的变异是由其生物学特性所决定的，也是在宿主的免疫压力下选择的结果。

（六）HIV 的抵抗力

HIV 对理化因素的抵抗力较弱，56 ℃经 30 分钟可被灭活，0.1% 漂白粉、0.2% 次氯酸钙、0.3%H_2O_2、0.5% 甲酚、70% 乙醇、50% 乙醚处理 5 分钟对病毒均有灭活作用。煮沸 20 分钟、高压蒸汽灭菌 121 ℃经 30 分钟也可达到杀灭病毒的目的。对紫外线、γ 射线不敏感。HIV 在室温（20～22 ℃）的条件下，仍可保持活力达 7 天。

二、致病性与免疫性

（一）传染源及传播途径

1. 传染源　AIDS 的传染源主要为 HIV 无症状携带者和 AIDS 患者。在无症状携带者和患者的血液、唾液、精液、乳汁、阴道分泌液、骨髓、脑脊液中含有感染性 HIV 颗粒。AIDS 的高危人群包括男性同性恋者、静脉吸毒者、接受污染血制品治疗者、患 AIDS 的母亲所生的孩子、感染 HIV 的异性伴侣。

2. 传播途径　HIV 的传播途径

①性传播：HIV 的主要传播途径。精液与阴道分泌物中病毒的滴度较高，容易发生感染；直肠黏膜容易破损，是男性同性恋者感染的原因之一。②血液传播：输入被 HIV 污染的血液或血液制品、接受 HIV 感染的器官或骨髓移植、与静脉药瘾者共用污染的注射器及针头、人工授精等。③垂直传播：通过胎盘、产道或经哺乳等方式也可引起传播。

（二）HIV 的感染过程及致病机制

1. HIV 感染　HIV 感染机体后，根据临床表现，可将 HIV 感染的过程分为四个阶段，潜伏期长短不一，一般为 3 个月以上至数年或 10 多年。

（1）原发感染急性期　HIV 感染人体后，即开始大量复制并播散至全身。感染者血清中出现 HIV，从外周血细胞、脑脊液、骨髓细胞中能分离到病毒，此为原发感染急性期。此期病人症状较轻，感染者可出现发热、咽炎、淋巴结肿大、皮肤斑丘疹、黏膜溃疡等自限性症状。持续 1～2 周后，机体可产生免疫应答，清除病毒，病毒水平下降，外周血中 HIV 抗原含量很低或检测不到，进入了无症状潜伏期。

（2）无症状潜伏期　此期可持续数年之久，最长可达 10 年。HIV 水平虽然很低，需要用敏感方法才能检测出来，但仍有病毒复制，感染者血中 HIV 抗体检测阳性。持续损害免疫系统，外周血 CD4$^+$T 细胞数量逐渐下降。感染者不表现临床症状，或仅有无痛性淋巴结肿大。

（3）AIDS 相关综合征期　随着时间的延长，当 HIV 受到某种因素刺激，HIV 由低水平复制转为大量增殖，并造成免疫系统进行性损伤，早期有发热、盗汗、全身乏力、体重下降、皮疹、慢性腹泻，逐步发展到全身性淋巴结肿大，反复出现疱疹等，症状逐渐加重，出现免疫缺陷表现。

（4）典型 AIDS 期　此期患者主要表现为免疫缺陷症的合并感染和恶性肿瘤的发生。由于 AIDS 患者机体免疫力低下，一些对正常机体无致病作用的生物如病毒（巨细胞病毒、EB 病毒）、细菌（鸟型结核分枝杆菌）、真菌（白假丝酵母菌、卡氏肺孢子菌）等，常可造成患者的致死性感染。部分患者还可并发 Kaposi 肉瘤、恶性淋巴瘤、肛门癌、宫颈癌等。随着疾病的发展，有些患者出现中枢神经系统疾患，如 HIV 脑病、脊髓病变、AIDS 痴呆综合征等。感染 HIV 后，10 年内发展为 AIDS 的患者约占 50%，AIDS 患者在 5 年内的病死率约占 90%。

2. HIV 致病机制　HIV 感染所致最重要的损害是侵犯 CD4$^+$T 淋巴细胞，使其发生细胞缺陷和功能障碍；其次也侵犯能表达 CD4$^+$ 分子的单核细胞、巨噬细胞、树突状细胞和皮肤的郎罕细胞。

（1）CD4$^+$T 淋巴细胞受损伤的方式和表现：①直接损伤：HIV 在受感染细胞内大量复制时，细胞染色体外的病毒 DNA 对细胞正常生物合成产生干扰作用，HIV 膜蛋白通过改变细胞膜的完整性和通透性，导致细胞溶解和破坏。②间接损伤：受感染的 CD4$^+$T 淋巴细胞表面有 gp120 和 gp41，可与邻近未受感染的 CD4$^+$T 淋巴细胞结合，导致融合细胞，形成多核巨细胞，导致细胞损伤和死亡。③骨髓造血干细胞受损：HIV 可以感染破坏造血干细胞，使 CD4$^+$T 淋巴细胞生成减少。④免疫损伤：血液中游离的 gp120 可以结合 CD4$^+$T 淋巴细胞，使之形成靶细胞而被其他免疫细胞攻击。

（2）对其他细胞的损害

①HIV 可以感染单核-巨噬细胞，使其成为病毒的储存场所，并在病毒的扩散中起到重要的作用，可携带病毒通过血-脑屏障，引起中枢神经系统感染。② HIV 病毒的感染使 CD4$^+$T 淋巴细胞减少、CD8$^+$T 淋巴细胞相对增多，导致 CD4$^+$T 淋巴细胞与 CD8$^+$T 淋巴细胞比例倒置。迟发型超敏反应减弱或消失，T 细胞对有丝分裂原、特异性抗原、同种异型抗原的细胞增生反应低下，由 T 细胞和 NK 细胞引起的细胞毒反应降低。

（3）HIV 在感染的急性期后，能以潜伏或低水平慢性感染方式长期存在，这是由于 HIV 病毒能逃避宿主免疫系统的清除而在体内潜伏或持续性感染。其机制：①病毒损伤 CD4$^+$T 细胞而使免疫系统功能失效。②病毒基因组与细胞基因组整合，长期处于潜伏状态，细胞膜上不表达或少量表达病毒的结构蛋白，而表现为"无应答"状态。③ HIV 外膜糖蛋白基因易发生变异，形成新抗原而逃避宿主免疫系统的识别和清除；感染的单核-巨噬细胞是 HIV 的长期储存细胞。

（三）免疫性

HIV 感染机体后，可刺激机体发生体液免疫应答，产生对机体具有保护作用的高滴度的抗 HIV 多种蛋白抗体，如 gp120 的中和抗体等。这些抗体均可检出中和活性，但效价低，特异性不高，主要是在急性感染期能降低血清中的病毒抗原量，但病毒只是被局限在淋巴结中活跃复制而不能被清除。HIV 感染也能刺激机体发生细胞免疫应答，包括 ADCC 作用、CTL 作用等，对 HIV 感染的杀伤和阻止病毒经细胞接触而扩散有重要意义，但难以彻底清除潜伏感染的细胞。因此，虽然机体对 HIV 能产生体液免疫应答和细胞免疫应答，但 HIV 仍然能持续地在体内复制，导致慢性感染状态。

三、实验室检查

（一）抗原检测

在急性感染期，可通过 ELISA 法检测患者血浆中 HIV 的核心蛋白 P24 抗原，其出现早于血清抗体，可用于早期诊断。

（二）抗体检测

常用 ELISA 方法筛查 HIV 抗体阳性的感染者。血清抗体出现较迟，一般于感染后 3～4 周才会出现，因此，抗体阴性者不能排除 HIV 的早期感染，应于 2～4 周后复查。初筛阳性者还必须做验证试验，常采用蛋白质印迹法（Western blot）及免疫荧光染色法，检测待检血清中的 HIV 衣壳蛋白抗体（p24）和糖蛋白抗体（gp41、gp120/160），以确定 HIV 感染的诊断。

（三）病毒分离

将正常人 T 淋巴细胞或脐带血淋巴细胞，用 PHA 刺激并培养 3～4 天后，接种患者标本。经培养 2～4 周，如有 HIV 生长，则出现有融合的多核巨细胞及其他不同程度的细胞病变。细胞病变出现后，再用间接免疫荧光法可检查细胞中的 HIV 抗原，或用生化方法检测培养液中的反转录酶活性，以确定 HIV 的存在。

（四）病毒核酸检测

目前通常采用定量 RT-PCR 法检测血浆中的 HIV RNA 拷贝数，监测疾病进展和评价抗病毒治疗效果。PCR 法检测 HIV 前体 DNA，用于诊断血清阳转阴前的急性感染。

📖 知识拓展

正确解释 HIV 抗体检测的结果

人体感染了艾滋病病毒后，一般需要 2 周时间才能逐渐产生病毒抗体。"窗口期"是指从人体感染艾滋病病毒后到外周血液中能够检测出病毒抗体的这段时间，一般为 2 周～3 个月。在这段时间内，血液中检测不到病毒抗体，但是人体具有传染性。只有等到"窗口期"过后，血液中才会有足够数量的艾滋病病毒抗体可以检测出来。但是不能忽视的是，不同个体对艾滋病病毒的免疫反应不一样，抗体出现的时间也不一致，尤其对近期具有高危行为的人，一次实验结果阴性不能轻易排除感染，应间隔 2～3 个月再检查一次。

四、防治原则

由于 AIDS 的高度致死性与惊人的蔓延速度，至今无满意的治疗措施，从而引起全世界的重视，许多国家已采取了预防 HIV 感染的综合措施，我国政府也非常重视对 HIV 的预防及治疗。

（一）加强预防 AIDS 综合管理措施

广泛开展社会宣传教育，普及预防 AIDS 的有关知识。加强性教育，杜绝吸毒、性滥交，阻断母婴传播；对供血者进行 HIV 抗体检测，严格筛选献血员，确保血液及血液制品的安全；严格消毒医疗器械，推广使用一次性注射器，减少医源性 HIV 的传播机会；建立 HIV 感染的监测系统，对高危人群进行 HIV 抗原和抗体检测，加强对 HIV 的监控，控制疾病的流行蔓延。

（二）特异性预防

由于机体对 HIV 感染的免疫应答复杂，不形成保护性免疫；病毒包膜糖蛋白的高度易变性；缺乏敏感的动物模型等，使 HIV 疫苗的研制遇到了极大的困难，尚缺乏理想的特异性预防的疫苗。目前研究较多的是基因工程亚单位疫苗、合成寡肽疫苗、重组病毒载体活疫苗。

（三）抗病毒治疗

HIV 感染与 AIDS 临床表现复杂，治疗较困难。包括抗病毒治疗、提高机体免疫力、机会感染治疗、并发肿瘤等方面，相互矛盾极大。目前，尚无一种能完全治愈 AIDS 的药物。AIDS 的治疗药物主要有以下三类。

1. 核苷酸反转录酶抑制剂　一般可采用齐多夫定（AZT）、双脱氧肌苷（DDI）、脱氧胞苷（DDC）、拉米夫定等，其机制是能干扰病毒 DNA 合成，抑制 HIV 的增殖，但对肝细胞和骨髓造血干细胞有毒性作用，长期用药还会诱导抗药突变株产生。

2. 非核苷酸反转录酶抑制剂　如德拉维拉定、耐维拉平，可抑制病毒 DNA 合成。

3. 蛋白酶抑制剂　如赛科纳瓦、瑞托纳瓦、英迪纳瓦，能抑制 HIV 蛋白水解酶，使大分子聚合蛋白不被裂解，影响病毒的成熟和释放。

目前临床上还使用联合治疗方法（"鸡尾酒"疗法），即使用两种以上反转录酶抑制剂和蛋白酶抑制剂，此方法比使用单药治疗效果好，可较长期抑制病毒复制，受到普遍重视。

知识拓展

世界艾滋病日

1988 年 1 月，世界卫生组织在伦敦召开了一个有 100 多个国家参加的"全球预防艾滋病"部长级高级会议，会上宣布，每年的 12 月 1 日为"世界艾滋病日"。1996 年 1 月，联合国艾滋病规划署在日内瓦成立。1997 年，联合国艾滋病规划署将"世界艾滋病日"更名为"世界艾滋病防治宣传运动"，使艾滋病防治宣传贯穿全年。世界艾滋病日的标志是"红绸带"，象征着人们对艾滋病患者和感染者的关心与支持，象征着人们对生命的热爱和对和平的渴望，也象征着我们要用"心"来参与预防艾滋病的工作。

学习项目二　人类嗜 T 细胞病毒

人类嗜 T 细胞病毒（HTLV）是 20 世纪 80 年代初期，美国和日本学者在研究人类白血病时，分别从人类 T 细胞白血病和毛细胞白血病患者的外周血淋巴细胞培养分离出的一种新的病毒，可在体外连续传代，并证实与人类 T 细胞白血病有病因学联系，遂命名为人类嗜 T 细胞病毒。HTLV 分为 HTLV-1 和 HTLV-2 型，两型间基因组约有 50% 同源性。

一、生物学性状

HTLV 在电镜下呈球形，直径约 100 nm，包膜表面的刺突为病毒特异性糖蛋白 gp120，能与 CD4 分子结合，与病毒的感染、侵入细胞有关。内层衣壳含 P18 和 P24 两种结构蛋白。病毒中心含有病毒 RNA 和反转录酶。

二、致病性与免疫性

HTLV 致细胞恶变机制尚未完全清楚。HTLV 仅感染 CD4$^+$T 细胞并在其中增殖，使受感染的 T 细胞转化，最后发展成为 T 淋巴细胞白血病。目前认为，HTLV 侵入 CD4$^+$T 细胞后，病毒基因组逆向转录，以前病毒形式整合于细胞的 DNA 中。病毒复制时，激活 CD4$^+$T 细胞，使其 IL-2 基因与 IL-2 受体基因异常表达，以致感染病毒的 CD4$^+$T 细胞大量增长，但不受到破坏。这些细胞在继续增殖时，有个别细胞染色体发生突变而成为白血病细胞，细胞不断增殖，发展为白血病。HTLV-1 引起成人 T 细胞白血病，还可引起热带下肢痉挛性瘫痪和 B 细胞淋巴瘤。HTLV 可通过输血及血液制品、共用注射器、性接触等方式传播，也可经胎盘、产道、哺乳等方式传播。

三、诊断与防治

HTLV 的实验室诊断常用免疫荧光法或 ELISA 法筛查患者血清中的特异性抗体。病毒分离方法同 HIV 的检查方法，但在临床中较少应用。

目前尚无有效的 HTLV 疫苗进行预防。其治疗药物中只有 AZT 有一定的治疗效果。

· 学 习 小 结 ·

　　人类免疫缺陷病毒（HIV）是获得性免疫缺陷综合征（AIDS）的病原体。包膜上嵌有 gp120 和 gp41 两种病毒特异性的糖蛋白。核心部分含病毒 RNA、逆转录酶和核衣壳蛋白。其传染源主要为 HIV 无症状携带者和艾滋病患者，主要传播途径为血源传播、性传播、母婴垂直传播。HIV 感染机体后，潜伏期为 3 个月至数年或 10 多年。感染的过程分为四个阶段：原发感染急性期、无症状持续感染期、艾滋病相关综合征和艾滋病期。目前尚无特效药物治疗艾滋病，广泛开展社会宣传教育、禁毒、确保血液及血液制品的安全，建立 HIV 感染的监测系统等综合性措施仍然是预防艾滋病最有效的办法。

　　HTLV 仅感染 CD4$^+$T 细胞并在其中增殖，使受感染的 T 细胞转化，最后发展成为 T 淋巴细胞白血病。

直通考证

　　1. AIDS 的传染源及传播途径有哪些？
　　2. 如何预防 HIV 的感染？

（李文敏）

主题二十四
其他常见病毒

思政领域

通过对其他常见病毒的学习，树立正确的职业观、科学精神、社会责任感等。

学习目标

素质	树立正确的职业观、科学精神、社会责任感。
知识	1. 掌握乙型脑炎病毒、水痘带状疱疹病毒、狂犬病病毒的主要生物学性状、致病性与防治原则。 2. 熟悉出血热病毒、单纯疱疹病毒的主要生物学性状与致病性。 3. 了解登革病毒、森林脑炎病毒的致病性、防治原则。 4. 学会狂犬病病毒感染后的紧急处理方法。
能力	1. 培养自主学习的能力。 2. 具备团队协作能力。

学习导入

小强上幼儿园大班，与同班小磊极其要好。2周前，小磊因病未到幼儿园上学，小强情绪一直比较低落。最近小强觉得全身乏力、头痛，妈妈给他量体温为38℃。随即送医院就诊。1天后在其头面部、躯干等部位出现红色皮疹，迅即变为米粒至豌豆大的圆形紧张水泡，周围有明显红晕，有水泡的中央呈脐窝状。小强觉得又痛又痒，总想用手抓挠。医生随即将小强隔离治疗。

请思考：1. 医生为什么要将小强进行紧急隔离？

2. 对小强应采取哪些护理措施？

其他常见病毒PPT

其他常见病毒思维导图

学习项目一　虫媒病毒

　　虫媒病毒是指通过吸血节肢动物叮咬易感脊椎动物而传播疾病的病毒。该类病毒广泛存在于世界各地，分属于不同的病毒科属，多为自然疫源性，引起人畜共患病，同时具有明显的季节性和地方性。虫媒病毒对人致病的至少有 100 多种。在我国流行的主要有流行性乙型脑炎病毒、森林脑炎病毒、登革热病毒等。

　　虫媒病毒有以下共同特性：①病毒呈小球形。②病毒基因组核酸为单股正链 RNA，病毒颗粒表面有类脂包膜，其上镶嵌着由糖蛋白组成的血凝素，衣壳呈二十面立体对称型。③病毒对热、脂溶剂和去氧胆酸钠等多种理化因素敏感；④病毒宿主范围广，可在许多野生动物、家畜或节肢动物（蚊、蜱、白蛉等）体内增殖。其中，节肢动物既是病毒的传播媒介，又是储存宿主，人、家畜、野生动物及鸟类受其叮咬后可引起感染。

一、流行性乙型脑炎病毒

　　流行性乙型脑炎病毒简称乙脑病毒，是流行性乙型脑炎的病原体。乙脑是一种以蚊为传播媒介的急性传染病，多发于夏秋季。儿童发病率高，近年来成人及老年人患者相对增加。病毒主要侵犯中枢神经系统，临床表现不一，重者死亡率较高，幸存者中有 10% ～ 15% 的人留有严重后遗症。

（一）生物学性状

　　乙脑病毒呈球形，直径 35 ～ 50 nm。其核心为单股正链 RNA，编码 3 种结构蛋白，即衣壳蛋白（C 蛋白）、外膜蛋白（M 蛋白）和包膜蛋白（E 蛋白）。核衣壳呈二十面体对称。有包膜，包膜表面有血凝素刺突，能凝集雏鸡、鸽、鹅及绵羊等的红细胞。特异性免疫血清能抑制本病毒引起的血凝现象。此病毒最易感的动物是乳小鼠，在小白鼠脑内接种后，多于 3 ～ 5 天内发病。病毒可在鸡胚细胞、地鼠肾、幼猪肾细胞中增殖，在 C6/36 蚊传代细胞培养中也能增殖，能引起明显的细胞病变。

　　乙脑病毒只有一个血清型，主要的抗原成分为 E 蛋白，可诱导机体产生特异性中和抗体。抗原性稳定，很少变异，株间毒力差异小，故应用疫苗预防效果良好。

（二）致病性与免疫性

　　在我国，乙脑病毒的主要传播媒介是三带喙库蚊、致乏库蚊、白蚊伊蚊，流行季节与各地蚊密度的高峰相一致。蚊感染病毒后，在一定条件下，病毒在其唾液腺、肠内增殖，此时蚊若叮咬猪、牛、羊、马等家禽家畜，均可引起感染。动物感染乙脑病毒后，虽不出现明显症状，但有短暂的病毒血症期。感染的动物成为传染源。带病毒蚊再叮咬易感动物而形成蚊→动物→蚊的不断循环。若叮咬易感人群则可引起人体感染。乙脑患者和隐性感染者也可成为传染源。幼猪是乙脑病毒传播中最重要的中间宿主或扩散宿主。蚊虫可携带病毒越冬，且能经卵传代，因此蚊不仅是传播媒介，而且也是乙脑病毒的长期储存宿主。

　　乙脑病毒侵入人体后，先在毛细血管内皮细胞、局部淋巴结等处增殖，继而少量病毒进入血流，引起第一次病毒血症，病患者开始出现发热症状。病毒随血流播散到肝、脾等处的单核吞噬细胞内继续大量增殖，再次进入血流，引起第二次病毒血症，患者出现发热、寒战、全身不适等症状。绝大多数患者病情不再继续发展，发生顿挫感染。少数免疫功能低下或血 - 脑屏障发育不全者，病毒可突破血脑屏障而侵入脑组织内增殖，造成脑实质及脑膜炎症，表现为高热、昏睡、剧烈头痛、呕吐、痉挛及颈项强直等。病死率较高，幸存者可遗留后遗症，如痴呆、偏瘫、失语、智力减退等。

乙脑病后和隐性感染均可刺激机体产生持久免疫力，以体液免疫为主。病毒感染1周左右，机体即产生 IgM 中和抗体，第2周 IgM 抗体达高峰，并出现 IgG 中和抗体及血凝抑制抗体。IgG 抗体维持时间长，可达数年。

📖 知识拓展

乙脑疫苗接种

乙脑疫苗接种通常在病毒感染开始流行前1个月进行，重点接种对象是10岁以下儿童和来自非流行区的易感人群。采用皮下注射2次（间隔7～10天），次年加强注射1次的方式进行，预防接种后人群保护率可以达到76%～90%。但由于死疫苗诱导机体产生抗体的持续时间短、需要多次接种等缺点，故减毒活疫苗的研究受到重视。目前，主要根据病毒吸附和形成蚀斑能力的差异来选育有效的减毒活疫苗。我国已选育出 SA 14-14-2 和 SA 14-2-8 株减毒活疫苗，对易感人群、猪和马等进行免疫接种后的抗体阳性率可达到90%以上，并且抗体产生的持续时间较长。

（三）实验室检查

1. 病毒的分离　取发病初期患者血液、脑脊液和尸检脑组织，接种于 C6/36、BHK-21 等传代细胞，均可分离出乙脑病毒。

2. 血清学检查

（1）抗原检测　用免疫荧光染色技术检测发病初期患者血液或脑脊液中的乙脑病毒抗原，阳性结果具有早期诊断意义。

（2）抗体检测　乙脑病毒特异性抗体 IgG 抗体检测通常需检测急性期和恢复期双份血清，恢复期血清抗体效价比急性期血清抗体效价升高4倍或以上时才有诊断价值；也可采用 ELISA 法检测患者血清或脑脊液中的特异性 IgM 抗体，阳性率在90%以上。

（四）防治原则

预防乙脑的关键是防蚊灭蚊，消灭传播媒介、切断传播途径、接种疫苗和管理动物宿主。对易感人群特别是6个月至10岁以下儿童进行疫苗接种可显著降低乙脑发生率。猪是乙脑病毒主要传染源和中间宿主，在流行季节前对猪接种疫苗，可控制传染源，降低乙脑发病率。

二、登革病毒

登革病毒是登革热的病原体。登革热是一种由伊蚊传播的急性传染病，流行于热带、亚热带特别是东南亚、西太平洋和中南美洲地区。在我国广东、海南、台湾及广西等南方地区均有发生，主要在夏秋季流行。

登革病毒形态结构与乙脑病毒相似。体积较小，有四个血清型。在多种组织细胞中能增殖，并产生明显的细胞病变。

初生小鼠对登革病毒敏感，但用3周鼠或成鼠接种病毒很少出现症状。如将病毒接种于猴、猩猩、长臂猿等实验动物，可致隐性感染而不产生症状。

登革病毒经蚊传播，传染源主要为患者和隐性感染者。病毒通过伊蚊叮咬进入人体，在血管内皮细胞和单核吞噬细胞系统中增殖，然后经血流播散，引起发热、肌肉和关节酸痛、淋巴结肿胀、皮肤及内脏器官出血，甚至休克等。一般初次感染病情较轻，一周内恢复；再次感染病情较重，往往出现登革热综合征，病死率达5%～10%。这可能是患者血清中已有特异性抗体的关系。

血清学诊断一般采集患者早期和恢复期血清测血凝抑制抗体或补体结合抗体。若单份血清血凝抑制抗体滴度超过 1∶1 280 及补体结合抗体滴度超过 1∶32 有诊断意义。双份血清恢复期抗体滴度比急性期升高 4 倍以上者，可确诊。近年来应用抗体捕获 ELISA 法及斑点免疫测定法检测特异性 IgM 抗体，有助于早期诊断。

三、森林脑炎病毒

森林脑炎病毒又称俄罗斯春夏型脑炎病毒，是引起森林脑炎的病原体。森林脑炎是一种由蜱传播的自然疫源性疾病，在我国东北和西北一些林区曾有流行。

森林脑炎病毒的形态、结构、培养特性及抵抗力与乙型脑炎病毒相似。动物感染范围广，以小鼠的敏感性最高，任何途径接种均能感染。在原代鸡胚细胞和地鼠肾传代细胞培养中生长并引起病变。

森林脑炎是一种中枢神经系统的急性传染病。蜱既为传播媒介，也是储存宿主。在自然疫源地，病毒通过蜱叮咬兽类和野鸟而在动物间传播和循环。易感人群进入自然疫源区被蜱叮咬而感染。近年发现病毒也可通过胃肠道传播。感染病毒的山羊可通过乳汁排出病毒，饮用生羊奶可引起感染。人感染病毒后，大多数为隐性感染，少数感染者经 7～14 天潜伏期后突然发病，出现高热、头痛、昏睡、颈项强直、肢体弛缓性麻痹等症状。重症患者可出现发音、吞咽困难、呼吸及循环衰竭等，死亡率高达 30%。感染后无论是否发病均可获得持久的免疫力。

森林脑炎的预防应以灭蜱和防蜱叮咬为重点，尤其在林区工作者应特别做好个人防护。特异性预防方法是对有关人员接种地鼠肾细胞培养的灭活疫苗，第一年接种 3 次，以后每年加强免疫 1 次，已证明安全有效。

学习项目二　疱疹病毒

疱疹病毒是一组中等大小有包膜的 DNA 病毒，现已发现 100 多种，与人类致病有关的疱疹病毒主要有单纯疱疹病毒、水痘—带状疱疹病毒、EB 病毒、巨细胞病毒等。其中，单纯疱疹病毒 Ⅰ 型引起的疾病最为常见，20% 以上的成人都曾经感染过。

疱疹病毒的主要特征如下。

1. 病毒呈球型，直径约 120 nm，核衣壳是由 162 个壳微粒组成的立体对称二十面体，病毒核心由线性双链 DNA 组成。核衣壳周围有一层厚薄不等的非对称性披膜，最外层有包膜，包膜表面有由糖蛋白组成的刺突。

2. 人疱疹病毒能在二倍体细胞核内复制，产生明显的细胞病变，形成嗜酸性包涵体。病毒可通过细胞间桥直接扩散，感染细胞与邻近未感染细胞融合，形成多核巨细胞。

3. 病毒感染宿主细胞可表现为潜伏性感染和增殖性感染。潜伏性感染病毒不增殖，其 DNA 稳定地持续于细胞核内，病毒基因组的表达受到抑制，直到受刺激激活后，可转为增殖性感染。增殖性感染是指病毒在感染细胞内增殖，并引起细胞破坏。

一、单纯疱疹病毒

单纯疱疹病毒（HSV）能够在感染急性期引起水疱性皮疹，故称之为单纯疱疹病毒，它是疱疹病毒中的典型代表。

（一）生物学特性

单纯疱疹病毒呈球形，直径约150 nm，有包膜。基因组由两个互相连接的长片段（L）和短片段（S）形成双股线状DNA。HSV有两个主要血清型，即HSV-Ⅰ型和HSV-Ⅱ型，两种病毒的核苷酸序列有50%的同源性。

（二）致病性与免疫性

HSV在人群中感染很普遍，传染源多为患者和病毒携带者。病毒常存在于疱疹病灶或病毒携带者的唾液中，主要通过密切接触与性接触传播，也可经飞沫传播。病毒经口腔、呼吸道、生殖道黏膜、破损皮肤、眼角膜等侵入人体引起感染。

1. 原发感染 多发生于半岁以后的婴儿，HSV-Ⅰ的原发感染可引起牙龈炎、疱疹性角膜炎、疱疹性脑膜炎等；HSV-Ⅱ则主要引起生殖器疱疹。

2. 潜伏感染与再发感染 是HSV的一个重要特征。机体原发感染了HSV后，迅速产生特异性免疫将大部分病毒清除，少数病毒则长期潜伏于宿主体内，不引起临床症状。HSV-Ⅰ潜伏于三叉神经节和颈上神经节，HSV-Ⅱ潜伏于骶神经节。当机体受到情绪紧张、劳累、日晒、寒冷、月经、感冒、其他微生物感染等非特异性刺激时，潜伏的病毒被激活转为增殖性感染，引起复发性局部疱疹。

3. 先天性新生儿感染 妊娠期妇女因HSV-Ⅰ原发感染或潜伏感染的病毒被激活后，可通过胎盘或生殖道上行，引起胎儿宫内感染，诱发胎儿流产、早产、死胎、畸形。患生殖道疱疹的孕妇，HSV也可于分娩时通过产道传染给新生儿，引起新生儿疱疹，此种感染最为常见。

近年来研究认为，HSV-Ⅱ与宫颈癌的发生有较密切的关系。有资料表明，宫颈癌患者HSV-Ⅱ抗体滴较高；可用免疫荧光法从宫颈癌脱落细胞中查出HSV-Ⅱ抗原；采用分子杂交方法证实在宫颈癌活检标本中检出了HSV-Ⅱ DNA片段。

（三）实验室检查

取患者疱疹液、唾液、脑脊液、结膜及角膜刮取物、阴道拭子等标本，接种于兔肾、人胚肾、人羊膜等易感细胞，可分离单纯疱疹病毒。用荧光素和酶标记单克隆抗体染色，可检查细胞内的疱疹病毒抗原。应用核酸杂交法和PCR技术可检测疱疹病毒的DNA。

（四）防治原则

目前对于HSV的感染尚无特异性预防方法。亚单位疫苗较为理想，正在研究中。应注意避免有害因素对机体的刺激，避免和患者接触而减少感染机会。孕妇产道有HSV-Ⅱ感染，可行剖腹产或给新生儿注射丙种球蛋白作紧急预防。

抗疱疹病毒的化学药物有碘苷、阿糖胞苷等滴眼，对疱疹性角膜炎有较好的疗效。阿昔洛韦对HSV有抑制作用，对生殖器疱疹、疱疹性脑炎、复发性疱疹有较好的疗效。

二、水痘-带状疱疹病毒

水痘-带状疱疹病毒（VZV）感染后，在不同时期引起不同的临床表现。儿童期初次感染表现为水痘，病愈后潜伏在体内；少数人在青春期或成年后，潜伏病毒复发感染引起带状疱疹。

1. 生物学性状 VZV只有一个血清型，其基本特性与HSV相似。在人胚成纤维细胞中缓慢增殖，受感染细胞出现嗜酸性核内包涵体和多核巨细胞，人是唯一的自然宿主。

2. 致病性与免疫性 人是VZV的唯一自然宿主，皮肤是其主要靶细胞。水痘病人是唯一的传染源。VZV的传染性极强，主要经呼吸道传播。幼儿在初次感染（原发感染）后，约经2周的潜伏期，在全身皮肤引起斑丘疹、水疱疹，呈向心性分布，以躯干较多，可在1周内痊愈，如抓破水痘继发感染，可形成脓疱疹。水痘消退后不遗留疤痕，病情一般较轻，偶有并发病毒性脑炎或肺炎。若病儿免疫缺陷或免疫功能低下，易患重症水痘。成人若初次感染VZV，常发生病毒性肺炎，病情一般较重。

孕妇患水痘后，表现也较严重，可导致胎儿畸形、流产或死胎。

带状疱疹仅发生于过去有水痘病史的人，成人和老人多发。儿童在水痘病愈后，病毒没有被完全清除，长期潜伏于脊髓后根神经节和脑神经的感觉神经节中。中年以后，当机体免疫功能下降、接受放射治疗、器官或骨髓移植、患白血病等，潜伏在神经节中的 VZV 被激活，沿感觉神经轴索下行，到达所支配的胸腹或脸部皮肤内增殖，引起复发。由于疱疹沿感觉神经支配的皮肤分布，串联成带状，故称带状疱疹。

3.实验室检查　水痘 - 带状疱疹临床症状典型，一般不需实验室检查。必要时可以从疱疹基底部取标本进行涂片染色，查找抗原或嗜酸性包涵体，也可用单克隆抗体荧光免疫法检查 VZV 抗原，有助于快速诊断。

4.防治原则　健康未感染 VZV 的 1 岁以上儿童接种 VZV 减毒活疫苗，可有效防止水痘感染和流行。使用阿昔洛韦、泛昔洛韦、大剂量干扰素可限制病情发展，缓解局部症状。

学习项目三　狂犬病病毒

狂犬病病毒是狂犬病的病原体，是弹状病毒科狂犬病病毒属的一种嗜神经性病毒。许多动物（如狼、狐狸、臭鼬、浣熊、蝙蝠、犬、猫等）既是储存宿主又是传播媒介。人被病畜或带狂犬病病毒的动物咬伤可引起感染。

学习导入

小佳的父亲花 200 元钱从市场买了一条不足半岁的小狗。有一天小佳在与小狗嬉戏中被狗咬伤，当时伤口没有流血，就仅在家中进行了简单处理。3 个月后，小佳开始出现低烧、畏寒等症状。小佳父亲用温度计测得她的体温为 38 ℃，家人以为孩子患了感冒，略微发热，无大碍，给她买回感冒药服用。几天后，小佳病症突然加重，出现怕风、怕光、恐水等症状。没过几天，就在小佳度过 3 岁生日的当晚离开了人世。

请思考：1.对疑似狂犬病病毒感染者应如何处理？

2.狂犬病患者的早期症状有哪些？如何护理？

一、生物学特性

狂犬病毒形态呈子弹状（图 24-1），大小约 75 nm × 180 nm。核衣壳呈螺旋对称，核心是单负链 RNA 和核蛋白，外层为包膜，包膜有许多糖蛋白刺突，与病毒的感染性和毒力有关。

狂犬病病毒的动物感染范围广，在易感动物或人的中枢神经细胞（主要是大脑海马回的锥体细胞）中增殖时，在细胞质中形成嗜酸性包涵体，称内基小体，在诊断上有很大的价值。

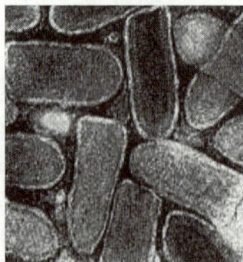

图 24-1　狂犬病病毒（电镜下）

狂犬病病毒不耐热，50 ℃经 1 小时，100 ℃经 2 分钟即可灭活；对酸、碱、新洁尔灭、福尔马林等消毒药物敏感；70% 酒精、0.01% 碘液和 1% ～ 2% 的肥皂水亦能使病毒灭活。在室温下病毒的传染性可保持 1 ～ 2 周。

二、致病性与免疫性

狂犬病的主要传染源是病犬，其次是猫和狼。人被患病动物咬伤、抓伤和舔伤皮肤黏膜后，其唾液中的病毒通过伤口进入体内。潜伏期一般为 1～3 个月，但也有短至 1 周或长达数年才出现症状者，其长短与被咬伤的部位距头部的远近及伤口内感染的病毒量等因素有关。病毒自咬伤部位皮肤或黏膜侵入后，首先在局部伤口的肌细胞内少量繁殖，然后随血液或感觉神经纤维上行至中枢神经系统，在神经细胞中增殖后，侵犯脊髓、脑干、小脑等部位的神经元，最后又随传出神经到达各组织与器官，尤以涎腺、舌部味蕾、嗅神经上皮等处病毒最多。人发病时，临床表现首先是伤口处有蚁行感，接着出现头痛、乏力、流涎、流泪、恶心呕吐等症状，继而出现兴奋性增高，吞咽或饮水时喉肌痉挛，见水或闻水声喉痉挛更严重，故称"恐水症"。发病 3～5 天后，患者转入麻痹期，最后因昏迷、呼吸肌麻痹和循环衰竭而死亡，病死率几乎达 100%。

近年来，人类狂犬病病毒的隐性感染已逐渐得到认同。对隐性感染的判断是依据对无狂犬疫苗接种史的狂犬病病毒密切接触者（即狂犬病暴露者），如果体内有狂犬病病毒特异性抗体且健康存活，即认为是狂犬病病毒的隐性感染者。由于狂犬病的潜伏期长短不一，少数病例可达 20 年左右，因而隐性感染者是否是真正意义上的隐性感染者，未来其会不会发展为狂犬病而死亡，有进一步研究的必要。

动物实验表明，机体感染狂犬病病毒后，能产生中和抗体和细胞免疫，在狂犬病疫苗接种后的特异性抗感染免疫机制中起重要作用。

三、实验室检查

人被犬或其他动物咬伤后，应立即将犬或动物捕获隔离观察。若连续观察 7～10 天不发病，则可认为未患狂犬病或咬人时唾液中尚无狂犬病病毒。若观察期间发病，应将其杀死，取脑组织作病理切片检查包涵体，或用免疫荧光抗体法检查病毒抗原。

狂犬病患者的诊断，可取唾液沉渣涂片、睑及颊皮肤活检，用免疫荧光抗体法检查病毒抗原。也可应用 PCR 检测标本中狂犬病毒的 RNA，敏感性和特异性均较高。

四、防治原则

狂犬病在世界很多国家均有发生，全世界每年因狂犬病死亡的人数达 5 万多，我国也属于人狂犬病严重流行的国家之一。近年来，由于"宠物热"的兴起，狂犬病疫情一直呈上升趋势，占传染病发病的第二位，病死数量和病死率都高居我国 37 种法定报告传染病首位。故捕杀野犬、病犬，加强家犬管理，注射犬用疫苗是主要的预防措施。

知识拓展

狂犬疫苗的接种

狂犬疫苗的接种对象：①被狼、狐等野兽所咬者；②被发病随后死亡（包括观察期内）或下落不明的犬、猫所咬者；③被已被击毙和脑组织已腐败的动物所咬者；④皮肤伤口被狂犬唾液沾污者；⑤伤口在头、颈处，或伤口较大而深者，如咬人动物（指非流行区而言）5 日后仍安然无恙，注射即可中止；⑥医务人员的皮肤破损处为狂犬病病人沾污者等。近年来，国内已发现一些被咬伤发生狂犬病而死亡的病例，而犬却安然无恙，经证实该犬的唾液内带毒，故流行区被犬咬伤者均应接种。

人被动物咬伤后，应就地及时（最好是在咬伤后几分钟内）对伤口进行清洗消毒。伤口不宜包扎、缝口，开放性伤口应尽可能暴露，先用 20% 肥皂水或 0.1% 新洁尔灭或清水反复充分洗涤；对较深的伤口，用注射器伸入伤口深部进行灌注清洗，做到全面彻底。再用 70% 乙醇消毒，继而用浓碘酊涂擦。应用高效价抗狂犬病病毒血清于伤口周围及底部进行浸润注射及肌肉注射。由于狂犬病潜伏期较长，人被动物咬伤后应及早接种疫苗，以预防发病，可于第 1、3、7、14、28 天各肌注 1 mL，可诱导机体产生高滴度抗体，副作用小，免疫效果好。

学习项目四　其他病毒

一、出血热病毒

出血热病毒是指由节肢动物或啮齿类动物传播引起病毒性出血热的一类病毒。病毒性出血热（VHF）以"3H"症状，即 hyperpyrexia（高热）、hemorrhage（出血）、hypotension（低血压）和高死亡率为主要临床特征。节肢动物和啮齿类动物为出血热的自然宿主。在我国已发现有汉坦病毒、新疆出血热病毒等。

（一）汉坦病毒

汉坦病毒，是流行性出血热的病原体。1978 年，从韩国汉坦河附近流行性出血热疫区捕获的黑线姬鼠肺组织中分离出该病毒。因其引起出血热的临床特征是患者常伴有肾损伤，引起肾综合征出血热（HFRS），故又名肾病综合征出血热病毒。我国是世界上 HFRS 疫情最严重的国家之一。

汉坦病毒呈球形、卵圆形或多形态性，直径约 100 nm，基因组为单股负链 RNA。核衣壳外层有双层脂质包膜，包膜表面有血凝素，可凝集鹅红细胞。该病毒可在人肺传代细胞、非洲绿猴肾等细胞中增殖，一般不引起明显细胞病变。病毒增殖时可在细胞质内胞核周围出现特殊形态的包涵体。黑线姬鼠、长爪沙鼠、大鼠、乳小鼠和金地鼠为易感动物。实验感染后，在鼠肺、肾等组织中可检出大量病毒。

流行性出血热有明显的季节性和地区性，发病高峰与鼠类分布和活动及其与人的接触时间有关。传染源是带病毒动物，病毒在这些动物体内增殖后，随其唾液、粪、尿等排出污染食物、水源、空气等。人通过呼吸道、消化道或破损皮肤接触等方式被感染。

病毒进入人体后经 1～2 周的潜伏期，患者出现高热、头痛、肌肉痛、球结膜水肿充血、腋下及软腭处有出血点等症状；重症患者可出现多器官出血和肾衰竭。典型病例具有发热、出血和肾损害三大主症。临床经过包括发热期、低血压休克期、少尿期、多尿期和恢复期。病后可获持久免疫力。

采用血清学试验检测患者血清中抗体，如用间接免疫荧光法、ELISA、血凝抑制试验等检测病毒特异性抗体 IgM 或 IgG，单份血清 IgM 抗体阳性，双份血清 IgG 抗体效价呈 4 倍或以上增高者，均有诊断意义。应用核酸杂交技术、PCR 技术检测病毒 RNA，特异性和敏感性更高。

预防主要采取灭鼠、防鼠、消毒和个人防护措施。目前我国已成功研制出三类 HFRS 疫苗，免疫效果良好。

（二）新疆出血热病毒

新疆出血热病毒又称克里米亚 - 刚果出血热病毒，从我国新疆塔里木盆地出血热病人血液、尸体器官中分离获得。病毒体呈圆形或椭圆形，直径为 90～100 nm，病毒的结构、培养特点、抵抗力与汉坦病毒相似，但免疫原性、传播方式、致病性却不相同。

新疆出血热是一种自然疫源性疾病，主要分布于有硬蜱活动的荒漠牧场。有严格的地区性和明显的季节性，每年 4—5 月蜱大量增殖时是发病高峰。羊是主要储存宿主，硬蜱既是传播媒介，又是储存宿主。病毒在蜱内增殖并能经卵传给后代。通过蜱的叮咬，病毒传播于人与动物间。人被带病毒蜱叮咬后，经 5～7 天潜伏期发病，以发热、全身疼痛、皮肤黏膜出血点为主要特征。严重者有呕血、血尿及蛋白尿。病后机体能产生多种抗体，可获得持久免疫力。

防治措施主要是：防蜱叮咬和灭蜱。目前我国已成功地研制出精制的灭活乳鼠脑疫苗，可有效预防蜱叮咬。

二、人乳头瘤病毒

人乳头瘤病毒（HPV）是一种具有种属特异性的病毒，对皮肤和黏膜上皮细胞有高度的亲嗜性。病毒在这些细胞中复制，能诱导上皮增殖，表皮变厚，伴有棘层增生和某些程度表皮角化，在颗粒层常出现嗜碱性核内包涵体。上皮增生形成乳头状瘤，也称为疣。

HPV 为无包膜球形病毒，直径为 52～55 nm；病毒的核心为双链 DNA；病毒衣壳由两种结构蛋白构成的 72 个壳微粒组成，为二十面立体对称型。

HPV 主要是通过直接接触感染者病变部位或被污染物品而传播。生殖器感染主要是性接触传播；有增多趋势的婴幼儿尖锐湿疣，多系分娩过程或出生后与母体的密切接触传染所致；少数患者则可通过内裤、浴巾、浴盆等生活用品感染。HPV 仅停留在感染部位的皮肤黏膜中，不产生病毒血症。

大多数宫颈癌是由 HPV 感染所致。已分离出的 HPV 达 100 多型，其中至少 14 型可导致宫颈癌或其他恶性肿瘤。全球范围内，大多数的宫颈癌中可测出高危型 HPV16 和 18 亚型，其中 HPV16 亚型诱发癌变的潜力最大。低危型 HPV6 和 11 亚型则与绝大多数生殖器尖锐湿疣和几乎所有复发性呼吸道乳头状瘤相关。

HPV 感染后，在感染病灶出现 1～2 个月内，血清内出现抗体，病灶消退后，抗体尚维持续数月到数年，但该抗体无保护性免疫作用。

应用免疫组化方法检测病变组织中的 HPV 抗原，用核酸杂交法、PCR 技术检测 HPV 的 DNA，已被广泛用于疣的确诊和 HPV 致病关系的研究。

HPV 感染的临床治疗方法有药物治疗，如利巴韦林、三氯醋酸软膏等；局部物理治疗，如微波、激光及冷冻等；免疫治疗，如重组人干扰素、α-2b 胶囊、白介素-12 等。目前 HPV 疫苗有二价、四价和九价疫苗。九价疫苗预防的种类最为广泛，注射年龄在 16～26 岁，可以预防 90% 以上的宫颈癌，以及外阴癌、肛门癌等。

· 学习小结 ·

流行性乙型脑炎病毒是流行性乙型脑炎的病原体，以蚊为传播媒介进行传播。预防流行性乙型脑炎的关键是防蚊灭蚊，接种乙脑疫苗可显著降低流行性乙型脑炎的发生。

与人类感染有关的有单纯疱疹病毒、水痘 - 带状疱疹病毒等，潜伏感染是其感染特性。可引起单纯疱疹、水痘 - 带状疱疹等疾病。

狂犬病毒是引起狂犬病的病原体，传染源为患病的犬、猫和狼等。在狂犬病的防治中，捕杀野犬，加强家犬管理，注射犬用疫苗是其主要的预防措施。人被动物咬伤后，应及时有效地处理伤口。由于狂犬病潜伏期较长，可以尽早接种狂犬疫苗加以预防，必要时注射免疫血清以预防发病。

人类乳头状瘤病毒是一种具有种属特异性的病毒，对皮肤和黏膜上皮细胞有高度的亲嗜性。大量繁殖的 HPV 导致活动性感染，进而诱发鳞状上皮增殖，转变为良性肿瘤（如疣和乳头瘤）。HPV 疫苗可很好地预防宫颈癌。

📝 **直通考证**

1. 常见的疱疹病毒有哪些？各引起什么疾病？有何感染特点？
2. 被动物抓伤、咬伤后，怎样正确处理伤口？
3. 叙述狂犬病毒的感染途径和致病特点。

（李文敏）

人体寄生虫学

主题二十五	人体寄生虫学概述
主题二十六	医学蠕虫
主题二十七	医学原虫
主题二十八	医学节肢动物（线上自学）

寄生虫学思维导图

人体寄生虫学概述

思政领域

让学生通过对于寄生虫学相关知识的学习，感受到中华民族的自强不息、不屈不挠的民族精神，从而提高民族自豪感和制度自信心。

学习目标

素质	对寄生虫学有初步认识，提高学生对于寄生虫类传染性疾病的防控意识，增强医学生的责任意识和专业素养。
知识	1.掌握寄生虫、宿主、生活史等相关概念及寄生虫对宿主的损害。 2.熟悉寄生虫病流行的环节、影响因素、特点、防治原则。 3.了解寄生虫感染的免疫和我国寄生虫病的防治现状。
能力	对人体寄生虫学有初步认识。

人体寄生虫学概述
PPT

人体寄生虫学概述
思维导图

学习项目一　人体寄生虫的基本概念

任务拓展

学习导入

自然界当中，有很多生物都需要跟其他种类生物生活在一起。比如鮣鱼和鲨鱼，海葵和寄居蟹，蛔虫和人等。

1. 你知道它们是怎样的一种生活关系吗？

2. 上述三组生活现象是不是都是寄生现象呢？

3. 在学习和生活中接触的有哪些动物会发生寄生现象呢？

一、寄生关系

在自然界，两种不同的生物共同生活的现象，称为共生。根据共生生物之间的利害关系，又可将共生现象分为共栖、互利共生和寄生三种基本类型。

（一）共栖

两种生物共同生活，其中一方受益，另一方既不受益也不受害的现象称为共栖。如人结肠内的阿米巴以细菌为食，但是不侵入肠黏膜致病，对人体无利也无害。

（二）互利共生

两种生物共同生活，双方相互依靠、彼此受益的现象称为互利共生。如牛、马胃内的纤毛虫以分解植物纤维为食物来源，有助于牛、马对食物的消化；而纤毛虫的繁殖和死亡又为牛、马提供了蛋白质。

（三）寄生

两种生物共同生活，其中一方受益、另一方受害的现象称为寄生。寄生生物中受益的一方称为寄生物，受害的一方称为宿主。如蛔虫寄生于人体小肠，引起肠蛔虫病。

二、寄生虫与宿主的类别

（一）寄生虫及其类型

在自然界中，某些低等动物逐渐失去自生生活能力，长期或短暂地依附于另一种生物的体内或体表，从中获得营养并给对方造成损害，称为寄生虫。与医学相关的人体寄生虫可分为医学原虫、医学蠕虫和医学节肢动物三大类。

根据寄生虫与宿主的关系，可分为以下几种类型。

1. 依寄生性质分　①专性寄生虫：指生活史的各个时期或某个阶段必须营寄生生活，如血吸虫。②兼性寄生虫：可寄生也可营自生生活，如粪类圆线虫。③机会致病寄生虫：通常处于隐性感染状态，当宿主免疫功能低下时，出现异常增殖并致病，如弓形虫。④偶然寄生虫：因偶然机会侵入宿主而营寄生生活，如某些蝇蛆。

2. 依寄生部位分　体内寄生虫和体外寄生虫。

3. 依寄生时间分　长期性寄生虫和暂时性寄生虫。

根据生物学系统分类，人体寄生虫归属于动物界的五个门：①线形动物门，有线虫纲；②扁形动物门，有吸虫纲、绦虫纲；③棘头动物门，有棘头虫纲；④原生动物门，有叶足纲、孢子纲等；⑤节肢动物门，有昆虫纲、蛛形纲等。

（二）宿主及其类型

被寄生虫寄生的生物称之为宿主。寄生虫在发育过程中需要一种或多种宿主，按照寄生关系的性质，宿主可分为以下类型。

1.终宿主　寄生虫的成虫或有性生殖阶段所寄生的宿主。

2.中间宿主　寄生虫的幼虫或无性生殖阶段所寄生的宿主。有些寄生虫在其发育过程中需两个或以上的中间宿主，按其寄生顺序依次称为第一和第二中间宿主。

3.保虫宿主　亦称储存宿主，是指可以作为人体寄生虫病传染来源的受染脊椎动物。

4.转续宿主　某些寄生虫的幼虫侵入非正常宿主，不能继续发育，但可长期生存，以后如有机会进入正常宿主体内，则可以继续发育，这种非正常宿主称为转续宿主。

三、寄生虫的生活史

寄生虫完成一代生长发育和繁殖的全过程称为寄生虫的生活史。根据寄生虫在完成生活史过程中是否需要中间宿主，可将其分为两种类型。

1.直接发育型　在完成生活史过程中不需要中间宿主，如蛔虫、钩虫等。

2.间接发育型　有些寄生虫在完成生活史过程中需要在中间宿主或吸血节肢动物体内发育至感染阶段才能感染人体。如血吸虫、丝虫等。

寄生虫生活史过程中，具有感染人体能力的发育阶段称为感染阶段。有的寄生虫生活史中仅有无性生殖，有的则仅有有性生殖；有的寄生虫兼有无性和有性两种生殖方式才能完成一代发育，称为世代交替。

学习项目二　寄生虫与宿主的相互关系

一、寄生虫对宿主的致病作用

（一）夺取营养

寄生虫在宿主体内摄取营养物质，使宿主营养损耗，引起人体抵抗力下降。例如猪带绦虫及蛔虫等。

（二）机械损伤

蛔虫阻塞胆管，猪囊尾蚴压迫脑组织，钩虫的钩齿咬伤肠黏膜均可引起组织机械性损伤等。

（三）毒性作用与超敏反应

寄生虫的代谢产物、分泌物及排泄物对人体组织的刺激作用，产生病理变化。例如，溶组织内阿米巴分泌溶组织蛋白水解酶，可溶解肠黏膜及黏膜下层组织，形成溃疡。

二、宿主对寄生虫的免疫作用

宿主对寄生虫的寄生可产生一系列的防御反应，进而抑制、杀伤或消灭感染的寄生虫，包括非特异性免疫和特异性免疫两种。

（一）非特异性免疫

非特异性免疫是指宿主对某些寄生虫具有先天不感受性。例如，鼠疟原虫不能感染人，人疟原虫不能感染鼠。此外，宿主皮肤、黏膜的屏障作用，消化液的化学作用，单核吞噬细胞系统的吞噬作用，淋巴结的过滤作用和补体系统的功能，都属非特异性免疫。

（二）特异性免疫

寄生虫抗原进入宿主后，刺激宿主免疫系统所诱发的免疫应答，为特异性免疫。特异性免疫的类型有：

1.消除性免疫　人体感染某种寄生虫后所产生的特异性免疫既可消除体内寄生虫，又能完全抵抗再感染。

2.非消除性免疫

（1）带虫免疫　疟疾患者在临床症状消失后，宿主血内仍保持较低密度的原虫，使机体产生一定的免疫力，能抵抗同种疟原虫的再感染。一旦根治，原虫消失，免疫力也随之消失，故称带虫免疫。

（2）伴随免疫　宿主感染血吸虫后，可产生免疫力，其体内成虫不受免疫效应的作用，但可抵抗下次同种尾蚴的再感染，称伴随免疫。

（三）免疫逃避

寄生虫与宿主在长期相互适应的过程中，有些寄生虫能逃避宿主的免疫效应，在宿主体内存活、繁殖，不被消灭，其机制如下。

1.抗原性改变　如被恶性疟原虫寄生的红细胞表面抗原变异，免疫系统不能识别；有的是抗原伪装，如血吸虫通过虫体体表结合宿主抗原逃避宿主免疫系统识别。

2.解剖位置的隔离　寄居于肠道的寄生虫不易与抗体和免疫细胞接触，逃避免疫系统的攻击。

3.抑制或破坏宿主的免疫应答　有些血液寄生原虫，能刺激多克隆 B 细胞增殖分化，产生多克隆抗体，使对抗原敏感的 B 细胞衰竭，导致免疫抑制。

（四）寄生虫性超敏反应

寄生虫抗原刺激宿主产生的免疫反应，一方面，有不同程度的保护作用；另一方面，也可发生对宿主有害的各型超敏反应，引起炎症反应和组织损伤。

学习项目三　寄生虫病的流行与防治

一、流行的基本环节

（一）传染源

传染源指感染了寄生虫的人和动物，包括患者、带虫者和保虫宿主。

（二）传播途径

传播途径指感染阶段的寄生虫侵入人体的途径。

1.经口感染　通过食物、饮水及污染手指进入人体，如蛔虫等。

2.经皮肤感染　经皮肤主动侵入人体，如血吸虫的尾蚴等。

3.经节肢动物感染　有些寄生虫必须在节肢动物体内发育至感染阶段，再通过叮咬使人受感染。如疟原虫等。

4.接触感染　人与人的直接接触及间接接触可感染阴道毛滴虫及疥螨等。

5.经胎盘感染　孕妇感染某种寄生虫后，可由血流经胎盘使胎儿受染，如弓形虫等。

除以上较常见的感染方式外，尚有经输血感染、吸入感染、自体感染等。

（三）易感人群

易感人群指在某寄生虫病流行区免疫力低下的人。例如，儿童及来自非流行区的无免疫力人群容易感染。

二、流行因素

（一）自然因素

自然因素包括温度、湿度、雨量、光照等气候因素和地理环境，这些因素会影响某些寄生虫的生长发育以及中间宿主和节肢动物的孳生与分布。例如，我国南方气候湿热多雨，江河纵横，湖泊罗布，适宜许多寄生虫及其中间宿主或媒介的生长繁殖。

（二）生物因素

有些寄生虫在其生活史过程中需要在中间宿主或节肢动物体内发育或繁殖后才能感染人体，这些中间宿主或节肢动物的存在与否，决定了这些寄生虫病能否流行。

（三）社会因素

社会因素包括社会制度、经济状况、文化教育、卫生水平，以及生产方式、生活习惯等。

三、流行特点

（一）地方性

受地理环境和中间宿主及媒介节肢动物等因素的影响，寄生虫病具有明显的地域性。如日本血吸虫病流行区与钉螺的分布一致。

（二）季节性

由于温度、湿度、雨量、光照等自然因素对寄生虫及其中间宿主和媒介节肢动物种群数量的消长和活动产生影响，寄生虫病的流行往往呈现明显的季节性。如丝虫病、疟疾与蚊的季节消长有密切关系。

（三）自然疫源性

某些人体寄生虫病可以在人和其他脊椎动物之间自然传播，称为人兽共患寄生虫病。如黑热病可在荒漠地区的脊椎动物之间传播，当人偶然进入该地区时，即可感染人体。

四、寄生虫病的防治

对任何一种寄生虫病开展防治之前，均应对其流行状况和流行因素作深入调查，采取控制传染源、切断传播途径及保护易感者的综合措施。

（一）控制传染源

在流行区普查普治患者、带虫者和保虫宿主，是控制传染源的重要措施；在非流行区检测和控制来自流行区的流动人口，是防止传染源输入和扩散的必要手段。

（二）切断传播途径

针对各种寄生虫病传播的不同途径，采取综合措施。加强粪便及水源管理，搞好环境和个人卫生，消灭及控制节肢动物和中间宿主。

（三）保护易感者

加强卫生知识的宣传教育，讲究个人卫生，饭前便后洗手，不吃生冷食物，改变不良的饮食习惯和行为方式，提高自我保护意识，加强锻炼身体，提高对寄生虫感染的免疫力。

· 学 习 小 结 ·

　　人体寄生虫是靠寄生生活而生存的低等动物，包括医学蠕虫、医学原虫和医学节肢动物三类。被寄生虫寄生的人或动物称为宿主，其主要类别有中间宿主、保虫宿主和终宿主等。寄生虫完成一代生长发育和繁殖的全过程称为寄生虫的生活史；寄生虫生活史过程中具有感染人体能力的发育阶段称为感染阶段；寄生虫通过夺取营养、机械损伤、毒性作用与超敏反应损害宿主；宿主则通过非特异性免疫与特异性免疫对寄生虫产生抑制或清除作用；传染源、传播途径和易感人群是寄生虫病流行的三个基本环节，生物因素、社会因素、自然因素等对寄生虫病的流行也产生重要影响；防治寄生虫病包括控制和消灭传染源、切断传播途径、保护易感者等综合措施。

直通考证

1. 寄生虫与宿主各有哪些类别？分别是何含义？
2. 寄生虫生活史有哪两种类型？区分依据是什么？举例说明。
3. 寄生虫对宿主的损害有哪几个方面？各举例说明。

（胡逸晨）

医学蠕虫

　　创新是一个民族的灵魂。淋巴丝虫病在新中国成立初期估计感染人数为3 099万，在长时间对比及实践研究中，国家颁布乙胺嗪药盐普服方案。人群普遍服药，从而消灭传染源，对淋巴丝虫病的控制起到了关键性作用，我国也走出了一条具有中国特色的丝虫病防治之路。正是由于不断努力创新，坚持科研为防治服务的方向，才有了这样的成果。

💬 学习目标

素质	具备对常见线虫病进行初步诊断及健康教育的能力。
知识	1. 掌握线虫成虫和虫卵的基本形态特征；线虫的基本发育过程及类型；常见线虫疾病的致病原理；重要线虫的寄生部位、感染途径与方式。 2. 熟悉各种线虫病的主要临床表现、诊断方法和防治原则。 3. 了解各种线虫病的流行和分布特征。
能力	能正确采集、送检寄生虫标本；学会镜下观察、识别蛔虫、钩虫的虫卵；具备对常见线虫进行初步诊断及健康教育的能力。

医学蠕虫 PPT　　　　医学蠕虫思维导图

学习项目一　线虫纲

任务拓展

学习导入

在日常生活中，经常会听到"蛔虫"这种寄生虫，请查找资料了解清楚以下问题：

1.蛔虫属于线虫，那么它是如何传播的？为什么儿童容易感染蛔虫？

2.什么是线虫？线虫及其虫卵在形态上有什么特点？

3.线虫的生活史有哪些类型？蛔虫、蛲虫、鞭虫、旋毛虫的生活史分别属于哪种类型？

蠕虫是一类软体的多细胞无脊椎动物，因借肌肉的伸缩做蠕形运动，故称蠕虫。寄生在人体的蠕虫称为医学蠕虫，包括线形动物门、扁形动物门和棘头动物门所属的各种低等动物，与人类关系密切的蠕虫种类几乎都属于前两门。

根据生活史类型可将蠕虫分为两大类。①直接发育型：在发育过程中不需要中间宿主，其虫卵在外界适宜的环境中发育成具有感染性的虫卵或幼虫，通过食入被其污染的食物或接触被其污染的土壤而感染，此类蠕虫称土源性蠕虫。肠道线虫多属此类。②间接发育型：在发育过程中需要中间宿主，其幼虫需在中间宿主体内发育为感染期，再感染终宿主，此类蠕虫称生物源性蠕虫。所有吸虫、大部分绦虫多属此类。

线虫纲属于线形动物门。种类多，分布广，多数在自然界营自生生活，少数营寄生生活。寄生人体的常见线虫约10余种。

线虫的生活史基本过程有虫卵、幼虫、成虫三个阶段。幼虫一般需蜕皮四次后发育为成虫。根据生活史中是否需要中间宿主，将线虫分为两大类：①直接型；②间接型。

一、似蚓蛔线虫

（一）形态

1.成虫　虫体呈长圆柱形，形似蚯蚓，活体略带粉红色，死后呈灰白色。体表可见有细横纹，两侧可见明显的侧线。虫体头端有三个唇瓣，排列成"品"字形。雌虫长 20～35 cm，有的可达 49 cm，尾端尖直，生殖器官为双管型；雄虫长 15～31 cm，尾端向腹面卷曲，生殖器官为单管型，有交合刺一对。

2.虫卵　有受精卵和未受精卵之分。①受精卵：呈宽椭圆形，卵壳厚而透明，外披一层凹凸不平的蛋白质膜，被宿主胆汁染成棕黄色，卵内含有一个大而圆的卵细胞，在其两端与卵壳间可见新月形空隙；受精卵大小为（45～75）μm×（35～50）μm。②未受精卵：呈长椭圆形，卵壳与蛋白质膜均较受精蛔虫卵薄，卵壳内含许多大小不等的折光颗粒；未受精卵大小为（88～94）μm×（39～44）μm。两种蛔虫卵的蛋白质膜有时可脱落，成为脱蛋白质膜蛔虫卵，观察时应与其他虫卵相鉴别。

（二）生活史

蛔虫属土源性线虫，完成生活史不需要中间宿主，成虫寄生于人体小肠中，以宿主消化食物为营养。雌雄虫交配后产生的多为受精卵，平均每天每条雌虫可产卵24万个。虫卵随宿主粪便排出体外，在潮湿、阴蔽、氧气充足的泥土中，与21～30 ℃条件下，经5～10天的发育，受精卵内的胚细胞经分离发育为幼虫，再经一周，卵内幼虫蜕皮1次成为感染期虫卵，人因误食被蛔虫感染期卵污染的食物或水而感染。感染期在人小肠内孵出幼虫，然后侵入肠黏膜和黏膜下层，钻入静脉或淋巴隆，经肝、右心，到达肺，穿破肺泡毛细血管，进入肺泡，经第 2 次和第 3 次蜕皮后沿支气管、气管进行至咽部，最后随人的吞咽动作而进入消化道，在小肠内经第 4 次蜕皮后变为童虫，数周后发育成成虫，自人体感染到雌虫开始产卵需 60～75 天，蛔虫在人体内寿命一般为 1 年左右。

（三）致病性

1. 幼虫致病　幼虫在人体内移行过程中可造成不同程度的机械性损伤；同时幼虫发育、蜕皮、释放变应原物质，引起宿主超敏反应。人体最常受损的器官是肺，可造成局部出血、炎症反应和嗜酸性粒细胞浸润。严重时可引起蛔蚴性肺炎、哮喘，临床表现有发热、咳嗽、痰中带血、胸痛、呼吸困难等。

2. 成虫致病

（1）消化道症状　成虫寄生于小肠，直接掠夺宿主营养，还机械损伤肠黏膜，引起消化不良和营养吸收障碍，患者可出现食欲不振、恶心、呕吐、脐周疼痛等。儿童重度感染时，可引起严重的营养不良，甚至发育障碍。

（2）超敏反应　虫体的分泌物、代谢产物被人体吸收后，引起 I 型超敏反应，患者出现荨麻疹、皮肤瘙痒等症状。

（3）并发症　宿主若大量食入辛辣食物、服用驱虫剂不当或发热、胃肠道疾病等因素刺激，可诱发蛔虫钻孔的习性，虫体钻入开口于肠壁上的各种管道，引起多种危害严重的并发症，以胆道蛔虫症最为常见；大量蛔虫扭结成团，堵塞肠管可引起肠梗阻；蛔虫穿透肠壁病变处可引起肠穿孔等疾病。

（四）实验诊断

1. 检查虫卵　用生理盐水直接涂片法检查虫卵，饱和盐水浮聚法或水洗沉淀法检出率更高。

2. 检查成虫　粪便或呕吐物中查到成虫，可根据虫体的形态特征进行确诊。粪便中查不到虫卵的疑似患者，可参考临床症状采用药物进行试验性驱虫确诊。

（五）流行

蛔虫的感染呈世界性分布，人群感染较普遍，其特点为农村高于城市，儿童高于成人。引起蛔虫普遍感染的主要因素：①雌虫产卵量大；②虫卵抵抗力强；③生活史简单；④施肥方法不当，有用未经处理的人粪施肥或随地大便的习惯；⑤不良的卫生行为等。

（六）防治原则

防治蛔虫病应采取综合性措施如下。

1. 普查普治患者和带虫者，目前常用的驱虫药有甲苯哒唑、左旋咪唑、阿苯哒唑（又名丙硫咪唑或肠虫清）、左旋咪唑、伊维菌素等。

2. 加强粪便管理和无害化处理，防止虫卵污染环境。

3. 开展健康教育，其重点在儿童，讲究饮食卫生，注意个人卫生和环境卫生，不随地大便，做到饭前便后洗手，不吃不洁的食物，消灭苍蝇，以防止感染。

二、蠕形住肠线虫

（一）形态

1. 成虫　虫体细小、乳白色，有头翼和咽管球。雌虫长 8～13 mm 体中部膨大，尾端直而尖细；雄虫长 2～5 mm 端向腹面卷曲。

2. 虫卵　形似柿核，呈不对称椭圆形，一侧较平，一侧稍凸，卵壳较厚无色透明，大小为（50～60）μm×（20～30）μm，虫卵排出时内含一蝌蚪期胚胎。

（二）生活史

成虫寄生于人体回盲部，虫体吸附于肠黏膜上，以肠腔内容物、组织液和血液为食。雌、雄虫交配后雄虫死亡。雌虫向下移行至肛门处，当宿主睡眠后，肛门括约肌松弛，雌虫移出到肛门外，因受温度及湿度改变和空气的刺激，便开始大量产卵。雌虫产卵后多数干枯死亡，但有少数可由肛门返回肠腔，也可误入阴道、子宫、尿道等处引起异位寄生。在适宜的温度、湿度和氧气充足的条件下，肛周的虫卵约经 6 小时的发育，经蜕皮一次，即为感染期虫卵。感染期虫卵经口或随空气吸入等方式被人食入，或经肛门 - 手 - 口方式形成自身体外重复感染。食入的虫卵在十二指肠内孵出幼虫，沿小肠下行，经三次蜕皮后在结肠发育为成虫。自食入感染期卵至虫体发育成熟产卵，需 2～4 周。雌虫寿命约 1 个月。

感染期虫卵经口或随空气吸入等方式被人食入，或经肛门 - 手 - 口方式形成自身体外重复感染。

（三）致病性

成虫寄生于肠道可造成肠黏膜损伤。轻度感染无明显症状，重度感染可引起营养不良和代谢紊乱，若侵入阑尾可引起蛲虫性阑尾炎。雌虫在肛周产卵，刺激肛门及会阴部皮肤，引起皮肤瘙痒，是蛲虫病的主要症状。患者常表现为烦躁不安、失眠、夜间磨牙、食欲减退、消瘦等。婴幼儿患者常表现为夜间反复哭闹，睡不安宁。

蛲虫除侵入肠壁组织外，也可侵入其他器官而异位寄生。如侵入阴道引起阴道炎、子宫内膜炎、输卵管炎、卵巢炎；若虫体进入腹腔，可引起蛲虫性腹膜炎、盆腔炎等；蛲虫侵入尿道、膀胱可引起尿路感染，出现尿频、尿急、尿痛等尿道刺激症状。

（四）实验诊断

根据雌虫在肛周产卵的特点，常用透明胶纸法或棉拭子法，于清晨排便前在肛周收集虫卵；也可在粪便中或夜间在患者肛门周围检出成虫进行确诊。

（五）流行

蛲虫感染呈世界性分布，我国各地都有感染。城市高于农村，儿童高于成人，集体生活的儿童感染率更高。因为蛲虫生活史简单，虫卵发育迅速，感染期虫卵抵抗力强，致使蛲虫病流行广泛。

（六）防治原则

注意公共卫生、家庭及个人卫生，防止相互感染。患儿夜间不穿开裆裤，避免手指直接搔抓肛周皮肤，以防自身重复感染。有计划地对集体生活的儿童进行普查普治。常用的口服治疗药物有阿苯哒唑、甲苯哒唑、噻嘧啶等。局部外用治疗药物，其方法是于睡前清洗肛周、会阴皮肤后，用 3% 噻嘧啶软膏或蛲虫油膏等涂于肛周及肛门内，有杀虫止痒作用。

三、十二指肠钩口线虫及美洲板口线虫

（一）形态

1.成虫　虫体长约 1 cm，圆柱状，活时肉红色，死后呈灰白色。虫体前端较细，顶端有一发达的角质口囊，在口囊两侧有一对头腺，能合成和分泌抗凝素及多种酶类，抑制宿主的血液凝固；十二指肠钩虫口囊腹侧前缘有两对钩齿，是虫体咬附、吸血的器官，虫体呈"C"形；美洲钩虫口囊内有 1 对板齿，虫体呈"S"形。雌虫略大于雄虫，雌虫尾端尖直，雄虫尾端膨大成交合伞，交合伞中有从泄殖腔伸出的细长交合刺两根。

2.虫卵　两种钩虫卵形态相似，不易区别。均为椭圆形，卵壳薄，无色透明，大小为（56～76）μm×（36～40）μm，卵内通常含 4～8 个卵细胞，卵壳与卵细胞之间有明显空隙。

（二）生活史

两种钩虫的生活史相似，成虫寄生于人体小肠，借口囊内的钩齿或板齿咬附于肠黏膜上，以人体血液、组织液、肠黏膜及脱落的上皮细胞为食。雌雄成虫交配后，雌虫产卵，虫卵随粪便排出体外。

1.虫卵在外界的发育　虫卵在外界温暖、潮湿、荫蔽、氧气充足的土壤中，经 1～2 天，卵内孵

出杆状蚴,以土壤中细菌及有机物为食,经7～8天发育,蜕皮2次,即发育成为具有感染人体能力的丝状蚴,又称感染期幼虫。

2.幼虫在人体内的发育 丝状蚴具有明显的向温、向湿和向触性,当接触人体皮肤时,表现出活跃的穿刺运动,经毛囊、汗腺口或皮肤破损处及较薄的指、趾间皮肤主动钻入人体。然后进入小血管或淋巴管,随血流经右心至肺,穿过肺微血管进入肺泡,沿支气管、气管上行至咽,然后经吞咽而入小肠,再蜕皮2次发育为成虫。从丝状蚴侵入人体到发育为成虫产卵需5～7周(图26-6)。钩虫寿命3～5年,个别报道十二指肠钩虫可活7年,美洲钩虫可活15年。钩虫除经皮肤和黏膜感染外,近年来有报告通过胎盘进入胎儿体内;通过母乳也有可能感染婴幼儿。

（三）致病性

1.幼虫 ①钩蚴性皮炎;②钩蚴性肺炎。

2.成虫 ①贫血;②消化系统症状;③异嗜症。

（四）实验诊断

1.粪便检查虫卵 由于钩虫产卵量少,直接涂片法检出率较低;常用饱和盐水浮聚法,检出率较直接涂片高5～6倍。

2.钩蚴培养法 取粪便水洗沉淀后取其沉淀物,在适宜条件下培养5～7天,查到丝状幼即可确诊。

（五）流行

钩虫病呈世界性分布,多见于热带、亚热带地区。我国除干寒地区外遍布各地。南方高于北方,农村高于城市。北方以十二指肠钩虫为主,南方以美洲钩虫为主,但两种钩虫混合感染较为普遍。主要流行于夏秋季。

（六）防治原则

加强粪便管理,不随地大便,使用无害化粪便做肥料;搞好个人防护,不赤足下地作业,在手、足等皮肤暴露处涂抹1.5%左旋咪唑硼酸酒精或15%噻苯咪唑软膏,可减少感染机会;驱虫治疗,常用驱虫药物有甲苯哒唑、阿苯哒唑、噻嘧啶及伊维菌素等,两药合用驱虫效果更好。

四、毛首鞭形线虫

（一）形态

1.成虫 虫体前部3/5细长,后部2/5明显粗大,形似马鞭,活虫乳白色。口腔小,具有两个半月形唇瓣。咽管细长,其外被呈串珠状排列的杆细胞所包绕。雌虫长35～50 mm端钝圆而直,阴门位于虫体粗大部前方的腹面。雄虫长30～45 mm端向腹面呈环状卷曲,交合刺1根。雌雄生殖器官均为单管型。

2.虫卵 虫卵呈纺锤形,黄褐色,大小为(50～54)μm×(22～23)μm。卵壳较厚,两端各具一透明塞状突起,称为盖塞,内含1个未分裂的卵细胞。

（二）生活史

成虫主要寄生于人体盲肠,亦可在结肠、直肠甚至回肠下段寄生。雌、雄交配后,雌虫产卵,卵随宿主粪便排出体外,在适宜的温度(26～30℃)和湿度下,经3～5周发育为感染期卵。感染期卵通过被其污染的食物、饮水、蔬菜等经口进入人体,在小肠内孵出幼虫,并钻入肠黏膜,经8～10天发育后返回肠腔,再移行至盲肠发育为成虫。自感染期卵进入人体至雌虫产卵需1～3个月,成虫寿命一般为3～5年。

（三）致病性

成虫以其细长的前端钻入肠黏膜,可致肠壁黏膜组织充血、水肿、出血或溃疡等慢性炎症反应,继而形成肉芽肿病变。轻度感染者一般无明显症状。重度感染者因慢性失血可出现头晕、消瘦、贫血、腹痛、慢性腹泻。儿童重度感染可导致直肠脱垂。虫体若侵入阑尾，可继发细菌感染，引起急性阑尾炎。

（四）实验诊断

在粪便中检出虫卵即可确诊。常用的方法有直接涂片法、改良加藤厚涂片法、沉淀集卵法或饱和盐水浮聚法。因成虫产卵量少，容易漏检，宜反复检查。

（五）流行与防治原则

鞭虫的流行分布特点、流行因素及防治措施与蛔虫基本相同。鞭虫常与蛔虫感染并存，但感染率低于蛔虫，一般驱虫药物对鞭虫的疗效较蛔虫差。

五、旋毛形线虫

（一）形态

1. 成虫　虫体细小线状，乳白色，雌虫大小为（3～4）mm×0.06 mm；雄虫为（1.4～1.6）mm×0.04 mm。消化道前端为圆形的口，咽管呈毛细管状，约占虫体长度的 $1/3 \sim 1/2$，肛门位于尾端。两性成虫生殖系统均为单管型，雌虫子宫中段含虫卵，后段和近阴门处已孵化为幼虫；雄虫尾端具一对叶状交配附器，无交合刺。

2. 虫卵　在宿主骨骼肌细胞内发育成熟的幼虫大小为 $1×0.03$ mm，卷曲于梭形囊包中。囊包壁厚，大小（0.25～0.50）mm×（0.21～0.42）mm。囊包内常含 1～2 条卷曲的幼虫。

（二）生活史

成虫主要寄生于宿主小肠，幼虫寄生于同一宿主的骨骼肌细胞内，形成囊包蚴。旋毛虫完成生活史不需要在外界环境中发育，但必须更换宿主才能继续下一代生活史。宿主食入含有活囊包蚴的肉类后，囊包蚴在胃液和肠液的作用下，幼虫逸出，钻入小肠黏膜，经 24 小时发育后再返回肠腔，经 4 次蜕皮发育为成虫。雌、雄虫交配后，雄虫大多死亡，雌虫再入肠黏膜内继续发育，并产出幼虫。新生幼虫侵入肠黏膜小静脉或淋巴管，随循环到达全身各器官、组织，但只有到达骨骼肌内的幼虫才能继续发育。幼虫进入肌细胞内发育，约在感染 1 个月内形成梭形囊包。半年后囊包开始钙化，幼虫逐渐死亡，有时候续存活数年。

（三）致病性

旋毛虫幼虫是主要的致病阶段。轻者可无症状，重者临床表现复杂多样，若未及时诊治，可在发病后 3～7 周死亡。其致病过程可分为三个连续的时期：

1. 侵入期　为食入囊包蚴的肉类后，幼虫在小肠内逸出发育为成虫的阶段。病人出现恶心、呕吐、腹痛、腹泻等消化道症状，并伴有乏力、厌食、低热等全身症状。

2. 幼虫移行期　为新生幼虫随淋巴、血液循环达各器官及侵入骨骼肌内发育的阶段。病人可出现高热、全身肌肉酸痛、压痛，尤以腓肠肌、肱二头肌、肱三头肌显著，严重者可有咀嚼吞咽困难、语言障碍及呼吸困难。重症病人可因心肌炎、肺炎、脑炎等而死亡。

3. 囊包形成期　为受损肌细胞修复的过程。随着囊包形成，此时组织的急性炎症消退，病人全身症状日渐减轻，但肌痛可持续数月。

（四）实验诊断

旋毛虫病的诊断应注意病史及流行病学调查，询问病人有无生食或半生食肉类史以及有无群体发病特点，并以肌肉活组织检查囊包蚴为确诊依据，但检出率较低。如尚有病人吃剩的肉类也应同时压片镜检，以资佐证。对轻度感染或病程早期，以免疫学诊断为重要辅助方法。

（五）流行

1. 分布　旋毛虫病流行于世界各地，其流行具有地方性、群体性和食源性等特征。目前，我国云南、西藏、广西、四川、湖北、河南、辽宁、吉林、黑龙江等地流行较为严重，近年来各地发病人数呈上升趋势。

2.流行因素 旋毛虫病为人兽共患寄生虫病，主要在哺乳动物之间传播流行，成为人类感染的自然疫源。人是由于食入含囊包蚴的生或半生的动物肉类而感染。另外，切生肉的刀或砧板污染了囊包蚴，食入被囊包蚴污染的熟食亦可感染。

（六）防治原则

加强卫生宣传教育，改变饮食习惯，不食用未熟的肉类及其肉制品。加强对动物及其肉类的检疫，消灭鼠类，减少传染源。治疗病人常用药物有阿苯达唑、甲苯达唑。

· 学习小结 ·

线虫成虫呈线状或圆柱状，雌雄异体，雌虫大于雄虫，雌虫尾端尖直，雄虫尾端多向腹面卷曲或膨大呈伞状。有较完整的消化系统。

蛔虫、蛲虫、钩虫、鞭虫生活史为直接发育型，成虫均寄生于人体肠道，除蛲虫主要在肛周产卵外，均在肠道产卵。蛔虫卵、鞭虫卵随粪排出，在土壤中发育为感染期卵，蛲虫卵在肛周或外界环境发育为感染期卵，均经口感染；钩虫卵随粪排出，在土壤中发育为丝状蚴，经皮肤感染。

旋毛虫生活史为间接发育型，成虫寄生于人及多种哺乳动物小肠，幼虫寄生于同一宿主的骨骼肌细胞内形成囊包蚴，经食入含囊包蚴的猪等动物肉类而感染。

上述线虫的主要致病：蛔虫成虫引起肠炎、营养不良、胆道蛔虫症、肠梗阻等；蛲虫成虫和虫卵引起肛周奇痒；钩虫成虫可引起慢性缺铁性贫血、肠炎及幼虫所致皮炎、肺炎；鞭虫以带虫者多见，儿童重度感染可致直肠脱垂；旋毛虫幼虫引起肌肉酸痛。

蛔虫病、钩虫病、鞭虫病的实验诊断为在病人粪便中检出虫卵；蛲虫病在病人肛门周围皮肤上查到虫卵即可确诊；旋毛虫病的诊断主要应用免疫学方法。

📝 直通考证

1.简述蛔虫分布广泛、感染率高的原因。

2.简述钩虫引起贫血的原因及其特点。

3.简述线虫病原学检查的标本及虫期。

（胡逸晨）

学习项目二 吸虫纲

🔍 学习导入

血吸虫病在中国的流行历史可追溯到2 000年前。中国在20世纪70年代分别在湖北江陵和湖南长沙两地出土的西汉古尸（肝脏、肠道）中查到了血吸虫虫卵。新中国成立后，从1956至1957年，中国对血吸虫病进行全面普查和防治试点工作。经过50多年的有效防治，中国大部分流行区已消灭或控制了血吸虫病。

请思考：1. 血吸虫属于吸虫，那么它是如何传播的？我国流行的是哪一种类型的血吸虫？

2. 什么是吸虫？线虫及其虫卵在形态上有什么特点？

3. 吸虫的生活史有哪些类型？常见的华支睾吸虫、卫氏并殖吸虫和日本血吸虫是否有中间宿主？哪些可作为吸虫的中间宿主？

吸虫纲属于扁形动物门。在人体中寄生的吸虫均属于复殖目，吸虫种类繁多，形态各异，但基本结构及发育过程相似，其特点主要：①大多数吸虫外形呈叶状或舌状，背腹扁平，两侧对称，通常具有口吸盘和腹吸盘。②消化系统由口、咽、食管和肠管组成，肠管通常分为左右两个肠支；③生殖器官较发达，除血吸虫外，均为雌雄同体，故名复殖吸虫；④生活史复杂，经历有性世代与无性世代的交替，无性世代一般寄生在中间宿主淡水螺体内；有性世代大多寄生在终宿主人或哺乳动物体内。吸虫的基本发育阶段通常包括虫卵、毛蚴、胞蚴、雷蚴、尾蚴、童虫和成虫。

寄生于人体的吸虫有30余种，在我国常见的吸虫有日本血吸虫、华支睾吸虫、卫氏并殖吸虫和布氏姜片吸虫等。

一、华支睾吸虫

（一）形态

1. 成虫　背腹扁平，前端较细，后端钝圆，体形狭长，外形呈葵花籽仁状。大小为（10～25）mm×（3～5）mm，有口、腹吸盘各1个。虫体活时为淡红色，死后为灰白色。雌、雄同体，雄性生殖器官有1对睾丸，前后排列于虫体后端1/3处，呈分支状，故名华支睾吸虫；雌性生殖器官有1分叶状卵巢，位于睾丸之前。卵巢斜后方有椭圆形的受精囊，充满虫卵的子宫盘绕于虫体中部，开口于腹吸盘前缘的生殖孔。

2. 虫卵　虫卵甚小，平均为29 μm×17 μm，是寄生于人体的最小蠕虫卵。黄褐色，形似芝麻，前端较窄，有明显卵盖，卵盖周围的卵壳增厚，形成肩峰，后端钝圆，有一逗点状突起，卵壳内含一成熟毛蚴。

（二）生活史

成虫寄生于人或犬、猫等哺乳动物的肝胆管内。虫卵随胆汁进入肠道，并随粪便排出体外。

1. 在中间宿主体内的发育　虫卵入水被第一中间宿主豆螺、沼螺等淡水螺吞食，在消化道内孵出毛蚴，穿肠壁移行至肝脏，经胞蚴、雷蚴等无性增殖阶段，形成许多尾蚴。尾蚴自螺体逸出，在水中游动，如遇第二中间宿主淡水鱼或虾时，即侵入其体内发育为囊蚴，囊蚴是感染阶段。

2. 在终宿主体内的发育　当终宿主食入含活囊蚴的鱼或虾时，囊蚴在消化液的作用下，脱囊为童虫，继而从胆总管进入肝胆管，也可经血循环或穿过肠壁经腹腔进入肝胆管，约需1个月发育为成虫。成虫寿命为20～30年，每条成虫每天产卵约240个。

（三）致病性

成虫在肝胆管内的机械性刺激及其代谢产物的化学毒性作用，可引起肝胆管内膜及胆管周围炎症，胆管细胞脱落、增生，导致管腔变窄，造成胆管阻塞，胆汁流出受阻并淤滞，可引起阻塞性黄疸；胆汁引流不畅，易合并细菌感染，引起胆管炎、胆囊炎；死亡的虫体碎片、虫卵及脱落的胆管上皮细胞可构成结石的核心，引起胆结石；由于肝胆管周围纤维组织增生，可导致邻近的肝细胞萎缩和坏死，引起脂肪改变，甚至发生纤维化，引起肝硬化、腹水。近年来研究表明华支睾吸虫感染可诱发肝癌或胆管上皮癌。

轻度感染者除肝肿大外，可无其他明显症状；中度感染者可表现为上腹部胀满、消化不良、肝区疼痛、黄疸、消瘦、乏力等；重度感染者可出现营养不良、腹痛、腹泻等；晚期患者可出现肝硬化、腹水，甚至消化道大出血、肝昏迷而死亡。儿童感染严重时可引起发育不良或侏儒症。

（四）实验诊断

1. 虫卵检查　取粪便或十二指肠引流液直接涂片查虫卵。还可用自然沉淀法、氢氧化钠消化法等集卵法以提高检出率。

2. 免疫学诊断　常用皮内试验、酶联免疫吸附试验、间接血凝试验，是目前较理想的免疫学辅助诊断方法。

（五）流行

华支睾吸虫主要分布在亚洲，如中国、日本、朝鲜、越南和东南亚国家。在我国除青海、宁夏、内蒙古、西藏等尚未见报道外，其余25个省、市、自治区均有不同程度的发生或流行。引起华支睾吸虫病流行的主要因素有以下几种。

1. 传染源　除人外，还有大量储存宿主，如猫、犬、猪、鼠等哺乳动物，人和动物粪便污染水源，也是人体华支睾吸虫病的重要传染源。

2. 中间宿主的存在　在我国南北各地，池塘、湖、河、沟中有第一中间宿主淡水螺的存在，同时又有第二中间宿主淡水鱼、虾的并存。

3. 不良饮食习惯　该病主要是食入含有活囊蚴的淡水鱼、虾所致。我国某些地区居民有喜食"鱼生""鱼生粥"、喜食未烤熟小鱼虾、用生鱼佐酒、喜食活虾等不良饮食习惯而引起流行。

（六）防治原则

加强粪便管理，防止水源污染，改变养鱼习惯，消灭第一中间宿主淡水螺类。开展卫生宣传教育，使群众了解本病的危害性和传播途径，不吃生的或半生的鱼或虾，改进烹调方法及饮食习惯，注意生、熟食的厨具要分开使用，防止囊蚴感染人体。家养的猫、狗如粪便检查阳性者应给予治疗。积极治疗患者、带虫者和保虫宿主，目前应用最多的药物是吡喹酮与阿苯达唑。

二、卫氏并殖吸虫

（一）形态

1. 成虫　成虫肥厚，似半粒花生，长7.5～12 mm，宽4～6 mm，3.5～5 mm，腹部扁平，背部隆起。口吸盘位于虫体前端，腹吸盘位于虫体腹面中线前缘。卵巢与子宫左右并列于腹吸盘之后，两个指状分支的睾丸左右并列于虫体后1/3处，故而命名为并殖吸虫。

2. 虫卵　不规则椭圆形，金黄色，大小为（80～118）μm×（48～60）μm，最宽处在近卵盖一端。卵盖大而扁平。卵壳厚薄不均，卵内含有1个卵细胞和10余个卵黄细胞。

（二）生活史

成虫寄生于人和食肉性哺乳动物肺部，虫卵经气管随痰咳出或将痰咽下随粪便排出。虫卵入水在适宜条件下孵出毛蚴，侵入第一中间宿主淡水螺（川卷螺）体内，经胞蚴、母胞蚴、子雷蚴发育为尾蚴逸出螺体，尾蚴进入第二中间宿主溪蟹或蝲蛄体内形成囊蚴。终宿主因食入含活囊蚴的溪蟹或蝲蛄而感染。在消化液作用下，囊蚴中的后尾蚴脱囊，钻过肠壁进入腹腔，发育为童虫。童虫可在腹腔移行，若穿过横膈经胸腔入肺，则可发育为成虫并产卵。成虫寿命常为5～6年，也可达20年。本虫也可在皮下、肝、脑、脊髓、心包等处异位寄生。

（三）致病性

主要由童虫和成虫的机械性损伤及其排泄、分泌等代谢产物引起的免疫病理反应所致。童虫在组织中移行并徘徊于各器官及腹腔之间时，可出现相应部位的出血、感染、粘连等。成虫进入肺引起的病理过程大致分为三期。

1. 脓肿期　主要因虫体移行造成组织破坏、出血和炎性渗出。

2. 囊肿期　随着脓腔内大量炎细胞坏死、崩解及液化，脓肿内容物逐渐变成赤褐色黏稠性液体。

囊壁因肉芽组织增生而变厚。肉眼可见边界清楚的结节状虫囊。镜下可见囊内有坏死组织、夏科 - 雷登结晶和大量虫卵。

3.纤维瘢痕期　虫体死亡或移至他处，囊肿内容物通过支气管排出或吸收，囊腔被肉芽组织充填，最后病灶纤维化形成瘢痕。

临床表现与感染的时间、程度及宿主的免疫力有关。轻者仅表现为乏力、食欲减退等症状，重者可有高热、咳嗽、全身过敏反应等表现。临床上按器官损害主要分为：①胸肺型：最常见，胸痛、咳嗽、多痰等为主要症状；②皮下型：皮下游走性包块和结节，多发生于腹壁胸背等处；③腹型：虫体徘徊于腹腔脏器间，可出现腹痛、腹泻等症状；④肝型：出现肝大、肝区疼痛及肝功损害为主的临床表现；⑤脑脊髓型：童虫进入颅内，临床以头痛、癫痫、瘫痪等为主要表现。因为人体几乎所有器官均可受到侵犯，故病人也可有其他受损类型或同时有几种类型。

（四）实验诊断

痰或粪便中检出虫卵或摘除的皮下包块中检获虫体即可确诊。免疫学检查常用 ELISA，敏感性高。胸肺型和脑脊髓型病人也可做 X 线、CT 等协助诊断。

（五）流行与防治原则

卫氏并殖吸虫病在世界上的分布以亚洲为最多，并以我国为主。人们不良的饮食习惯是传播的关键，生吃或半生吃溪蟹、蝲蛄及转续宿主的肉均可感染本吸虫。科普宣教，养成良好的饮食习惯，以防病从口入。加强粪便和水源管理。治疗首选吡喹酮。

三、日本血吸虫

（一）形态

1.成虫　呈圆柱状，雌雄异体。活时常呈合抱状态。雄虫略粗短，长（10～20）mm×（0.5～0.55）mm，乳白色，前端有发达的口、腹吸盘，自腹吸盘以下虫体两侧向腹面卷曲，形成抱雌沟。雌虫细长如线，前细后粗，虫体长（12～28）mm×（0.1～0.3）mm，由于肠管内充满消化或半消化的血液使虫体后半部呈深褐色。腹吸盘不及雄虫明显，卵巢 1 个，呈长椭圆形，位于虫体中部。雌虫常留居于抱雌沟内，呈雌雄合抱状态。

2.虫卵　大小平均为 89 μm×67 μm，椭圆形，淡黄色，卵壳较薄，无卵盖，卵壳一侧有一逗点状小棘，卵壳表面常附有许多宿主组织残留物，成熟虫卵内含一毛蚴，毛蚴和卵壳间常可见到大小不等的圆形或椭圆形的油滴状毛蚴分泌物。

3.毛蚴　大小约 99 μm×35 μm，呈梨形，灰白色，半透明，周身披有纤毛，为其活动器官。体前端有顶腺和一对头腺，能分泌溶组织物质，是可溶性虫卵抗原（SEA），在毛蚴未孵出前，此等物质可经卵壳微孔释出。

4.尾蚴　长 280～360 μm，分体部和尾部，尾部又分为尾干和尾叉。尾叉长度约等于尾干长度的 1/2 是其重要特征。体前端有口吸盘，腹吸盘位于虫体后部，在体中、后部有 5 对单细胞钻腺，开口于虫体前端，能分泌溶组织酶，以利尾蚴侵入宿主皮肤。

（二）生活史

成虫寄生于人体和多种哺乳动物的肠系膜下静脉，以血液为食。雌、雄虫交配后，雌虫产卵于肠系膜下静脉末梢内。一部分虫卵循门静脉系统流至肝门静脉并沉积在肝组织内；另一部分虫卵沉积于肠壁小血管中，虫卵内卵细胞反复分裂，约经 11 天发育为毛蚴，此称成熟卵。成熟卵内毛蚴分泌的溶组织物质能透过卵壳微孔释出，引起虫卵周围组织及血管壁炎症、坏死，形成嗜酸性脓肿。由于肠蠕动、腹内压力及血管内压的作用，虫卵随溃破组织落入肠腔，随粪便排出体外。

1.在中间宿主体内的发育　虫卵随粪便入水，在 25～30 ℃的水温中，经 2～32 小时孵出毛蚴。毛蚴遇到中间宿主钉螺即钻入其体内，经母胞蚴、子胞蚴的无性繁殖，最后发育为大量尾蚴从螺体逸出，尾蚴是血吸虫的感染阶段，尾蚴寿命1～3天。

2.在终宿主体内的发育　尾蚴在水中游动，人或动物与含尾蚴的疫水接触后，尾蚴通过吸盘的吸附作用、腺体分泌物蛋白酶的溶组织作用和体、尾部的运动，数秒或数分钟内钻入宿主皮肤或黏膜，脱去尾部形成童虫。童虫侵入小血管或小淋巴管，随血液循环到达全身各处。但只有到达门静脉、肠系膜静脉系统血管里的童虫才能发育，雌、雄虫合抱，性器官发育成熟。自尾蚴侵入人体到成虫产卵约需24天。成虫在人体内的寿命一般为2～5年，最长可达40年。

（三）致病性

在血吸虫感染过程中，尾蚴、童虫、成虫和虫卵均可对宿主造成损害和免疫病理反应，其中以虫卵造成的危害最为严重。

1.尾蚴和童虫　尾蚴侵入宿主皮肤时，其机械性损伤及化学毒性作用可引起Ⅰ型或Ⅳ型超敏反应。患者局部出现丘疹、红斑和瘙痒，称尾蚴性皮炎。童虫在体内移行过程中可致血管炎及超敏反应，特别是肺部，患者可出现咳嗽、痰中带血丝、发热、荨麻疹等全身中毒症状，血中嗜酸性粒细胞增多。

2.成虫　成虫寄生在门脉系统内，通过机械性损伤，可致静脉内膜炎和静脉周围炎。成虫的代谢产物、分泌物、排泄物及虫体脱落的表膜等，可形成免疫复合物，引起Ⅲ型超敏反应，患者表现为蛋白尿、水肿和肾功能减退等症状。成虫以血细胞为食，引起贫血。

3.虫卵　虫卵沉积于肝和肠壁血管中，卵内毛蚴分泌可溶性虫卵抗原，致敏Th细胞，诱导局部组织发生Ⅳ型超敏反应，吸引巨噬细胞、嗜酸性粒细胞、淋巴细胞等集聚于虫卵周围，形成虫卵肉芽肿。早期伴有虫卵周围组织的坏死，称嗜酸性脓肿。随着卵内毛蚴的死亡和组织的修复，坏死物质逐步被吸收，纤维组织增生，最后导致纤维化。由于窦前静脉的广泛阻塞，导致门脉高压，出现肝、脾肿大及腹壁、食道和胃底静脉曲张，甚至发生上消化道出血和腹水等症状。肠壁肉芽肿纤维化可导致肠狭窄、肠息肉等。感染严重时，也可有异位损害，肺部多见，其次是脑及胃等器官。

根据病变程度和临床表现，血吸虫病可分为三期：①急性血吸虫病：患者表现为腹痛、腹泻、发热、肝脾肿大等，粪便镜检血吸虫卵结果为阳性。②慢性血吸虫病：其临床症状多不明显，有轻度肝脾肿大、慢性腹泻、贫血、消瘦等。③晚期血吸虫病：出现肝硬化、腹水、门脉高压症等，多因上消化道出血、肝性脑病而死亡。儿童时期反复大量感染可影响腺垂体功能，生长发育受抑制，临床上表现为侏儒症。有少数患者结肠壁明显增厚，甚至发生癌变。

（四）实验诊断

1.病原学检查　①粪便直接涂片法查虫卵，用于急性血吸虫病患者。②水洗沉淀法、毛蚴孵化法，分别查虫卵和毛蚴，用于慢性和晚期血吸虫病。③直肠镜活组织检查，适用于慢性特别是晚期血吸虫病患者。

2.免疫学检查　常用的方法有皮内试验、环卵沉淀试验（COPT）、酶联免疫吸附试验、间接血凝试验等。

（五）流行

1.分布　日本血吸虫病流行于亚洲的中国、日本、菲律宾、印度尼西亚等国家。我国主要流行于长江流域及其以南的湖北、湖南、江西、安徽、江苏、云南、四川、浙江、广东、广西、上海、福建等省。

2.流行因素　①传染源：日本血吸虫属人畜共患寄生虫，人和多种家畜及野生动物均为传染源，我国自然感染动物最少有40种，其中牛、犬、猪和鼠是主要的传染源，血吸虫卵随其粪便排出体外。②传播途径：含血吸虫卵的粪便污染水源、中间宿主钉螺的存在和人群接触疫水是传播本病的重要环节。③易感者：对血吸虫有感受性的人或动物。

影响血吸虫病流行的因素还包括社会因素和自然因素。社会因素涉及社会制度、生活水平、文化素质、生产方式、生活习惯以及农田水利建设、人口流动等。自然因素主要是指与中间宿主钉螺孳生有关的地理、气温、雨量、水质、土壤和植物等。在控制血吸虫病流行的过程中，社会因素起主导作用。

（六）防治原则

1. 消灭传染源 人、畜同步化疗是控制传染源的有效途径。目前最有效的药物是吡喹酮。

2. 切断传播途径 消灭钉螺，采取综合治理，查清钉螺分布情况，消灭钉螺孳生地，对钉螺进行火烧、土埋和药物杀灭等；加强粪便管理，杜绝粪便污染水源，做好安全供水。

3. 保护易感者 流行季节应尽量避免与疫水接触；若必须接触疫水时，要搞好个人防护，可涂抹防护药物，如皮避敌、防蚴宁等；也可使用塑料、橡胶或乳胶衣裤等。

· 学习小结 ·

吸虫种类繁多，生活史复杂，有世代交替。吸虫的成虫多大背腹扁平（如肝吸虫、肺吸虫），少数呈圆柱形（如血吸虫），口、腹吸盘为附着器官，可用来鉴别不同虫种。发育过程通常包括卵、毛蚴、包蚴、雷蚴、尾蚴、囊蚴、后尾蚴及成虫等阶段，尾蚴或囊蚴为其感染阶段。

肝吸虫成虫常寄生于人或肉食类哺乳动物（猫、犬等）的肝胆管内，第一中间宿主为淡水螺（豆螺、沼螺等），第二中间宿主为淡水鱼、虾。肺吸虫成虫主要寄生于人和肉食哺乳动物的肺部，第一中间宿主为淡水螺，第二中间宿主为溪蟹或蝲蛄。前两者以囊蚴为感染期，经口感染，是重要的食源性寄生虫。致病阶段主要是成虫。日本血吸虫成虫主要寄生于人和多种哺乳动物的门脉-肠系膜静脉系统。钉螺是唯一中间宿主。其尾蚴经皮肤感染，生活史中多个阶段如尾蚴、童虫、虫卵都有致病作用，而虫卵是主要的致病阶段。

直通考证

1. 如果食入了未煮熟的淡水鱼片，可能感染寄生虫吗？
2. 日本血吸虫病的致病阶段有哪些？

（胡逸晨）

学习项目三 绦虫纲

学习导入

中国古医籍将猪带绦虫、牛带绦虫统称为"白虫"或"寸白虫"。《诸病源候论》曰："寸白虫，九虫内之一虫也，长一寸而色白，形小褊。白虫相生，子孙转大，长至四五尺，亦能杀人。"

请思考：1. 绦虫成虫体型大，其对人体的危害远大于幼虫是否正确？

2. 哪些绦虫的幼虫可寄生于人体？相应的寄生部位在哪里？

3. 人可感染猪带绦虫、牛带绦虫和细粒棘球绦虫等，这些绦虫通过什么方式进入人体？日常生活中哪些情况可能感染这些绦虫，通过哪些方式可以避免这些寄生虫的感染？

绦虫属于扁形动物门的绦虫纲，因成虫背腹扁平、长如带状，故又称带绦虫，可引起绦虫病。绦虫成虫大多寄生在脊椎动物的消化道中，生活史复杂，需要 1 ～ 2 个中间宿主，人可作为一些带绦虫的终宿主或中间宿主。寄生于人的绦虫有 30 余种，均属于多节绦虫亚纲的圆叶目和假叶目。这两个目绦虫的形态和生活史有较明显的区别。

（一）形态

1. 成虫　白色或乳白色，细长如带，分节，体长数毫米至米，因虫种不同而异。雌雄同体，无消化道，缺体腔。各种器官如神经系统、生殖系统、排泄系统等均包埋在实质组织中，实质组织中还散布许多石灰小体。营养物质则通过体壁皮层上遍布的微毛吸收。虫体由头节、颈部、链体三部分组成。

（1）头节位于虫体前端，细小，一般呈圆形或梭形。头节上有附着器，形式多样，如吸盘、突盘、沟槽。通常，圆叶目绦虫头节呈球形或近方形，有四个吸盘或有顶突和小钩，借以附着在肠黏膜上。假叶目绦虫头节呈梭形，背腹面各有一条沟槽，起着移动作用。

（2）颈部位于头节之后，短而纤细，不分节，内有生发细胞，链体节片由此向后芽生。

（3）链体是虫体最显著的部分，节片数目因虫种而异，多者可达数千节，少者只有 3 ～ 4 节。链体中所有节片都处在不断生长发育的过程中，越往后发育得越成熟、越宽大。靠近颈部的节片细小，其内的生殖器官尚未发育成熟，称为幼节；其后的节片逐渐增大，其内的生殖器官逐渐发育，越往后越成熟，雌雄生殖器官成熟的节片称为成节；链体后部的节片最大，子宫内已有虫卵的节片称孕节。

2. 虫卵　假叶目绦虫卵与吸虫卵相似，为椭圆形，卵壳较薄，一端有小盖，卵内含一卵细胞和若干个卵黄细胞。圆叶目绦虫卵呈球形，卵壳薄，内有一很厚的胚膜，卵内是已发育的幼虫，具有三对小钩，称六钩蚴。

（二）生活史

绦虫的成虫寄生于脊椎动物的肠道中，虫卵自子宫孔排出或随孕节脱落而排出体外。幼虫寄生于脊椎动物或无脊椎动物组织内，有多个发育阶段，需要不同的中间宿主，其在中间宿主体内的发育阶段称为中绦期。从链体脱落的孕节和散出的虫卵随粪排出体外，被中间宿主吞食后，六钩蚴从胚膜中孵出，钻入宿主肠壁，随血液或淋巴液到达各组织，发育为中绦期幼虫。中绦期幼虫被终宿主吞食后，在肠道中受胆汁的刺激，脱囊或翻出头节，附着在肠壁，发育成为成虫。

在我国，较重要的绦虫有圆叶目的链状带绦虫、肥胖带绦虫、细粒棘球绦虫、微小膜壳绦虫和假叶目的曼氏迭宫绦虫。

一、猪带绦虫

（一）形态

1. 成虫　虫体扁平，带状，乳白色，长 2 ～ 4 m。分头节、颈节和链体三部分。头节圆球形，如一粒小米，直径约 1 mm，有四个吸盘，顶端有顶突，上有两圈小钩。颈节紧接头节之后，纤细。链体分为幼节、成节、孕节三部分，由 700 ～ 1 000 个节片组成。近颈部的幼节宽而短，内部结构不明显。成节近方形，内部有雌、雄生殖器官各一套。有滤泡状的睾丸 150 ～ 200 个，分布在节片两侧近背面，每一睾丸有一输出管，汇集成输精管，经阴茎囊开口于生殖腔。卵巢分三叶位于节片中后部，两个侧叶较大，中间叶较小，子宫在节片中央，为一纵盲管，阴道在输精管下方，内连卵模，外通生殖孔。卵黄腺位于节片后缘中部。孕节长方形，除充满虫卵的子宫外，其他器官均已退化。子宫呈分支状，主干纵行于节片中央，向两侧各发出 7 ～ 13 个分支，每一节片含虫卵 3 万～ 5 万个。

2. 虫卵　圆球形，直径约 35μm，棕黄色，卵壳极薄，易破碎，自孕节随粪便排出后多已破裂脱落。卵壳内为一层较厚的胚膜，有放射状条纹。胚膜内含一个发育成熟、球形的具有三对小钩的六钩蚴。

3.幼虫　称囊尾蚴（囊虫），卵圆形、乳白色、半透明的囊状物。大小约 9 mm×5 mm。囊壁极薄，囊内充满透明的液体（囊液）和一个白色的头节。头节的结构形态与成虫的头节相同。

（二）生活史

人是猪带绦虫唯一的终宿主，同时也可以作为其中间宿主；猪和野猪是该虫主要的中间宿主。成虫寄生于人体小肠上段，以头节固着于小肠壁。末端孕节常单节或多节相连地从链体上脱落至肠腔，随宿主粪便排出。自链体脱落的孕节由于自身的活动力或因受挤压破裂而使虫卵释放出来。当孕节或散出的虫卵被猪或野猪等中间宿主吞食后，虫卵在小肠消化液的作用下，虫卵内的六钩蚴孵出并逸出，借助其小钩和分泌物的作用钻入肠壁血管或淋巴管，随血流到达宿主身体各处，虫体逐渐长大，中间细胞溶解形成空腔，腔内充满液体，约经 10 周后发育为囊尾蚴。囊尾蚴在猪体内主要是到达运动较多的肌肉寄生，如股内侧肌、肩胛肌、心肌、舌肌等，还可寄生于眼、脑等处。囊尾蚴在猪体内可存活 3～5 年，个别长达 15～17 年。含囊尾蚴的猪肉俗称"米猪肉""米糁肉"或"豆猪肉"。人因误食生的或半生的含有活囊尾蚴的猪肉而感染。囊尾蚴在人小肠内受胆汁刺激，头节翻出，附着于肠壁上，经 2～3 个月发育为成虫并排出孕节和虫卵。成虫在人体内的寿命可长达 25 年。当人误食含有虫卵或孕节的食物时，该虫也可在人体内发育成囊尾蚴，但不能继续发育至成虫。

人体感染囊尾蚴的方式有三种：①异体感染：误食他人排出的虫卵而感染。②自体外感染：误食自己排出的虫卵而感染。③自体内感染：患者肠道内成虫脱落的孕节或虫卵，因恶心、呕吐等肠逆蠕动而返流至胃、十二指肠处，卵内六钩蚴孵出而造成感染。囊尾蚴在人体内的寿命一般为 3～5 年，少数可达 15～17 年。

（三）致病性

1.成虫所致疾病　成虫寄生在人体小肠，引起猪带绦虫病。感染多为 1 条，少数也有 6～7 条者。患者多无明显临床症状，粪便中发现绦虫节片是患者求医最常见的原因。在肠腔中，成虫以头节上的顶突和小钩及其体壁上的微毛对人肠黏膜造成损伤，并引起炎症反应，患者可出现消化不良、腹痛、腹泻、便秘、食欲不振、恶心等症状。虫体代谢产物被吸收后，可引起荨麻疹、头痛、头晕、失眠等神经系统症状。

2.囊尾蚴所致疾病　囊尾蚴寄生于人体可引起囊尾蚴病，又称囊虫病。囊尾蚴病对人体的危害远比成虫大，其危害程度因囊尾蚴的寄生数量和寄生部位不同而异，所出现的临床症状也不同。囊尾蚴的寄生部位很广，可寄生在人体皮下组织、肌肉、脑、眼、心、舌等部位，临床上依其主要寄生部位可分为三类，临床表现如下：

（1）皮下及肌肉囊尾蚴病　多见于头部和躯干。囊尾蚴在皮下、黏膜下或肌组织中形成圆形或椭圆形结节，长 0.5～1.5 cm，数量常多少不等。硬度如软骨，手可触及，与皮下组织无粘连，无压痛，常可分批出现并可自行逐渐消失。由于患者较易自行发现就诊，故此类疾病最为常见。感染轻时可无明显症状，感染数量多时，可出现肌肉酸痛、发胀、痉挛等症状。

（2）眼囊尾蚴病囊尾蚴　可寄生在眼的任何部位，以眼球深部玻璃体及视网膜下最为常见，通常累及单眼，症状轻者表现为视力障碍，重者可致失明。眼内囊虫寿命为 1～2 年，当虫体死亡后，虫体的分解产物产生强烈刺激，可导致视网膜炎、脉络膜炎、化脓性全眼球炎，甚至产生视网膜剥离，并发白内障、青光眼等，最终导致眼球萎缩而失明。

（3）脑囊尾蚴病　又称脑囊虫病，危害最大。囊尾蚴可寄生在脑内不同部位，引起的症状复杂多样，有的可全无症状，有的可引起猝死，但大多数患者病程缓慢，发病时间以感染后 1 个月至 1 年最多见，最长可达 30 年。癫痫发作、颅内压增高和精神症状是脑囊虫病常见的三大临床表现，但以癫痫发作最常见，其他可有头痛、恶心、呕吐、神志不清、失语、瘫痪、痴呆等表现，严重者可致死亡。

（四）实验诊断

1. 猪带绦虫病的诊断   询问患者有无食用"米猪肉"及大便排出节片病史有助于诊断。确诊有赖于病原学检查，如检获孕节、计数子宫分枝数目可鉴定虫种。检查虫卵，可用涂片法、浮聚法、沉淀法、肛门拭子法和透明胶纸法。可疑患者可用槟榔南瓜子试验驱虫，淘洗粪便，若查获头节、成节或孕节，可确定虫种和明确疗效。

2. 猪囊尾蚴病的诊断   询问有无绦虫病史有重要意义。根据寄生部位选择诊断方法。皮肤和肌肉囊尾蚴病，可手术摘取皮下结节或浅部肌肉包块检查囊尾蚴；眼囊尾蚴病可用眼底镜检查多可见活动虫体；脑和深部组织的囊尾蚴可用 X 线、CT、核磁共振等现代影像设备检查。免疫学检查对深部组织的囊尾蚴病有重要诊断价值，常用的方法有皮内试验（ID）、间接血凝试验（IHA）、酶联免疫吸附试验（ELISA）等。

（五）流行

猪带绦虫病分布于世界各地，但感染率不高。在我国分布也普遍，以东北、华北及西南地区病例较多，一般农村患者多于城市。

流行因素主要与养猪方式、人们的饮食习惯和人粪便的处理方法有关。猪的散放饲养或使用连茅圈（猪圈与人的厕所连在一起），猪就容易感染。有些地区，居民喜食生猪肉，如云南西部喜吃烤猪肉，即将带毛的生猪肉用火烧掉猪毛，再将这种生猪肉加佐料而食，感染率较高。

（六）防治原则

1. 提倡猪圈养，加强人粪便管理   提倡对猪进行圈养，居民勿随地大便，且人厕与猪圈隔开，不要给猪接触人粪便的机会。

2. 加强个人卫生和饮食卫生   养成饭前便后要洗手的好习惯；不食生或不熟的猪肉，切生肉与切熟食的刀具、菜板要分开使用。

3. 严格肉类检疫   卫生检疫部门加强对肉类质量的严格检查，严禁出售"米猪肉"。

4. 积极治疗患者   猪带绦虫患者应及早驱虫，这样既可减少传染源，又对预防猪囊虫病有重要意义。常用的驱虫药物有吡喹酮、甲苯咪唑、灭绦灵等。中药有槟榔、南瓜子。

二、肥胖带绦虫

（一）形态

成虫外观与猪带绦虫相似，但在虫体的大小和结构上存在差异，两者的虫卵形态极其相似，在光镜下难以区分。

（二）生活史

人是牛带绦虫的唯一终宿主，成虫寄生在人的小肠内，孕节常逐节脱离链体，随宿主粪便排出体外，有些甚至可自动从肛门逸出。孕节排出体外在外环境中极易破裂，虫卵释放出来。孕节或虫卵若被中间宿主牛吞食，虫卵内的六钩蚴即在牛的小肠内孵出，然后钻入肠壁，随血流散布到全身各处肌肉，但多数在背部、肩部肌肉及舌肌和心肌。经 2 ～ 3 个月，发育为牛囊尾蚴。除了牛之外，羊、羚羊、长颈鹿、野猪、美洲驼等动物也可被牛囊尾蚴寄生而成为其中间宿主。

人因食生或不熟的含有囊尾蚴的牛肉而感染。牛囊尾蚴在人的小肠中，经消化液的刺激，伸出头节，吸附在肠黏膜上，经 2 ～ 3 个月发育为成虫。成虫寿命较长，一般可活 20 ～ 30 年，甚至更长。

（三）致病性

牛带绦虫只有成虫寄生在人体小肠内，引起牛带绦虫病。其致病作用与猪带绦虫相似，可引起腹部不适、消化不良、腹痛、腹泻、恶心或食欲亢进等，偶可引起肠梗阻。由于牛带绦虫孕节脱落后，仍有较强的蠕动力，可自肛门逸出，引起肛门不适和瘙痒。

牛带绦虫对人体的危害不及猪带绦虫严重，牛囊尾蚴一般不寄生于人体，故不会引起人的牛囊虫病。

（四）实验诊断

由于牛带绦虫孕节活动力强，常可自动逸出肛门，易引起患者注意，甚至有的患者自带孕节前来就诊，因此，询问病史对发现疾病有重要意义。因孕节可自动逸出肛门，故采用透明胶纸法或肛门拭子法检查虫卵阳性率较粪便直接涂片法查虫卵更高。根据孕节内子宫分枝和头节形态可鉴定虫种。

（五）流行与防治原则

牛带绦虫呈世界性分布，在喜好食生的或半熟牛肉的地区和民族中更为流行。我国多散在发生，但在新疆、内蒙古、西藏、四川、云南、贵州、广西、甘肃等省、市、自治区的一些地区，特别是少数民族地区，有地方性流行。该病流行的主要因素是患者与带虫者粪便污染牧草、水源和食用牛肉方法不当。牧民放牧时常在牧区及野外排便，致孕节及虫卵污染牧草和水源，使牛受到感染。有的少数民族，人居楼上，直接排便到楼下牛圈中，更易造成牛的感染。牧民常吃"牛肉干""风干牛肉"等，这些饮食习惯，容易引起人的感染。非流行区居民无吃生肉的习惯，偶可因牛肉未煮熟或切生肉、熟肉共用菜刀、菜板污染牛囊尾蚴而致感染。

三、细粒棘球绦虫

（一）形态

1. 成虫　长 2～7 mm，平均 3.6 mm。头节似梨形，有 4 个吸盘和 1 个顶突。顶突上有顶突腺，还有两圈小钩，28～48 个，呈放射状排列。颈节为单一节片，内有生发细胞。链体包括幼节、成节和孕节各一节，偶或多一节，节片为狭长形。成节较幼节长 1 倍，结构与带绦虫略相似。孕节中的子宫形态不规则，可有分支和侧囊，含 200～800 个虫卵。

2. 虫卵　光镜下形态结构同猪带绦虫、牛带绦虫卵。

3. 幼虫　即棘球蚴呈球形囊状体，大小因寄生部位、时间和宿主不同而不同，直径从不足 1 厘米至数十厘米不等。棘球蚴为单房性囊，由囊壁和内含物两部构成，囊外有宿主的纤维组织包绕。棘球蚴的囊壁分两层，外层为角皮层，厚约 1 mm，乳白色，半透明，无细胞结构，质脆易破；内层为生发层又称胚层，厚 20～25 μm，具有细胞核。

（二）生活史

细粒棘球绦虫的终宿主是犬、狼等食肉动物；中间宿主是羊、牛、猪等偶蹄类动物，偶尔可感染马、袋鼠、某些啮齿类、灵长类动物和人。

成虫寄生于终宿主的小肠上段，脱落的孕节和虫卵随粪便排到外界，孕节有较强的活动力，可沿着草地爬行，污染周围环境。当中间宿主吞食虫卵或孕节后，六钩蚴在其小肠内孵出，钻入肠壁，经血、淋巴循环至全身各组织器官，经过 3～5 个月发育为棘球蚴。含棘球蚴的中间宿主被终宿主犬科动物吞食后，囊内所含的原头蚴在胆汁刺激下，头节外翻，吸附在小肠壁上，经 8 周左右发育为成虫。小肠内寄生的成虫可达数千至上万条。成虫寿命为 5～6 个月。

（三）致病性

棘球蚴病对人体的危害以机械损害为主，病情的严重程度与棘球蚴的体积、数量、寄生时间和部位以及宿主的免疫力有关。因棘球蚴生长缓慢，往往在感染 5～20 年才出现症状。

棘球蚴在人体内可寄生于全身各组织器官，最多见的是肝，其次是肺、腹腔、脑、脾、肾等处。棘球蚴不断生长，可压迫周围组织器官，可引起组织细胞萎缩、坏死，临床常见症状：①包块，即寄生位置表浅的棘球蚴可在体表形成包块；②局部压迫和刺激症状，即受累部位有轻微疼痛，坠胀感，如寄生于肝脏可致肝区疼痛，寄生于肺部可出现胸痛、咳嗽等症状；③毒性和过敏反应，如荨麻疹、哮喘等；④继发感染。

（四）实验诊断

询问病史，了解病人是否来自或去过流行区，以及与犬、羊等动物和皮毛是否有接触史，对诊断具有重要价值。通过手术从患病部位取出棘球蚴，或从痰液、胸腔积液、腹水及尿中直接涂片镜检，查找棘球蚴碎片或原头蚴。一般禁止以穿刺作为诊断措施，以免囊液外溢，造成超敏反应或引起继发性棘球蚴病。目前免疫诊断应采取综合方法，经卡松尼皮内试验方法检查阳性者，应再加 2 ～ 3 项血清学试验以提高诊断准确率，如 ELISA 等。B 超、X 线等影像学方法可对棘球蚴病进行辅助诊断和定位。

（五）流行与防治原则

棘球蚴病分布广泛，已成为全球性公共卫生问题。在我国主要流行在西部和北部广大农牧地区。牧区犬感染通常较重，犬粪中虫卵量很大。虫卵在外界有较强的抵抗力，能耐低温与干燥，一般化学消毒剂不能杀死虫卵。犬、牛和羊等动物皮毛常黏附大量虫卵，儿童常因与家犬等动物亲昵与嬉戏从而获得感染；成人更多是因为从事剪羊毛、挤奶、皮毛加工等活动而感染，还可通过食入被虫卵污染的水和食物而感染；将被宰杀病畜的内脏喂狗或抛在野外，可致使野生犬和狼等动物感染成虫。

预防措施是普及健康教育，加强对屠宰场和个体屠宰户的卫生检疫，加强对病畜尸体及其内脏的管理，定期为家犬、牧犬驱虫，控制传染源。治疗一般以手术为主，术中应注意避免囊液外溢导致超敏性休克和继发腹腔感染。对早期的棘球蚴病可选用阿苯达唑、甲苯达唑和吡喹酮等药物进行治疗。

学习小结

寄生人体的绦虫成虫外观呈白色或乳白色，扁长如带，分节，体长因虫种不同可从数毫米至数米不等。虫体前端较细，向后逐渐变宽，分头节、颈部和链体三部分。颈部有生发功能。链体又分为幼节、成节和孕节。

猪带绦虫的成虫和幼虫均可寄生人体，人既是终宿主，又是中间宿主，猪是主要的中间宿主。当人误食虫卵或孕节后，六钩蚴在全身各处发育为囊尾蚴，若人误食含囊尾蚴的猪肉，则在小肠发育为成虫，引起猪带绦虫病。而牛带绦虫的幼虫则只寄生于牛，因此牛带绦虫对人的危害较小。

细粒棘球绦虫的终宿主是犬、狼等食肉动物；中间宿主是羊、牛、猪等偶蹄类动物，偶尔可感染马、袋鼠、某些啮齿类、灵长类动物和人。当人误食虫卵或孕节后，卵内六钩蚴在小肠内孵出，钻入肠壁，经血、淋巴循环至全身各组织器官发育为棘球蚴，引起棘球蚴病。

驱虫治疗常用中药南瓜子 - 槟榔合剂。吡喹酮、阿苯达唑可致囊虫变性和死亡，是目前治疗囊虫病的首选药物。幼虫所致疾病可采用外科手术进行治疗。

直通考证

1. 人若误食"米猪肉"可能有哪些危害？简述依据。
2. 哪些绦虫的幼虫可寄生于人体？相应的寄生部位是哪里？

（胡逸晨）

主题二十七

医学原虫

💬 思政领域

我国著名药学家屠呦呦，因其在创制抗疟药物青蒿素及双氢青蒿素中所做的突出贡献，获得了诺贝尔医学或生理学奖。在从青蒿中进行青蒿素提取期间，团队2 000余人参与该项研究，先后历经190余次失败。这一研究成果的取得，体现了科学家无私奉献的敬业精神和团队协作精神。学生们应该重视中医药的发展，进一步提升文化自信，加强爱国主义教育。

💬 学习目标

素质	具备对常见原虫病进行初步诊断及健康教育的能力。
知识	1. 掌握医学原虫的形态、生活史类型和致病特点；溶组织内阿米巴原虫、阴道毛滴虫及疟原虫的生活史和致病性；能寄生于人体的疟原虫的种类及我国流行的主要种类。 2. 熟悉各类医学原虫的形态特点；杜氏利什曼原虫、蓝氏贾第鞭毛虫和刚地弓形虫的生活史和致病性。 3. 了解医学原虫的分类；各类原虫的防治原则。
能力	能正确采集、送检寄生虫标本；学会镜下观察各种绦虫的虫卵和大体标本的形态；能够分析各类原虫致病特点并提出相关防治原则。

🖱 学习导入

疟疾俗称"瘴气病""瘴疠""打摆子"等。四种人体疟疾（恶性疟、间日疟、三日疟和卵形疟）在我国均曾流行。据记载，我国早在公元前1562—前1066年殷商时代的甲骨文及青铜铭文上就有古"疟"字的记载。新中国成立前，我国约4.5亿人口中受疟疾威胁的人口在3.5亿以上，每年至少有3 000万例疟疾病人，其中30多万因疟疾死亡。20世纪60年代初和70年代初我国曾出现两次大范围暴发流行，最高峰在1970年，全国疟疾发病人数超过2 400万。随着防治进程推进，我国疟疾防控和救治能力显著提升，疾病负担大幅度降低。2016年，我国报告最后一例本地原发疟疾病例。

请思考：1. 我国著名药学家屠呦呦对于疟疾的研究做出了哪些重要贡献？

2. 疟疾作为我国五大寄生虫病之一，有哪些临床症状？病原体是哪种生物？又如何感染人体？

3. 我们在日常生活中应如何防治疟疾？

医学原虫 PPT   医学原虫思维导图

学习项目一　医学原虫概述

一、原虫的分类

原虫为单细胞真核动物，种类繁多，分布广泛，在生物学分类上属于原生生物界，原生动物亚界。依据运动细胞器的类型和生殖方式，原虫被分为四个纲：①叶足纲：以伪足为运动细胞器，如溶组织内阿米巴；②动鞭纲：以鞭毛为运动细胞器，如阴道毛滴虫；③孢子纲：无显著运动细胞器，如疟原虫；④动基裂纲：以纤毛为运动细胞器，如结肠小袋纤毛虫。

任务拓展

二、基本结构

原虫长度为 2 ～ 200 μm，外形多样，其基本结构由胞膜、胞质和胞核组成。

1. 细胞膜　也称表膜或质膜，具有配体、受体、酶类和抗原等成分，参与原虫营养、排泄、运动、侵袭以及逃避宿主免疫效应等生物学功能。

2. 细胞质　由基质、细胞器和内含物组成，基质主要成分是蛋白质，用以支持原虫的形态并与运动有关，有的原虫其细胞质有内、外质之分。外质透明、呈凝胶状，具有运动、摄食、营养、排泄和保护等功能；内质为溶胶状，含细胞器、内含物及细胞核，为细胞代谢和营养存储的主要场所。原虫细胞器包括线粒体、高尔基复合物、溶酶体和动基体等，主要参与能量合成代谢；伪足、鞭毛、波动膜和纤毛等，与原虫的运动有关，也是原虫分类的重要标志；胞口、胞咽和胞肛等，帮助摄食、排废；纤毛虫的伸缩泡具有调节虫体内渗透压的功能，原虫的内含物包括食物泡、糖原和拟染色体以及虫体代谢产物等，特殊的内含物可作为虫种的鉴别标志。

3. 细胞核　由核膜、核质、核仁和染色质组成。核仁富含 RNA，染色质含蛋白质、DNA 和少量 RNA。寄生性原虫多数为泡状核，其染色质少呈颗粒状，分布于核质或核膜内缘，只含 1 个核仁；少数纤毛虫为实质核，核大而不规则，染色质丰富，常具 1 个以上核仁。

三、生活史

原虫的生活史常含有几个阶段，大多数医学原虫的致病阶段称为滋养体，是原虫的活动、摄食和增殖阶段。某些原虫生活史中具有包囊阶段，包囊是滋养体在不利环境下分泌囊壁形成的静止生活史期，常常是原虫的感染阶段。根据医学原虫的传播方式，其生活史分为：①人际传播型；②循环传播型：该型原虫完成生活史需要在一种以上的脊椎动物作为终宿主和中间宿主，并在二者之间进行传播，如刚地弓形虫；③虫媒传播型：此类原虫完成生活史需在吸血昆虫体内发育至感染阶段，再通过叮咬传播给人或其他动物，如疟原虫和利什曼原虫等。

四、致病性

致病性原虫侵入宿主，可引起宿主组织细胞的损伤，其致病严重程度与虫种、株系、毒力、寄生部位及宿主的免疫状态有关。原虫的致病特点有以下几种。

1.增殖致病　致病原虫侵入宿主增殖到一定数量后，可出现明显的损害和临床症状。原虫的增殖不仅可破坏细胞，还能向邻近或远处组织、器官散播，如疟原虫红细胞内裂体增殖导致疟疾发作，溶组织内阿米巴原虫的肠外病变。

2.毒素致病　原虫的分泌物、代谢产物和死亡虫体的分解物均有毒性作用，可损伤宿主细胞、组织和器官，如溶组织内阿米巴滋养体分泌的酶类物质可导致肠壁溃疡。

3.机会性致病　有些原虫感染正常宿主并不表现临床症状，但当机体抵抗力下降或免疫功能不全时，这些原虫的增殖能力和致病力增强，使感染者出现明显的临床症状和体征，甚至危及生命。

这类原虫称为机会性致病原虫，常见的机会性致病原虫有蓝氏贾第鞭毛虫、弓形虫和隐孢子虫等。

学习项目二　阿米巴原虫

一、形态

溶组织内阿米巴生活史中有滋养体和包囊两个发育时期，成熟的四核包囊为感染期。

1.滋养体　根据虫体大小、形态，寄生的部位和生理功能，分为大滋养体和小滋养体。

（1）大滋养体　又称组织型滋养体，有致病力，寄生于结肠黏膜、黏膜下组织及肠外器官组织中。在适宜温度时，取新鲜粪便加生理盐水镜检，虫体运动活泼，形态多变，虫体直径 $20 \sim 60 \ \mu m$，内、外质界线清楚，外质透明，约占虫体 1/3，伸出舌状伪足做定向运动；内质呈颗粒状，随外质突出或缩入。内质有细胞核及食物泡，常有被吞噬的红细胞。胞质内有无出现红细胞，往往是鉴别大小滋养体及其他肠道阿米巴的重要依据。虫体经铁苏木素染色后，细胞核结构清晰可见，圆形，呈蓝黑色、泡状、核膜内缘有一层排列整齐、大小均匀的染色质粒，颗粒核仁居中或稍偏位，着色较深，核仁与核膜间隐约可见网状核丝，核的形态略似车轮状。

（2）小滋养体　又称肠腔共栖型滋养体，无致病力，寄生于结肠腔内。体积较小，直径为 $12 \sim 20 \ \mu m$，在生理盐水涂片中，运动缓慢，内、外质分界不明显，伪足短小。内质食物泡中可见吞噬的细菌，但未见红细胞。经铁苏木素染色后，核的结构同大滋养体。

2.包囊　滋养体在肠腔内形成包囊的过程称为成囊。包囊呈圆形，直径为 $10 \sim 20 \ \mu m$，外有一层囊壁，内含 1、2 或 4 个核，分别称单核包囊、双核包囊、四核包囊。其中，单核和双核包囊为未成熟包囊，内含糖原泡和两端钝圆的棒状拟染色体。四核包囊为成熟包囊，糖原泡及拟染色体均消失。经碘液染色的包囊，呈淡黄色或棕黄色，可见染成棕色的糖原泡和透明的棒状拟染色体。经铁苏木素染色的包囊，呈蓝灰色，拟染色体呈蓝黑色，糖原被溶解留下空泡，核结构清晰可见，同滋养体。

二、生活史

溶组织内阿米巴生活史的基本过程是：包囊→小滋养体→包囊。成熟包囊（四核）为感染阶段，人食入污染了四核包囊的食物或水而感染。包囊能抵抗胃酸的作用，进入小肠下段经肠内碱性消化液的作用，囊内虫体活跃，脱囊而出，形成 4 个核的小滋养体。四核的虫体经过 3 次胞质分裂和 1 次核分裂发展为 8 个滋养体，随即在结肠上端以细菌和肠内容物为营养进行二分裂增殖，形成大量小滋养体。当小滋养体移行至结肠下端时，随着肠内容物水分不断被吸收、营养物的减少等肠内环境的改变，虫体活动渐停止，排出内含物，虫体变圆，形成包囊前期，然后外质分泌囊壁而转变成 1～2 核的包囊，再分裂为成熟的四核包囊。四核包囊随粪便排出体外。污染食物及水源，感染新宿主。

包囊在自然界潮湿环境中可存活并保持感染性数日至 1 个月，但在干燥环境中易死亡。当宿主肠壁受损、肠功能紊乱或抵抗力下降时，肠腔内的小滋养体可借助伪足运动及其酶和毒素的作用，侵入肠壁组织，并可吞噬红细胞，虫体增大变为大滋养体，大量繁殖，不断破坏肠黏膜组织，形成肠壁溃疡。溃疡组织内的部分大滋养体可随坏死组织落入肠腔，随粪便排出体外而死亡。肠壁组织寄生的大滋养体还可随血流至肝、肺和脑等组织内寄生。当机体状态改善肠功能恢复正常时，大滋养体可回到肠腔变为小滋养体，肠外组织内的大滋养体不能变成包囊，当离开组织时，迅速死亡。

三、致病性

致病性受多种因素影响，与宿主机体免疫力、虫株的毒力、数量及寄生部位环境等有密切关系。大多数感染后为无症状的带虫者，少数为肠阿米巴病或肠外阿米巴病。

1.致病机理　主要包括以下三个方面。

（1）虫株的毒力作用　急性期患者肠内侵袭力强的虫株（致病型），通过释放酶和细胞毒素破坏肠黏膜细胞，滋养体吞噬这些肠黏膜细胞和红细胞。

（2）细菌的协同作用　在肠内某些致病细菌与溶组织内阿米巴混合感染或损伤肠黏膜时，有利于阿米巴侵入肠黏膜、黏膜下层及肌层破坏肠壁组织。

（3）宿主功能的改变　如人体免疫功能下降，肠功能紊乱、肠道或全身性感染、外伤大出血、营养不良等出现时，在感染溶组织内阿米巴后均易发病。

2.临床类型　阿米巴病的临床表现多样，感染后病程较长，常反复不定，根据溶组织内阿米巴的感染和宿主的生理功能可表现为：

（1）带虫者　无明显临床症状，占感染者90%，大多为共栖型（非侵入型）感染所致。

（2）阿米巴病患者　一般由侵袭型溶组织阿米巴感染引起，有明显的临床症状，多表现为肠阿米巴病，也可引起肠外阿米巴病。①肠阿米巴病常见部位在盲肠和升结肠，大滋养体借助伪足、溶组织酶和毒素的作用，破坏肠壁组织，在黏膜下层繁殖扩展，引起液化性坏死，形成口小底大的烧瓶样溃疡，出现痢疾症状，即阿米巴痢疾。患者出现腹痛、腹泻，排具有特殊腥臭味的酱红色脓血便。②肠外阿米巴病大滋养体可随血流至肝、肺、脑等部位，引起肝脓肿、肺脓肿、脑脓肿等肠外感染，以阿米巴性肝脓肿最为常见。

四、实验诊断

1.病原学检查　常用的粪便检查方法：①直接涂片法查滋养体，如镜下直接查出活动力强、有吞噬红细胞的大滋养体，即可确诊。②碘液染色法查包囊，在检查中应注意标本新鲜，应挑取黏液脓血部分检查，冬季要保温，容器要洁净，不可混入尿液。

2. 免疫诊断　临床怀疑为阿米巴病的患者，但又查不到病原体时，可采用免疫方法检测，如 ELISA、IFA 等检测抗体作为辅助诊断。

3. 核酸诊断　采用 PCR 技术诊断溶组织内阿米巴感染，是十分有效、敏感和特异的方法。选择具有高丰度的基因序列设计引物，对标本中溶组织内阿米巴 DNA 进行分离、扩增，对扩增产物进行电泳分析，予以鉴别。

五、流行

溶组织内阿米巴病呈世界性分布，以热带和亚热带地区为多见。感染率与当地气候条件、经济和卫生条件以及人口密度等密切相关。旅游者、流动人口、同性恋和弱智低能人群属于高危人群。据 1988—1992 年调查显示，我国平均人群感染率为 0.95%，近年来感染率呈下降趋势，但局部地区有散在分布。

1. 传染源　阿米巴病的传染源为粪便中可持续排包囊者。包囊抵抗力较强，在粪便中可存活 2 周以上，在水中可存活 9～30 天，但对高温和干燥较敏感。滋养体由于抵抗力极差，无传播作用。

2. 传播途径　粪 - 口途径是阿米巴病传播的主要方式。四核包囊污染饮水和食物是传播的重要环节。通常，水源污染是导致肠阿米巴病暴发流行的主要原因。近年来，在男性同性恋中，阿米巴病的发病率显著升高，与其口 - 肛性行为有重要关系，应引起重视。

3. 易感人群　任何年龄组均可感染阿米巴，但以青壮年较多。由于缺乏有效的获得性免疫，患过阿米巴病的人仍然是易感者。

六、防治

1. 普查普治　治疗病人和带虫者，以控制传染源，特别是对饮食业人员应作定期的粪便检查。首选药物为甲硝唑（灭滴灵），对急性或慢性侵入性肠阿米巴病以及肠外阿米巴病均适用，但不能杀灭包囊。类似药物还包括替硝唑、奥硝唑等。对带包囊者的治疗首选糠酯酰胺。临床上使用甲硝唑控制症状后，再口服二氯尼特，可有效预防复发。另外，中药鸦胆子仁、大蒜素、白头翁等也有一定作用。

2. 切断传播途径　加强粪便管理，注意保护水源是预防阿米巴感染与流行的重要环节。注意环境卫生，做好灭蝇灭蟑螂工作。

3. 加强卫生宣教　注意个人卫生，饭前便后洗手，做好饮食卫生和环境卫生，消灭苍蝇和蟑螂等。

鞭毛虫是动鞭纲中与人类疾病关系密切的一类原虫，即以鞭毛作为运动细胞器，有 1 根或多根鞭毛的原虫。鞭毛虫种类众多，分布广泛，能引起人体致病的鞭毛虫大多寄生在宿主的消化道、泌尿生殖道、血液及组织内。其中对人体危害较大的鞭毛虫主要有杜氏利什曼原虫、阴道毛滴虫等。

学习项目三　杜氏利什曼原虫

一、形态

1. 无鞭毛体　无鞭毛体又称利杜体，虫体呈椭圆形，大小为（2.9～5.7）μm×（1.8～4.0）μm。

瑞氏染色后，细胞质呈淡蓝色，核大而圆，呈紫红色，动基体细杆状，染色较深，基体为点状，与根丝体相连。

2. 前鞭毛体 前鞭毛体又称鞭毛体，虫体呈梭形，大小为（14.3～20）μm×（1.5～1.8）μm。核位于虫体中部，前端有动基体和基体，基体发出 1 根鞭毛，伸出体外。新鲜标本中常可见运动活泼的短粗形前鞭毛。虫体常聚集成团，呈菊花形。

二、生活史

杜氏利什曼原虫的整个发育过程需要人（或哺乳动物）和白蛉两个宿主。

1. 在人体内发育 感染阶段是前鞭毛体。当感染有前鞭毛体的雌性白蛉叮刺人血时，前鞭毛体随白蛉涎液进入人体皮下组织。一部分前鞭毛体可被中性粒细胞吞噬消灭，一部分则被巨噬细胞吞噬，进入巨噬细胞后失去鞭毛的体外部分，虫体变圆，转化为无鞭毛体。无鞭毛体在巨噬细胞内能够抵抗酶的消化，而且还能进行二分裂繁殖。虫体不断增多，导致巨噬细胞破裂，逸出的无鞭毛体又可被其他巨噬细胞吞噬，继续上述繁殖。

2. 在白蛉体内发育 当雌性白蛉叮刺患者或被感染的动物时，宿主血液或皮肤内含有无鞭毛体的巨噬细胞可被吸入白蛉胃内，经 3～4 天后，逐渐发育为成熟的前鞭毛体，活动力增强，并以二分裂进行繁殖。同时，虫体逐渐向白蛉食管和咽部移动，7 天后，前鞭毛体在白蛉口腔及喙处大量聚集。当雌性白蛉叮刺健康人时，前鞭毛体即随白蛉涎液进入人体皮下组织，从而使人感染。

三、致病性

1. 内脏黑热病 无鞭毛体在巨噬细胞内繁殖，使巨噬细胞大量破坏和增生，浆细胞也大量增生。巨噬细胞增生主要见于脾、肝、淋巴结、骨髓等器官，导致肝、脾、淋巴结肿大，其中脾肿大最为常见，出现率在 95% 以上。脾肿大导致脾功能亢进，使血细胞大量被破坏，导致全血细胞性贫血。另外，免疫溶血也是引起病人贫血的重要原因。白细胞数量减少使得机体免疫功能受损，易并发各种感染；血小板减少，发生出血现象。浆细胞大量增生，使病人血浆中球蛋白显著增多，加之肝、肾功能受损使白蛋白合成减少，排出增多，导致血浆白蛋白/球蛋白的比例异常，IgG 滴度升高。尿蛋白及血尿的出现可能与病人发生肾小球淀粉样变性及肾小球内免疫复合物的沉淀有关。

长期不规则发热、全血细胞性贫血以及脾、肝、淋巴结肿大是黑热病的三大症状。潜伏期 4～7 个月或最长 10～11 个月，缓慢起病。脾肿大是黑热病最主要的体征，肝脏肿大多在发病 1～3 个月后。贫血随病程发展而逐渐加重，红细胞及血红蛋白明显下降，同时伴白细胞和血小板减少。病人常发生鼻出血、牙龈出血等症状，晚期病人在两颊可出现色素沉着，伴消瘦。由于机体免疫缺陷而合并各种感染，如急性粒细胞缺乏症、肺炎、走马疳等，常导致病人死亡，黑热病病愈后，可获得终身免疫。

2. 皮肤型黑热病 多与内脏黑热病并存，也可在内脏黑热病消失多年后出现。主要病变为皮肤结节，结节呈肉芽肿或暗色丘疹状，常见于头、颈部。结节内可查见无鞭毛体。

3. 淋巴结型黑热病 病人无黑热病病史，主要表现为局部浅表淋巴结肿大，大小不一，无压痛，红肿，嗜酸性粒细胞增多。淋巴结活检可在类上皮细胞内查见无鞭毛体。

四、实验诊断

1. 病原检查 取骨髓、淋巴结穿刺液涂片染色镜检无鞭毛体。也可将穿刺液进行人工培养；或将穿刺液接种于易感动物（如金黄地鼠、BALB/c 小鼠等），1～2 个月后取肝、脾作印片或涂片，用 Wright 染液染色镜检。皮肤型病变可在皮肤结节处用消毒针头刺破皮肤，取少许组织液，或用手术刀刮取少许组织作涂片，染色镜检。

2.免疫诊断 免疫学诊断用 ELISA、IHA 等方法检查抗体。此外，DNA 检测技术与传统病原检查相比具有敏感性高、特异性强的特点，并具有确定虫种的优点。

3.分子生物学技术 利用利什曼原虫微环 cDNA 序列设计的引物，作为 PCR 及 DNA 探针诊断黑热病效果较好。

五、流行

黑热病是人畜共患寄生虫病，可在人与人、人与动物、动物与动物间传播流行。黑热病在世界上分布很广，主要流行于中国、印度、地中海沿岸国家。新中国成立前，我国的黑热病主要流行于长江以北 17 个省、市、自治区；新中国成立后，由于开展了大规模防治工作，于 1958 年基本消灭了黑热病。近年来，新病例主要在甘肃、四川、陕西、山西、新疆和内蒙古等地偶有出现。此外，新疆和内蒙古证实有黑热病自然疫源地存在。我国黑热病流行有三种类型：

1.人源型 又称平原型。患者是主要传染源，感染率高，发病对象多为儿童和青少年，犬感染较少。传播媒介为家栖型中华白蛉及中华长管白蛉。

2.犬源型 又称山丘型。主要在犬中流行，人的感染率低，发病对象为 5 岁以下儿童，病犬是人的主要传染源，传播媒介为近野栖的中华白蛉。

3.自然疫源型 又称荒漠型。分布于新疆和内蒙古的某些荒漠地区，是某种野生动物的疾病，当人进入该地区可感染，患者以 2 岁以下的婴幼儿为主，传播媒介主要是野栖型吴氏白蛉和亚历山大白蛉。

六、防治

1.治疗患者，控制传染源一般需药物治疗一个疗程，特效药为葡萄糖酸锑钠，治愈率可达 95% 以上。

2.捕杀病犬。

3.消灭白蛉，切断传播途径，加强个人防护。

学习项目四 阴道毛滴虫

一、形态

阴道毛滴虫的生活史中仅有滋养体阶段。滋养体活体无色透明，有折光性，形态多样，活动力强。经瑞-吉染色后，虫体呈典型梨形，大小为（10～30）μm×（5～15）μm，虫体前端 1/3 处有一个椭圆形的紫红色细胞核，核上端有 5 颗排列呈环状的毛基体，由此发出 5 根染成红色的鞭毛。4 根前鞭毛向前伸出体外，1 根后鞭毛向后伸展与体侧的波动膜外缘相连，与波动膜等长，波动膜不超过虫体一半，一根轴柱由前向后纵贯虫体，从末端伸出体外。

二、生活史

本虫生活史简单。滋养体主要寄生于女性阴道，尤以后穹隆多见，偶可进入尿道。男性感染部位则多见于尿道和前列腺。滋养体在寄生部位以二分裂的方式繁殖，通过直接或间接接触方式传播。

三、致病性

滴虫性阴道炎是女性常见的阴道炎之一，由阴道毛滴虫引起。正常情况下，健康妇女因乳酸杆菌能酵解阴道上皮细胞的糖原，产生乳酸，使阴道保持酸性，抑制虫体或其他细菌生长繁殖，即阴道的自净作用。阴道滴虫的致病力和临床表现与虫株的毒力及宿主的内分泌、阴道内环境等有密切的关系。大多数感染后无临床表现，为带虫者；在妊娠、产后或月经期，阴道内环境改变，毒性强的虫株大量繁殖，可引起典型的滴虫性阴道炎，出现外阴瘙痒，白带增多，呈黄色泡沫状，腥臭。伴细菌感染时，呈脓液状。合并尿道炎时，可有尿频、尿痛等症状。

男性感染可引起尿痛、夜尿、前列腺肿大及触痛和附睾炎等症状。有学者诊断阴道毛滴虫可吞噬精子，分泌物影响精子活力，导致男性不育。

四、实验诊断

1. 病原检查　根据病情不同取阴道后穹窿分泌物、尿液沉淀物、前列腺液标本，生理盐水涂片可观察活动的滋养体，或涂片用瑞 - 吉氏染色后镜检滋养体。

2. 免疫检查　可用 ELISA、直接荧光抗体试验（DFA）进行诊断。

3. 培养法　接种阴道分泌物于肝浸液培养基内，37 ℃孵育 48 小时后涂片镜检。因操作复杂，一般不用，但可用于疑难病例的诊断和疗效考核。

五、流行

1. 流行情况　阴道毛滴虫分布于世界各地。我国各地感染率不一，以 16 ～ 35 岁年龄组人群感染率最高。

2. 流行因素　传染源为患者和无症状带虫者，主要通过性交直接传播，也可通过公用浴池、浴具、游泳衣裤、坐式厕所等间接传播。阴道毛滴虫在潮湿的衣物上可存活 23 小时，40 ℃的水中可存活 102 小时，普通的肥皂水中存活 45 ～ 150 分钟，因此，在忽视卫生、文明较差的社会中易相互传染。

六、防治

改善卫生条件、注意个人卫生和经期卫生，规范个人行为是预防感染的重要措施。及时治疗病人和带虫者，首选药物为甲硝唑，局部治疗可用乙酰胂胺或 1∶5 000 高锰酸钾溶液冲洗阴道；也可用甲硝唑和扁桃酸栓，后者效果较好且安全。

学习项目五　蓝氏贾第鞭毛虫

一、形态

1. 滋养体　呈半梨形，长 9 ～ 21 μm，宽 5 ～ 15 μm，厚 2 ～ 4 μm。两侧对称，前端宽钝，后端尖细，腹面扁平，背部隆起。腹前部向内凹陷形成吸盘，一对细胞核位于虫体前端 1/2 的吸盘部位。

有前侧、后侧、腹和尾鞭毛各 1 对。1 对轴柱沿中线由前向后连接尾鞭毛，1 对呈爪锤状的中体与轴柱 1/2 处相交。虫体借助鞭毛做活泼的翻滚运动。

2. 包囊 呈椭圆形，长 8 ～ 14 μm，宽 7 ～ 10 μm。囊壁较厚，与虫体间隙明显。未成熟包囊内含 2 个细胞核，成熟的含 4 个核。

二、生活史

贾第虫生活史包括滋养体和包囊两个发育阶段。人和动物因摄入被四核包囊污染的饮用水或食物而被感染。包囊在十二指肠内脱囊形成 2 个滋养体，滋养体主要寄生于十二指肠或小肠上段，借助吸盘吸附于小肠绒毛表面，以二分裂方式进行繁殖。在肠内环境不利时，滋养体分泌囊壁形成包囊并随粪便排出体外。包囊在水中和凉爽环境中可存活数天至 1 个月之久。

三、致病性

贾第虫的致病机制目前不完全清楚，可能与下列因素有关：①虫株致病力；②宿主免疫力：IgG缺乏者对贾第虫易感，且感染后临床症状严重，IgA 缺乏亦是导致贾第虫病的重要因素；③二糖酶缺乏：是导致宿主腹泻的原因之一；④其他：虫体对肠黏膜的覆盖和机械性损伤、原虫分泌和代谢产物的化学性刺激，以及虫体与宿主竞争基础营养等因素均可影响肠黏膜的吸收功能，导致维生素 B_{12}、乳糖、脂肪和蛋白质吸收障碍。

大多数感染者无明显症状，仅呈带虫者。典型表现为急、慢性腹泻，后者常伴有吸收不良综合征。潜伏期一般为 1 ～ 2 周，最长 45 天。急性期病人表现为恶心、厌食、上腹及全身不适，或伴低烧或寒战，突发性恶臭水泻，胃肠胀气，呃逆和上中腹部痉挛性疼痛，粪内偶见黏液，极少带血。部分未得到及时治疗的急性期病人可转为亚急性或慢性期。亚急性期表现为间歇性排恶臭味软便（或呈粥样）、伴腹胀、痉挛性腹痛，或有恶心、厌食、嗳气、头痛、便秘和体重减轻等。慢性期病人较多见，表现为周期性稀便、恶臭，病程可达数年而不愈。感染严重且未得到及时治疗的患儿病程很长，常导致营养吸收不良和发育障碍。贾第虫偶可侵入胆道系统，引起胆囊炎或胆管炎。

四、实验诊断

1. 病原学检查 急性期病人可取新鲜粪便标本做生理水涂片镜检检查滋养体；亚急性期或慢性期可用碘液染色法、硫酸锌浮聚或醛 - 醚浓集等方法检查包囊。由于包囊排出具有间断性，隔日查一次，连查三次可提高检出率。也可用十二指肠引流液或肠检胶囊检查滋养体。

2. 免疫学检查 常用的包括酶联免疫吸附试验（ELISA）、间接荧光抗体试验（IFA）和对流免疫电泳试验（CIE）等。

3. 分子生物学方法 目前多用 PCR 方法诊断本病。

五、流行

贾第虫病呈全球性分布，据 WHO 估计，全世界感染率为 1% ～ 20%。国内平均感染率为 2.52%，好发于儿童、旅游者及免疫缺陷的人群。本病属于人兽共患病。近年来，贾第虫合并 HIV 感染及其在同性恋者中流行的报道不断增多。

本病的传染源是从粪便排出包囊的人和动物。动物储存宿主有家畜（如牛、羊、猪、兔等）、宠物（如猫、狗）和野生动物（河豚）。病人和带虫者每天排出的包囊多达 9 亿个，可通过污染食物或水源引起感染。包囊对外界抵抗力强，人和动物均易感。

六、防治

加强粪便管理，防止水源污染。搞好环境、饮食和个人卫生。积极治疗病人和带虫者。常用治疗药物有甲硝唑、呋喃唑酮（痢特灵）、替硝唑等。此外，巴龙霉素多用于治疗临床症状的贾第虫病人，尤其是感染本虫的孕妇。对免疫功能低下者和艾滋病病人，应进行贾第虫感染的预防和治疗。

学习项目六　疟原虫

一、形态

疟原虫的基本结构包括核和胞质，在环状体后各期还可见呈棕黄色、棕褐色或黑褐色的疟色素，是疟原虫消化分解蛋白质后的最终产物。血片经瑞 - 吉染色后，胞质呈蓝色，核呈紫红色。四种人体疟原虫的基本结构相同，但发育各期的形态又各有不同，现以经瑞 - 吉染色后的间日疟原虫为例，形态描述如下：

1. 滋养体　滋养体是疟原虫在红细胞摄取营养和发育的阶段。早期滋养体胞核小，胞质少，中间有空泡，胞质多呈环状，故又称为环状体。环状体发育长大，胞核增大，胞质增多，并出现伪足，虫体形状不规则，胞质中开始出现棕黄色的疟色素。被寄生的红细胞变大、颜色变浅，出现鲜红色薛氏点。此时称为晚期滋养体，亦称大滋养体。

2. 裂殖体　晚期滋养体继续发育，伪足和空泡消失，虫体变圆，核开始分裂，但细胞质尚未分裂，此时称为未成熟裂殖体。核继续分裂，胞质也开始分裂，每一个核都被部分胞质包裹，此时称为成熟裂殖体。

3. 配子体　疟原虫经过几次红细胞内裂体增殖，部分裂殖子在红细胞内不再进行裂体增殖，而发育为雌、雄配子体。雌配子体核小致密，胞质呈深蓝色，虫体较大，占满胀大的红细胞。雄性配子体胞质浅蓝而略带红色，核较大，淡红色，多位于虫体的中央。

4. 子孢子　子孢子形状细长，长 $10 \sim 15\ \mu m$，宽约 $1\ \mu m$，常弯曲呈 C 形或 S 形，是配子体在蚊虫体内发育的最终阶段。

疟原虫不同发育阶段，除了其本身形态特征发生变化外，被其寄生的红细胞在形态上也发生不同的变化。

二、生活史

寄生于人体的四种疟原虫，生活史基本相同，都需要人和雌性按蚊两个宿主。在人体内，先后寄生在肝细胞和红细胞，进行无性裂体增殖，但在红细胞内，除裂体增殖外，部分裂殖子还可发育成配子体，开始有性生殖的初期发育。在雌性按蚊体内，进行配子增殖和孢子增殖。现以常见的间日疟原虫为例，详述如下。

1. 疟原虫在人体内的发育　包括肝细胞内的发育和红细胞内的发育。

（1）肝细胞内的发育　疟原虫在肝细胞内的发育称红细胞外期。当唾液腺内含有感染性成熟子孢子的雌性按蚊刺吸人血时，子孢子随蚊唾液进入人体血液。一般子孢子并不立即侵入红细胞，约经30分钟后才随血液侵入肝细胞，进行裂体增殖，形成红外期裂殖体，内含多个裂殖子。随着裂殖体的不断成熟，内含的裂殖子不断增多，数以万计，肝细胞被胀破，释放出裂殖子。一部分裂殖子被巨噬细胞吞噬，一部分裂殖子侵入红细胞，开始红细胞内期的发育。

间日疟原虫完成红外期发育所需时间约 8 天，恶性疟原虫约 6 天，卵形疟原虫约 9 天，三日疟原虫 11 ~ 12 天。实验研究证实，间日疟原虫的子孢子具有遗传学上不同的两种类型，即速发型子孢子和迟发型子孢子。当两型子孢子同时进入肝细胞后，速发型子孢子首先完成红外期的发育，而迟发型子孢子则经过一段或长或短的休眠期后，才开始红外期的发育过程。处于休眠状态的疟原虫子孢子称为休眠子，它与日后的疟疾复发有关。恶性疟原虫和三日疟原虫无休眠子。

（2）红细胞内的发育　红细胞内期，即疟原虫在红细胞内的裂体增殖过程。裂殖子从肝细胞释放出来后，随血液侵入红细胞，先形成小滋养体（也称环状体），再依次发育为大滋养体和裂殖体。裂殖体成熟后胀破红细胞，释出裂殖子，部分裂殖子被巨噬细胞吞噬，其余则再侵入其他正常红细胞内，重复进行红内期裂体增殖过程，在红细胞内循环发育的疟原虫不再回到肝细胞中发育。完成一个红内期裂体增殖，间日疟原虫约需 48 小时，三日疟原虫约需 72 小时，恶性疟原虫需 36 ~ 48 小时，卵形疟原虫约需 48 小时。

红内期疟原虫经几次裂体增殖后，部分裂殖子不再进行裂体增殖，而是循另一种形式发育成为雌、雄配子体。若被雌性按蚊吸入蚊体内则开始疟原虫的有性生殖过程，如未被雌性按蚊吸入蚊体内，则被巨噬细胞吞噬消灭或退变死亡。

2. 在按蚊体内的发育　疟原虫在蚊体内的发育分为配子增殖和孢子增殖两个阶段。当雌性按蚊刺吸疟疾患者或带虫者血液时，红内期的各期疟原虫随血进入蚊胃，仅雌、雄配子体能够在蚊胃内继续发育，其余红细胞内期各发育阶段的疟原虫均被消化。雌配子体发育为雌配子，雄配子体通过"出丝现象"形成 4 ~ 8 个雄配子，雄配子钻进雌配子体内，受精形成合子。合子随即变长，成为一端较尖、一端钝圆能蠕动的动合子。动合子穿过蚊胃壁上皮细胞并在蚊胃基底膜下形成圆形的卵囊（囊合子）。卵囊内的核和胞质不断分裂进行孢子增殖，最终形成数以万计的子孢子。子孢子从囊壁的微孔中主动钻出或卵囊破裂后释出，经蚊血淋巴进入蚊的唾液腺，发育为成熟子孢子。当含有子孢子的雌性按蚊再叮吸人血时，子孢子随蚊的唾液从刺吸口进入人体，重复其在人体内的发育过程。因此，子孢子是疟原虫感染阶段。

三、致病性

疟原虫的致病阶段是红内期的裂体增殖期，主要引起周期性寒热发作并伴有头痛、全身酸痛等症状，在多次发作后出现贫血及脾肿大。有些凶险的患者可出现中枢神经系统症状、急性肾功能衰竭和急性肺水肿等严重并发症。从疟疾全过程看，各种疟原虫子孢子侵入人体后，大都经历潜伏期和发作期。如治愈不彻底，则经过长短不一潜伏期后可出现再燃或复发。

1. 潜伏期　从子孢子侵入人体至出现临床症状的间隔时间称为潜伏期，包括整个红外期发育时间和红内期几代裂体增殖使疟原虫达到一定数量而引起疟疾发作所需的时间。潜伏期长短与侵入的原虫种、株、数量、感染方式以及人体的免疫力等因素有关。间日疟短潜伏期为 11 ~ 25 天，长潜伏期为 6 ~ 12 个月，有的甚至可达 2 年；三日疟为 28 ~ 37 天；恶性疟为 7 ~ 28 天。

2. 疟疾发作　当红内期疟原虫进行裂殖增殖时，成熟裂殖子随红细胞破裂入血后若达到发热阈值（即引起疟疾发作的原虫血症最低值称为发热阈值）时，裂殖子、疟原虫的代谢产物、残余的和变性的血红蛋白以及红细胞碎片等一起入血。一部分被单核巨噬细胞系统吞噬，刺激这些细胞产生内源性热原质，并和疟原虫的代谢产物共同作用于宿主下丘脑的体温调节中枢，引起发热。疟疾的发作与红内期裂殖体胀破红细胞的时间相一致，间日疟及卵形疟为隔日发作一次，三日疟隔两天发作一次。典型的疟疾发作为周期性寒战、发热和出汗退热三个连续阶段。

3.疟疾的再燃与复发　疟疾初发停止后，患者若无再感染，仅由于残存的红内期疟原虫在一定条件下重新大量增殖又引起的发作，称为疟疾的再燃。再燃与宿主抵抗力和特异性免疫力的下降及疟原虫的抗原变异有关。而复发是指疟疾初发患者红内期疟原虫已被消灭，经过数周至年余，又出现的疟疾发作。关于复发的机制目前尚未明了，目前一般认为是由于肝细胞内的迟发型子孢子经发育，释放裂殖子再进入红细胞增殖而引起疟疾发作。恶性疟原虫及三日疟原虫由于没有迟发型子孢子，故无复发，仅有再燃；间日疟原虫及卵形疟原虫则既有复发又有再燃。

4.疟性贫血　红内期疟原虫直接破坏宿主红细胞是患者发生贫血的主要原因。此外，疟疾多次发作后，脾功能亢进，可大量吞噬破坏红细胞；患者产生的抗体可与有虫红细胞及正常红细胞膜上的疟原虫抗原结合，形成免疫复合物而激活补体等，导致红细胞溶解。以上因素都可导致疟性贫血。

5.脾肿大　疟疾早期，脾因充血和吞噬功能增强而肿大。随着发作次数增多，因疟原虫及代谢产物刺激，巨噬细胞和纤维细胞增生，脾可继续肿大变硬。由于疟疾发作停止后脾肿大持续存在，因此脾肿率可作为判断一个地区疟疾流行程度的指标之一。

6.疟性肾病　多见于三日疟长期未愈的患者，发病机制是由Ⅲ型超敏反应所致的一种免疫性肾小球基底膜病理改变，严重者可致肾功能衰竭。

7.凶险型疟疾　疟疾暴发流行区的一些患者，因各种原因延误诊断和治疗的疟疾患者，可因血流中疟原虫的数量激增而出现凶险型症状，其特点是来势凶猛，病情险恶，病死率高。临床表现为持续高热、抽搐、昏迷。常见的有脑型（昏迷型）、超高热型、厥冷型及胃肠型。多见于恶性疟，偶见间日疟。

四、免疫

1.先天性免疫　与宿主的疟疾感染史无关，而与宿主的种类和遗传特性相关。人疟原虫只感染人，而动物疟原虫对人不致病。人群对疟原虫普遍易感，但有的人即使无特异性免疫也对某种疟原虫先天不易感，如西非地区和美国黑人中Duffy血型抗原阴性者就对间日疟原虫先天不易感。

2.获得性免疫　人体在感染疟疾后诱导产生的有效免疫。人体可通过自动免疫和被动免疫方式获得对疟原虫的特异性免疫力。

（1）体液免疫　疟疾感染过程中，红内期疟原虫可刺激机体主要产生IgG类抗体，这些抗体可抑制裂殖体的发育和繁殖，能促进吞噬细胞对裂殖体及裂殖子的吞噬作用，但对滋养体一般无影响，而且有种、株和发育期的特异性。

（2）细胞免疫　单核巨噬系统细胞和T细胞的作用，可使红细胞内的疟原虫变性、坏死，并被吞噬消化。细胞免疫在疟疾的免疫中起着重要的作用。

2.带虫免疫与免疫逃避　所谓带虫免疫，是指患者感染疟原虫后产生的免疫力，能抵抗同种疟原虫的再感染，同时体内的原虫血症维持在较低水平，宿主与疟原虫之间处于一种相对平衡状态，机体不会出现临床症状，但这种免疫力会随着疟原虫从人体里消失而逐渐消失的现象。所谓免疫逃避，是指部分疟原虫在宿主体内能避开宿主的免疫而生存繁殖，与宿主特异性免疫并存的现象。免疫逃避的机制主要：①疟原虫在宿主体内发生抗原变异，使宿主的免疫系统不能再有效识别。②疟原虫分泌的可溶性抗原与抗体结合成免疫复合物，消耗体内特异抗体而逃避抗体的作用。③原虫寄生于宿主正常细胞内而逃避免疫学作用。④其他诸如巨噬细胞吞噬受到干扰、宿主出现免疫抑制等都可导致免疫逃避现象。

五、实验诊断

1.病原学检查　取外周血制成厚、薄血片，经瑞-吉染色镜检是目前最常用的方法。薄血片的疟原虫形态典型，易辨认。厚血片疟原虫形态有变化，但疟原虫集中，检出率高。因此，可同时制作厚、薄血片检查。间日疟宜在发作后数小时至 10 余小时、恶性疟在发作开始时采血，能提高检出率。发现疟原虫即可确诊。采血时间一般在发作后数小时内采取。

2.免疫学检查 可检测循环抗体和循环抗原。检测抗体主要用于疟疾的流行病学调查，防治效果评估及输血对象的筛选；检测抗原能更好地说明受检对象是否有活动感染。常用的方法有间接荧光抗体实验、间接血凝试验、放射免疫试验、酶联免疫吸附试验和快速免疫色谱测试卡（ICT）等。

3.分子生物学技术 PCR 和核酸探针已用于疟疾的诊断，对低原虫血症检出率较高。

六、流行

疟疾呈全球性分布，是一种严重危害人体健康的寄生虫病，也是我国五大寄生虫病之一。

1.地理分布 疟疾遍布全世界，尤以热带及亚热带地区严重。我国最常见的是间日疟，分布流行于长江以南平原和黄淮下游一带，恶性疟主要分布于长江以南山区。

2.流行因素

（1）流行的基本环节 疟疾流行必须具备三个环节，即传染源（外周血中有配子体的患者和带虫者）、传播媒介（按蚊）和易感人群。

（2）自然因素 适宜的温度、湿度、雨量和地形等环境因素对疟疾的传播具有一定的主导作用。

（3）社会因素 政治、经济、文化、卫生状况及导致人口大量流动的因素，均能影响疟疾的流行和传播。近年来，我国输入病例增多，以恶性疟多见。

七、防治

1.预防为主 发现和彻底治疗传染源；改善环境卫生，灭蚊防蚊以切断传播途径；采取物理的、化学的和免疫的方法来保护易感人群。

2.抗疟治疗 常用抗疟药物主要有以下几类。

（1）杀灭红外期裂殖体及休眠体 伯喹有治疗和抗复发作用，亦称根治药；乙胺嘧啶对恶性疟原虫有一定作用。

（2）杀灭红内期裂体增殖期 如氯喹、奎宁、青蒿素、咯萘啶等，可以控制临床发作。

（3）杀灭配子体 如伯奎，用以切断传播。

（4）杀灭孢子增殖期 如乙胺嘧啶，能阻断其在蚊体内发育。

学习项目七 刚地弓形虫

一、形态

弓形虫的发育全过程包括五种不同形态的阶段，即滋养体、包囊、裂殖体、配子体和卵囊。其中，滋养体、包囊、卵囊与传播和致病有关，其形态特征如下。

1.滋养体 滋养体（速殖子）虫体呈香蕉形，一端钝圆，一端尖，大小为（4～7）μm×（2～4）μm。姬氏染色后，虫体胞质呈蓝色，细胞核为红色，位于虫体中央。滋养体多见于急性期感染，繁殖速度快，可单个或数个成堆在血液等体液中，也可在宿主细胞内形成数个或十多个速殖子的集合体，称为假包囊。

2. 包囊　包囊圆形或椭圆形，直径为 $5 \sim 100\ \mu m$，外有囊壁，内含数个至数百个形态与速殖子相似的虫体，因虫体增殖速度缓慢，又称缓殖子。多见于隐性感染者的细胞内。

3. 卵囊　卵囊（卵合子）圆形或卵圆形，大小约 $10\ \mu m \times 12\ \mu m$，具有双层光滑透明囊壁，成熟的卵囊内含两个孢子囊，每个孢子囊内有 4 个稍弯新月形的子孢子。

二、生活史

弓形虫的发育过程复杂，完成生活史需要两种脊椎动物的宿主。终宿主为猫类动物，在有核细胞内进行有性生殖。中间宿主为哺乳类、鸟类和人类等。猫既是终宿主也是中间宿主，在有核细胞内进行无性增殖。在生活史中发育的速殖子、包囊、卵囊对中间宿主和终宿主均有感染性。

1. 在中间宿主体内的发育　当成熟卵囊、包囊、假包囊被人及其他中间宿主食入后，子孢子、缓殖子、速殖子在肠腔逸出，侵入肠壁经血管或淋巴管扩散到全身，并在脑、心、肝、肺、肌肉及淋巴结内进行无性繁殖，随着宿主细胞破裂，释放的速殖子又侵入新的细胞，不断繁殖，因机体保护性免疫力产生，使速殖子繁殖受到抑制。如脑、眼、骨骼肌的有核细胞内繁殖减慢，形成包囊。囊内含有缓殖子，可长期寄生在中间宿主体内，存活数月、数年甚至宿主的终生。也是疾病复发的根源。

2. 在终宿主体内发育　当成熟卵囊、包囊、假殖子被猫吞食后，子孢子或滋养体侵入猫小肠绒毛上皮细胞内发育为裂殖体，进行裂体增殖。经数次裂体增殖后，一部分裂殖子发育成雌、雄配子体，再发育为雌、雄配子，二者受精后形成合子，发育为卵囊。卵囊脱出肠上皮细胞进入肠腔，随粪便排出体外，卵囊在体外发育成熟，通过污染食物感染中间宿主或再感染终宿主。

三、致病性

弓形虫病的发生及其严重程度，与宿主免疫状态有密切关系，速殖子是其主要致病阶段。本虫可导致先天性感染和获得性感染。先天性弓形虫病为妊娠早期妇女感染后，虫体经胎盘传给胎儿，多表现为影响胎儿的发育，重者可造成胎儿流产、脑积水、胎儿畸形及死胎等。获得性弓形虫病为食入受卵囊污染的水和食物所致，多数为隐性感染，少数有淋巴结肿大、长期低热等，重者可引起脑膜炎、心肌炎、脉络膜、视网膜炎等。

隐性感染者若患有肿瘤、长期接受免疫抑制剂、放射治疗等引起医源性免疫受损或免疫缺陷者，如 AIDS，均可使隐性感染转变为急性或亚急性感染，从而导致弓形虫病，并可因并发弓形虫脑病而死亡。

四、实验诊断

1. 病原学检查　取可疑患者的不同标本，如脑脊液、血液、胸水、羊水等体液涂片或离心取沉淀物涂片镜检，此法检出率较低。

2. 免疫学检查　用免疫学的方法，如间接血凝试验、间接荧光抗体试验、ELISA 检测可疑患者血清中的特异性抗体，是目前应用较广、效果较好的检验手段。

近年 PCR 和 DNA 探针技术开始试用于临床，具有敏感性高、特异性强和早期诊断的价值。

五、流行

弓形虫呈世界性分布，广泛存在于多种哺乳动物体内，人群感染亦较普遍。血清学调查显示人群抗体阳性率为 $25\% \sim 50\%$，估计全球约有 10 亿人感染弓形虫，绝大多数属隐性感染。家畜的感染率可达 $10\% \sim 50\%$。

　　动物是本病的传染源，尤其是猫及猫科动物。食入未煮熟的含弓形虫的肉、蛋、奶制品或被卵囊污染的食物和水可致感染。另外，弓形虫有可能经口、鼻、眼结合膜或破损的皮肤、黏膜感染；输血或器官移植也可能引起感染；节肢动物携带卵囊也具有一定的传播意义。人群对弓形虫普遍易感，尤其是胎儿和婴幼儿及免疫功能缺陷者易感性更高。

六、防治

　　弓形虫病是一种人兽共患病，动物和人感染较为普遍，动物感染率高于人，据调查国内人群感染率平均在 5%～6%。弓形虫病的传染源主要是动物。弓形虫病应以预防为主，防止猫粪污染手指、食物及水源，不吃未熟的肉类及乳制品。做好孕妇的健康教育与个人防护及相关检查，如孕前普遍进行的 TORCH 全套检查。目前治疗首选药为乙胺嘧啶与磺胺类药，也可选用螺旋霉素等。

学习小结

　　原虫为单细胞真核动物，基本结构包括胞膜、胞质和胞核，生物分类可分为叶足纲、动鞭纲、孢子纲和动基裂纲。

　　根足虫以伪足为运动细胞器，多数有滋养体和包囊两个阶段，常寄生于宿主的消化道内，致病性根足虫只有溶组织内阿米巴一种，其感染阶段为四核包囊，经口感染，引起阿米巴痢疾和肝、肺脓肿等肠外阿米巴病。治疗首选甲硝唑。

　　鞭毛虫以鞭毛为运动细胞器，行无性分裂增殖。黑热病原虫包括前鞭毛体和无鞭毛体两个阶段。前鞭毛体寄生于白蛉的消化道内，是本虫的感染阶段，人被白蛉刺吸而感染引起黑热病。阴道毛滴虫仅有滋养体期，感染阶段亦为滋养体，通过性接触和间接接触传播，虫体寄生于人体阴道、泌尿道，引起滴虫性阴道炎、尿道炎和前列腺炎。蓝氏贾第鞭毛虫主要寄生于人体十二指肠，大多数人呈带虫状态，有症状者表现为急、慢性腹泻。治疗上除黑热病病人使用五价锑剂外，其余首选甲硝唑。

　　孢子虫主要寄生于宿主的细胞内，生活史较为复杂，以无性和有性两者兼有的生殖方式增殖。疟原虫以人和蚊为宿主，并以按蚊为传播媒介，感染阶段为孢子，经蚊刺吸感染，寄生于人体肝细胞和红细胞内，引起疟疾。主要临床表现为发作、复发与再燃等。治疗上可使用氯喹、乙胺嘧啶、伯氨喹、青蒿素等。弓形虫生活史复杂，猫是弓形虫的终宿主兼中间宿主，人或其他动物为中间宿主，感染阶段是卵囊、包囊或假包囊。主要经口感染，引起获得性弓形虫病；也可经胎盘感染，引起先天性弓形虫病。

直通考证

　　1. 简述医学原虫的致病特点。
　　2. 简述溶组织阿米巴原虫的生活史。
　　3. 简述阴道毛滴虫的致病性。

（胡逸晨）

思政领域

　　蚊是自然界中传播寄生虫的一个重要媒介。我国中山大学席志勇教授团队研究的携带巴克氏体的雌蚊进行种群替换，"以蚊治蚊"——让蚊子成为对抗登革热蚊子的"武器"。中国古语"以子之矛，攻子之盾"。我们在解决问题时，可以从分析事物开始，辩证地思考事物的内在矛盾，通过事物本身的矛盾来解决问题，也会得到意想不到的效果。

学习目标

素质	具备对医学节肢动物健康教育的能力。
知识	1. 掌握医学节肢动物与疾病的关系。 2. 熟悉医学节肢动物的主要概念。 3. 了解常见医学节肢动物的形态、生活史及防治原则。
能力	理解医学节肢动物与人类健康的关系及防治节肢动物的意义。

学习导入

　　2012年4月，成都市某医院耳鼻喉科收治了一位26岁的男性患者，该患者因鼻子痛痒前来就诊。医生肉眼观察，即发现患者鼻中隔的右侧位置鼓着一个约有半颗黄豆大小的包块，初步怀疑血管瘤。然而在手术过程中，医生发现这颗"黄豆"越来越清晰，异物生长在鼻中隔供血最丰富的部位，周围竟有8只毛茸茸的脚，前面有一个吸盘直接插入黏膜！这分明是一只"虫"！主刀医生顺利地取出这只虫子，将其置于玻璃瓶中，长约5 mm，前端有8只脚和一个吸盘，身体非常坚硬、光滑。后经查询，医生们终于证实这只虫是蜱虫，是一种吸血的寄生虫，未吸血时腹背扁平，背面稍隆起；饱血后胀大如赤豆或蓖麻子状。"这只虫呈赤豆状，体内饱血，寄生时间应该比较长。"主治医生称，患者的鼻中隔已长出肉芽，将虫包裹起来。该患者经过对症治疗很快痊愈出院。

　　请思考：1. 你能说出几种医学节肢动物？

　　　　　　　2. 谁能说出几种由医学节肢动物传染的疾病吗？

医学节肢动物
PPT

医学节肢动物
思维导图

任务拓展

主题二十八

📝 直通考证

　　1. 节肢动物的形态特征有哪些？

　　2. 医学节肢动物对人体的危害有哪些？

　　3. 蚊主要可传播哪些疾病？

（胡逸晨）

病原生物与免疫学
实训指导

参 考 文 献 CANKAO WENXIAN

［1］荣臻.病原生物与免疫学［M］.2版.北京：人民卫生出版社，2009.

［2］安云庆.微生物学与免疫学基础［M］.北京：北京大学医学出版社，2008.

［3］陈育民，罗江灵.病原生物学与免疫学［M］.西安：第四军医大学出版社，2011.

［4］赵富玺.病原生物与免疫学［M］.北京：人民卫生出版社，2004.

［5］许正敏，韩乐云.免疫与病原生物［M］.武汉：湖北科学技术出版社，2008.

［6］肖洋.病原生物与免疫学基础［M］.2版.北京：高等教育出版社，2010.

［7］陈慰峰.医学免疫学［M］.4版.北京：人民卫生出版社，2005.

［8］谢国武.免疫学基础与病原生物学［M］.郑州：河南科学技术出版社，2013.

［9］黄敏.医学微生物与寄生虫学［M］.3版.北京：人民卫生出版社，2012.

［10］王承明.病原生物与免疫学基础「M］.北京：人民卫生出版社，2011.

［11］郭晓奎.病原生物学［M］.北京：科学出版社，2007.

［12］肖纯凌，赵富玺.病原生物学和免疫学［M］.7版.北京：人民卫生出版社，2015.

［13］王承明，胡生梅.病原生物与免疫学［M］.北京：人民卫生出版社，2014.

［14］孟凡云.医学免疫学［M］.4版.北京：科学出版社，2016.

［15］王琦.医学微生物学［M］.北京：人民卫生出版社，2020.